Jorge Daniel Lemus - Valentín Aragües y Oroz
y Colaboradores

Investigación en Sistemas y Servicios de Salud

Bases epistemológicas, metodología, abordaje operativo y formación de recursos humanos

CORPUS

Lemus, Daniel Jorge | Aragües y Oroz, Valentín
Investigación en Sistemas y Servicios de Salud
Bases epistemológicas, metodología, abordaje operativo y formación de recursos humanos

1ª ed. - Rosario: Corpus Editorial y Distribuidora, 2007.
158 p. ; 16,5x24 cm.

ISBN: 950-9030-31-7
ISBN-13: 978-950-9030-31-2

1. Salud Pública. 2. Sistemas y Servicios de Salud-Investigación.
I. Aragües y Oroz, Valentín II. Título
CDD 362.1 : 614

editorial@corpuslibros.com.ar
jlemus@corpuslibros.com.ar
varagues@corpuslibros.com.ar
www.corpuslibros.com.ar
Suipacha 581 - Tel/Fax: (+54 341) 439 4978 / 4371327
(S2002LRK) Rosario - Argentina

Editor: Esteban Oscar Mestre

NOTA

La medicina es una ciencia en constante desarrollo. Conforme surjan nuevos conocimientos, se requerirán cambios. El (los) autor (es) y los editores se han esforzado para que los cuadros sean precisos y acordes con lo establecido en la fecha de publicación. Sin embargo, ante los posibles errores humanos y cambios en la medicina, ni los editores, ni cualquier otra persona que haya participado en la preparación de la obra garantizan que la información contenida en ella sea precisa o completa; tampoco son responsables de errores u omisiones, ni de los resultados que con dicha información se obtengan. Convendría recurrir a otras fuentes de datos, por ejemplo, y de manera particular, para tener certeza de que la información de esta obra es precisa.

Se terminó de imprimir en enero de 2007
Rosario - Argentina
Tirada: 1000 ejemplares

Autores

Prof. Dr. Jorge Daniel Lemus

Doctor en Medicina y en Salud Pública,
con postdoctorado en el Queen´s Medical Center
The University of Nottingham Fellowship del British Council – Reino Unido
Profesor Regular Titular de Salud Pública,
Facultad de Medicina, UBA
Profesor Titular de Salud Pública,
Director del Departamento de Salud Comunitaria
y Director de la Maestría en Administración de Servicios de Salud de la UCES
Se ha desempeñado como Profesor de la Cátedra
de Metodología de la Investigación de la USAL,
Investigador del CONICET,
Presidente de la Sociedad Argentina de Administración
de O.A.S. y Salud Pública (AMA) y miembro de la Sociedad Científica Argentina
y de la IEA, Subsecretario de Estado de la Nación en Atención Médica
y Programas Prioritarios de Salud,
Director General Adjunto en la Secretaría de Salud
de la Ciudad de Buenos Aires y Asesor Nacional e Internacional
Actualmente Director del Hospital General
de Agudos Juan A. Fernández del GCABA

Prof. Dr. Valentín Aragües y Oroz

Médico egresado de la Facultad de Medicina de la UBA
Especialista en Cardiología Universidad de El Salvador
Auditor Médico en la Fundación Favaloro
Especialista en Medicina Sanitaria de la Asociación Médica Argentina
Diplomado en Salud Pública en la UBA
Diplomado en Epidemiología en la USAL
Magister en Administración de Servicios de Salud de la UCES
Diplomado en Dirección de Empresas de Salud (Programa DIRES) de la Universidad Austral
Docente de Metodología de la Investigación del Departamento de Salud Comunitaria
de la Facultad de Ciencias de la Salud de la UCES
Profesor Titular de la Maestría en Administración de Servicios
de Salud de la UCES
Docente Autorizado de Salud Pública de la Cátedra de Salud Pública
de la Facultad de Medicina de la UBA
Médico del Área Programática del Hospital General
de Agudos Dr. Juan A. Fernández del GCABA

Colaboradores

Lic. José Luis Fliguer

Lic. en Filosofía UBA
Especialista en gestión y evaluación de instituciones educativas
orientado a la educación superior
Secretario Académico de Posgrado de la Universidad
de Ciencias Empresariales y Sociales de la UCES
Profesor de la UBA y UCES en las áreas de Filosofía Práctica y Educación
Investigador UBACYT y UCES
Asesor del Consejo de Rectores de Universidades Privadas de la R.A.

Prof. Dra. María Carmen Lucioni

Médica y Doctora en Salud Pública
Posdoctorado en el Queen's Medical Center
The University of Nottingham - Reino Unido
Profesora Titular de Gerenciamiento Estratégico y Recursos Humanos en Salud
Profesora Adjunta de Salud Pública Facultad de Ciencias de la Salud de la UCES
Directora del Posgrado en Salud Social y Comunitaria y del curso de URM
PROAPS REMEDIAR por la Universidad UCES
Profesora Adjunta de Epidemiología
en la Facultad de Medicina de la USAL
Docente Autorizada de Salud Pública Facultad de Medicina
de la Universidad de Buenos Aires
Jefa de División Área Programática
Hospital General de Agudos Juan A. Fernández del GCABA

Prof. Dra. Delia Outomuro

Profesora regular adjunta de Medicina Interna
Facultad de Medicina UBA
Médica y Doctora en Medicina UBA
Lic. en Filosofía UBA

Prof. Dr. Miguel Angel Schiavone

Profesor Titular de Salud Pública Facultad de Medicina
Universidad de El Salvador
Subdirector Médico Hospital General de Agudos Juan A. Fernández del GCBA
Director Asociado de la Maestría en Administración de Servicios de Salud de la UCES
Docente de Metodología de la Investigación
Departamento de Salud Comunitaria de la UCES
Docente Adscripto de Salud Pública Facultad de Medicina UBA
Coordinador de Salud Pública UCA
Ex Presidente Sociedad de Organizaciones
de Atención de la Salud y Salud Pública

Índice Temático

Prólogo

por Héctor Sauret,
Abogado especializado en derecho societario y educación superior.
Miembro de la CONEAU

Presentar este volumen para quien se ha desempeñado en el campo de la gestión y evaluación de la educación superior, constituye una ocasión de reflexionar sobre la formación y la investigación en el cuarto nivel, en un campo particular definido por sus protagonistas, los miembros de la comunidad de los administradores y gestores de los ámbitos de salud, tratando de proporcionarle un contexto más amplio. Trataré, en consecuencia, de ubicar los problemas y desafíos de los procesos de formación de postgrado en el campo de la Administración de Sistemas y Servicios de Salud en el marco de las políticas actuales para el mejoramiento de la calidad del sistema de educación superior.

En la Argentina, la preocupación por la calidad en la formación de postgrado se remonta a mediados de la década del 80, cuando se propuso la coordinación de un sistema que ya para ese entonces mostraba una expansión incipiente, tanto de tipo cuantitativo como cualitativo. A mediados de los años 90, momento en que se discutieron los términos de la Ley de Educación Superior 24.521 y en que la curva de expansión de la oferta se hacía más pronunciada, se realizó una primera experiencia de evaluación de calidad en la esfera del Ministerio de Educación, con la Comisión de Acreditación de Postgrados (CAP). El trabajo desarrollado por la Comisión Nacional de Evaluación y Acreditación Universitaria (CONEAU) recupera la modalidad de evaluación por pares de aquella experiencia pero incorpora las modificaciones introducidas por la ley: la acreditación se realiza sobre la base de los lineamientos establecidos por el consenso de la comunidad académica, expresado en los estándares de acreditación de la resolución 1168, que fuera sancionada en consulta con el Consejo de Universidades por el Ministerio de Educación durante el año 1997.

La transformación que sufrió el sistema de postgrados en ese lapso fue significativa, tanto en sus aspectos cuantitativos como cualitativos. Los datos derivados de las convocatorias realizadas por la CONEAU dan cuenta de esto. Del total de solicitudes ingresadas (cuya cifra asciende a más de 2300), aproximadamente el 46% han sido especializaciones, 16% doctorados y 38% maestrías. Además de la expansión cuantitativa, es obvia la significación del segmento correspondiente a especializaciones y maestrías. En cuanto a la distribución disciplinaria, la mayor parte de la oferta se concentra en las ciencias biomédicas con un 33% del total, en parte como consecuencia de la abultada contribución de las carreras de especialización médica.

La aplicación de la resolución 1168/97, norma creada con espíritu de provisionalidad por el lapso de un año, pero cuya modificación fue diferida hasta hoy, la consolidó como matriz del sistema. La configuración resultante es sumamente heterogénea en cuanto al perfil y objetivos de las carreras, dependiendo su desarrollo de la correlación de las prácticas de cada una de las disciplinas en nuestro medio, con los gradientes de maduración nacional e internacional de las mismas.

Esta característica es, en gran medida, resultado de un proceso de aculturación que se produjo en el sistema de educación superior a partir de la década del 80, por la introducción de niveles y modalidades ajenos a la tradición continental europea de nuestras universidades. Dicho fenómeno generó una dificultad para delimitar las diferencias entre uno y otro tipo de postgrado cuya delimitación efectiva queda sujeta a la particular historia y desarrollo de cada una de las diferentes áreas disciplinarias. Asimismo, la cuestión del perfil o diferenciación horizontal es difusa al momento de definir las alternativas que priorizan los objetivos de formación académica y profesional. Nuevamente, para todos estos aspectos, resultan decisivas las especificidades de la disciplina y su inserción en los ámbitos académicos, científico-tecnológicos y profesionales. Con relación a las particularidades detectadas respecto de estrategias de articulación ascendentes, existen muchas maestrías con un perfil marcadamente académico, que podrían calificarse de *pequeños doctorados* por sus objetivos y altas exigencias a la hora de realizar la tesis, que no se articulan con doctorados de la misma área disciplinaria y, por el contrario, representan la secuencia final de un programa que las vincula con especializaciones del mismo campo. Existen casos aislados, en los cuales la maestría es un requisito de admisión al doctorado o los cursos de maestría otorgan créditos para la obtención del título máximo en un área. Éstas son opciones que se observan muy raramente en las propuestas de las instituciones universitarias y tampoco están previstas en la normativa existente.

En suma, las tensiones en la articulación entre niveles de postgrado y los problemas de diferenciación horizontal de los perfiles exigen ser considerados, en primera instancia, en función de las prácticas y tradiciones que legitiman a cada una de las disciplinas, pero también imponen restricciones a las iniciativas de características innovadoras.

La tematización de estos aspectos permite concluir que el marco regulatorio establecido en la resolución 1168/97, simplemente trazó los límites de un sistema diversificado y en constante transformación, que ya había sufrido una expansión y cambios estructurales de gran impacto. La resolución recoge el acuerdo de la comunidad académica respecto de las características mínimas que deben reunir cada uno de los diferentes tipos de carrera definiendo dimensiones, variables y criterios de evaluación, algunos indicadores y hasta valores. Dadas sus características generales, la aplicación a través del trabajo de los Comités de Pares involucró una serie de dificultades y problemas que requieren su identificación y discusión.

En primer lugar emergieron problemas relativos a la definición del tipo de postgrado, con destacable impacto en los procesos de evaluación del tipo maestría. Según la tipología establecida en la resolución, las especializaciones tienen un carácter y una orientación claramente profesional, mientras el doctorado es definido por objetivos y productos eminentemente científico-académicos. Este esquema responde al modelo europeo continental que moldeó la Universidad Argentina, en la que se inserta en forma relativamente reciente, la maestría como forma *extraña* proveniente del modelo anglosajón. En la resolución 1168/97, la maestría es definida de un modo inclusivo, construyéndose un tipo de postgrado con componentes de ambas orientaciones, aunque con un pronunciado sesgo hacia la formación del tipo de investigador académico. Por ende, no existe una distinción clara entre maestrías académicas y maestrías profesionales, no sólo en la normativa sino también en las propuestas de las universidades cuyos perfiles y objetivos muchas veces muestran una indefinición en este aspecto. Son típicos los casos de las maestrías en economía y las de administración –aunque éstas asumen con más claridad su carácter profesional–, en las que a menudo entre sus objetivos señalan tanto la formación para el desempeño académico de los postgraduados cuanto para su desarrollo profesional.

En este contexto, se ha asumido el riesgo de que en determinadas áreas disciplinarias se presenten modalidades innovadoras en las que los pares evaluadores tengan dificultades para dar cuenta de la calidad de las propuestas. En tal sentido, es interesante subrayar que en la experiencia internacional conviven el modelo de maestría científica, articulada en el eje de investigación-docencia-aprendizaje, y el de la maestría artística, articulada en el eje aplicación o resolución de problemas-docencia-aprendizaje, cuyas características reclaman criterios y estándares diferentes a la hora de legitimar la oferta. De esta manera, para el segundo caso, los objetivos de los postgrados se orientan a la práctica y la resolución de problemas, se enfatiza la adquisición de capacidades demandadas en el mercado laboral, a través de un curriculum multidisciplinario. Son centrales para su legitimación académica y social aspectos tales como la pertinencia de los productos, la eficacia y eficiencia y la inserción laboral de sus graduados. De modo complementario, es preciso señalar que, con la restricción de las áreas donde el tipo especialización se encuentra fuertemente consolidado, el balance realizado a la finalización de la segunda convocatoria de postgrados mostró al tipo maestría en un franco corrimiento hacia lo profesional.

Una segunda dificultad ha sido planteada por el carácter transversal de los criterios e indicadores de calidad propuestos en la resolución. En efecto, en aquellas áreas disciplinarias tales como las ciencias biomédicas, que han logrado una consolidación dentro del sistema de postgrados, con formas que han adquirido estabilidad y prestigio, parecen existir menores divergencias en los distintos comités de pares en cuanto a los criterios específicos y el uso de indicadores. En cambio, en áreas como las ciencias sociales se han observado notorias diferencias de aplicación de criterios e indicadores de un comité a otro aun dentro de un mismo campo disciplinario. Como corolario de la experiencia de acreditación se patentiza que, en ciertas áreas del conocimiento y prácticas profesionales, las respectivas comunidades involucradas adeudan consolidar determinados consensos respecto de los requisitos de calidad exigibles para las carreras de postgrado del área en temas tales como: los requisitos de admisión, dimensión y dedicación del cuerpo docente, peso relativo de las actividades de enseñanza y aprendizaje de tipo profesional y las de tipo académico.

Finalmente, un problema de gran impacto vinculado a los dos anteriores deriva de la actuación de los pares evaluadores. Si es cierto que la metodología de *peer review* ha sido suficientemente analizada, discutida y fundamentada, no dejan de ser ciertas las vulnerabilidades de su aplicación que son también muy conocidas. En la experiencia concreta, muchos comités de pares han actuado reflejando en sus juicios una orientación teórica determinada en forma excluyente, intereses académicos y/o institucionales particulares e incluso, simples arbitrariedades. Los dictámenes se materializan a través de juicios evaluativos de insuficiente fundamentación. El desafío de los equipos técnicos de CONEAU ha sido avanzar en la elaboración de procedimientos que proporcionen garantías de transparencia y mayor objetividad para las decisiones de la agencia evaluadora.

Debe enfatizarse que las cuestiones planteadas tienen lugar en el marco de un sistema de educación superior que se encuentra en plena transformación, bajo la influencia de otros modelos de educación superior, e impactado por los cambios que se están operando a nivel mundial en las formas de producción y distribución del conocimiento y sus marcos institucionales. Por ello, es requisito crear el escenario para un debate activo de los diferentes actores involucrados. Asimismo, es en este orden de cuestiones donde se sitúan los debates en torno a la creciente necesidad de que el sistema, con todos sus actores, construya los consensos necesarios para la elaboración de indicadores de desempeño específicos para cada tipo y modalidad de postgrado.

El ejemplo tratado por la producción reunida en el presente volumen, es el del campo Administración de Sistemas y Servicios de Salud, cuya singularidad está tensionada por su inserción en la tradición de las Ciencias de la Salud, como sección específica de la Salud Pública, y su configuración simultánea como campo interdisciplinario, con una decisiva influencia del área del conocimiento administrativo. Esta doble referencia resulta paradigmática para atestar las dificultades diagnosticadas.

La evaluación de las carreras del área de Ciencias de la Salud está condicionada por el prestigio de la Medicina, como campo de conocimiento que posee tradiciones y criterios consuetudinarios capaces de impactar en todas las especialidades y subespecialidades afines. El tipo de postgrado en el área biomédica, como ya se ha dicho, se caracteriza por la consolidación de la Especialización como un tipo de carrera de postgrado con incumbencias reguladas y un doctorado suficientemente consolidado. Esa característica coloca a las maestrías en un estatuto problemático ya que, siguiendo a la resolución 1168/97, la maestría es una carrera de carácter interdisciplinario comprometida en la formación en una práctica de investigación. La visión monolítica y tradicional del campo disciplinar de las ciencias biomédicas contrasta con el crecimiento de la inserción universitaria de carreras paramédicas, como una tendencia irreversible que parece haberse consolidado con la acreditación del Doctorado en Enfermería de la Universidad de Tucumán (Resolución 505 CONEAU) durante el año 2005. De un modo convergente, esta dinámica del área disciplinar torna esperable un crecimiento de la Maestría como la construcción de un espacio curricular, que permita el encuentro de diferentes especialidades profesionales del campo de la Salud. Sin embargo, las estadísticas exhiben un escaso desarrollo de ese tipo de postgrado, reforzando esta imagen los altos porcentajes de resultados negativos obtenidos por las presentaciones realizadas ante la agencia evaluadora. Esto influye necesariamente sobre la formación en salud pública y la administración de sistemas y servicios de salud, ya que la maestría es el tipo de carrera más apropiado para organizar esta formación debido, entre otros determinantes, a que ni la especialidad médica ni el doctorado se adecuan para formar un perfil interdisciplinario para la gestión, desarrollo e implementación de políticas en salud como el que se persigue, según observan los estudios de este volumen.

Al respecto resulta esclarecedor el dictamen de la Subcomisión Asesora del Área de Ciencias de la Salud con relación a las maestrías. Éste se aparta en alguna medida de los criterios de la resolución 1168/97, restringiendo a un carácter estrictamente académico y disciplinar a las Maestrías, mediante la recomendación de dos criterios: la observación crítica del acceso interdisciplinario a la carrera y la visión netamente humboldtiana del modelo de investigador a formar. Además, se proponen criterios e indicadores para evaluar la calidad en los que resulta palmaria la falta de sensibilidad hacia algunos requerimientos actuales del campo práctico, que reclaman una perspectiva diferente de la formación, según lo reflejan artículos contenidos en este libro. El carácter profesionalizante del Curriculum, la investigación operativa como característica del perfil de gestión, el carácter multidisciplinar y profesional del alumno y el docente, no son asumidos con claridad en el consenso de la Subcomisión. Esto también se refleja en la actuación de los comités en los que se perciben sesgos originados en orientaciones teóricas determinadas o conflictos ideológicos respecto de la tensión privado-público en Salud, los cuales dificultan la sustanciación de resoluciones que preserven la objetividad y el consenso exigido para el avance de la calidad en el área.

Estas reflexiones imponen la necesidad de ajustes en las instancias metodológicas e instrumentales de la evaluación, que requieren de un aprendizaje de orden técnico para la agencia evaluadora y otros agentes de la evaluación, a medida que el sistema capitaliza la experiencia acumulada. Sin embargo, este aprendizaje debe vincularse también al estudio y análisis de las tendencias y dinámicas de desarrollo del sistema, las características particulares de su devenir en el contexto de las demandas de sus diferentes usuarios y las políticas –o ausencia de ellas– en las que se desenvuelve la producción y distribución de conocimiento en nuestro país.

Los procesos de acreditación, concebidos en los términos propuestos en la Ley de Educación Superior, pretenden dar garantías a la sociedad acerca de la calidad y la pertinencia de los recursos humanos que se están formando en las instituciones universitarias argentinas. Sin embargo, de no existir otras políticas para el sector que resulten complementarias a la acreditación, y que antes que nada comprometan el accionar del sistema en su conjunto, y los demás actores cuyas demandas de innovación éste debe satisfacer, se corre el riesgo de propiciar la consolidación de inequidades y deficiencias de formación ya existentes.

La acreditación con el concurso de pares evaluadores opera mediante mecanismos que colocan a las corporaciones disciplinarias como principales actores. En este sentido, cabe abrir también el debate acerca de la introducción de la dimensión de la institución universitaria en el contexto de la acreditación, así como de otras políticas generadas en los ámbitos no académicos que integren y provean perspectiva al sistema universitario en su conjunto. El nivel regional y nacional de este debate implica sin duda a la agencia evaluadora pero, fundamentalmente, compete a las propias universidades y a las instancias nacionales de desarrollo de políticas para la educación superior y demás actores receptores del impacto de la actividad del sistema.

Finalmente, como lo exhibe este volumen, resulta irremplazable el esfuerzo de reflexión de los equipos de docentes e investigadores para asumir el desafío de discutir y plasmar técnicamente los requerimientos de calidad de su quehacer, con el objetivo de situar el debate en un rigor metodológico y epistemológico apropiado. Este esfuerzo constituye tanto un requisito para una verdadera jerarquización del debate por la calidad como para su puesta en práctica, siendo éste su reaseguro fundamental.

El problema de la calidad en la formación de postgrado desde una perspectiva epistemológica:

El caso del campo de la Investigación de los Sistemas de Servicios de Salud

por José Luis Fliguer

Introducción

Durante la segunda mitad de la década del noventa, se estableció en Argentina una reforma de la educación superior de carácter sustantivo que tuvo como eje central introducir mecanismos para garantizar la calidad educativa de un sistema, cuya expansión repentina desde la oferta respondió a una creciente masificación desde la demanda.

En ese marco, el problema de la calidad ha ido cobrando significaciones plurales en la recepción de los distintos actores involucrados. Para algunos, la calidad trata de garantizar la seguridad de una inversión de recursos públicos o privados en el sostenimiento de la educación superior. Para otros, el objetivo implícito es el de formar profesionales idóneos para cubrir las nuevas demandas sociales en un horizonte laboral cada vez más complejo, caracterizado por la generalización de un requisito de calificación del perfil de la fuerza de trabajo con capacidades cognitivas adquiridas en el sistema de educación superior. En tercer lugar, están los que visualizan en la evaluación de calidad una política que permita detener el deterioro del sistema científico y cultural en nuestro país. Finalmente, hay quienes creen que las políticas de calidad en el sistema científico-tecnológico constituyen una iniciativa que es condición de posibilidad para el desarrollo de la estructura productiva nacional.

No hay duda que todas estas significaciones pueden ser relevantes en diferentes contextos de discusión pero, al mismo tiempo, este poder multiplicador es causa de que el debate sobre la calidad de la educación superior y la producción del conocimiento se despeñe en un universo de discusión ideológica sin mediaciones. En un ámbito semejante, se corre el riesgo de abandonar el terreno de una discusión racional cuyos términos puedan ser aceptados por los diversos actores involucrados, para transformarse en un campo de lucha y toma de poder de los intereses en juego.

Las dificultades de definir un concepto de calidad educativa han sido elocuentemente presentadas por Verónica Edwars Risopatrón (1991), quien justamente argumentó que los sistemas de calidad educativa se han ido desplegando a partir de definiciones operativas imprecisas, sin poder lograr una definición teórica de su concepto. Su propia contribución se limita al señalamiento de que los procesos de evaluación de calidad establecen juicios de valor de carácter comparativo y normativo, definiendo una idealidad del proceso educativo desde parámetros culturales, políticos e ideológicos, proponiendo concepciones curriculares que median entre las políticas educativas y las prácticas institucionalizadas que dan vida al sistema de educación.

En la perspectiva que pretendemos desarrollar en este artículo, este enfoque de la calidad diluye un aspecto que resulta central para articular un concepto de calidad suficientemente consistente con la especificidad del sistema de educación superior. Se trata de un enfoque epistemológico del problema de la calidad. La necesidad de ese enfoque puede verse con nitidez si se considera que la totalidad de la problemática curricular del campo de la educación superior se encuentra atravesada, de un modo privilegiado, por la decisión que se tome respecto de cómo estructurar la relación problemática entre algunas dimensiones del sistema, a saber: 1) la relación entre la producción científica y la enseñanza del nivel superior; 2) la relación entre la ciencia y la formación de las capacidades del ejercicio profesional; 3) la separación o unificación institucional entre la transmisión de conocimiento y la producción de conocimiento, entre otras. Estas decisiones suponen, por cierto, políticas, pero dichas políticas se apoyan en convicciones respecto de la índole de los procesos de producción de conocimiento. Dichas convicciones no pueden ser arbitrarias sin riesgo, por lo que se requiere de un fundamento epistemológico respecto de cómo se piensa el conocimiento ya que el problema de la calidad hace referencia, necesariamente, a una política del conocimiento (Pérez Lindo, 2003).

La consideración del concepto de calidad en una perspectiva epistemológica conduce al problema de la justificación de las pretensiones de validez de las diversas formas de conocimiento que componen el complejo mosaico contemporáneo de los saberes que se han localizado progresivamente, de un modo que podríamos llamar aluvional, en la institución universitaria. Si, siguiendo a la versión heredada de la epistemología (sea la versión empirista del Círculo de Viena o el falsacionismo de Karl Popper), reconocemos que su problema central es el del contexto de justificación del conocimiento; el problema de la calidad –*mutatis mutandi*– se transformaría en el de definir el marco lingüístico y la comunidad ante la cual cada saber disciplinario deberá justificar sus propias pretensiones de validez, así como sus garantías de estar en condiciones de cumplir sus funciones ante el conjunto de todos los implicados por su potencial impacto social.

Habiendo subrayado la importancia de adoptar una perspectiva epistemológica, se avanzará en el tratamiento del problema de la calidad desde esta perspectiva mediante el estudio de un caso determinado, ya que este abordaje elude soluciones de tipo general. Por supuesto, el caso a tratar se vincula con los objetivos de este volumen: nos proponemos indagar, desde la perspectiva epistemológica, el problema de la calidad del conocimiento definido como el de la Investigación en Sistemas y Servicios de Salud, producido en el marco de las Maestrías destinadas a formar profesionales/investigadores en ese campo.

Para el desarrollo del objetivo enunciado, se procederá en la siguiente secuencia:

En primer lugar, se intentará una aproximación al problema epistemológico de la evaluación de calidad en el marco de las transformaciones de la educación superior. El objetivo de este tramo del artículo es plantear la cuestión epistemológica que subyace al actual debate sobre la universidad, y el obstáculo que representa para el funcionamiento del sistema de calidad que la comunidad universitaria no analice debidamente ese conflicto y su impacto en el desarrollo de los saberes dentro de la Universidad.

El segundo paso del análisis buscará identificar la problemática epistemológica subyacente a las nuevas políticas del Sistema de Educación Superior. Allí se intentará poner en evidencia, tanto las diferentes posiciones epistemológicas implicadas en las nuevas políticas educativas como algunos problemas conceptuales que, a la manera de obstáculos epistemológicos, impiden una toma de conciencia de los dilemas planteados a las instituciones universitarias para cumplir su misión en el nuevo escenario.

En tercer lugar, se profundizará el planteo del problema a partir de un caso particular: el de las maestrías de salud pública, tomando de modo específico, aquellas que centran el perfil de formación en los requerimientos del desempeño en la gestión e investigación de sistemas y servicios de salud.

Seguidamente, centraremos el análisis en un indicador crucial de la calidad de las maestrías analizadas: el del desarrollo de la investigación y la producción de tesis. En este punto, se intentará poner de manifiesto los obstáculos que surgen de las concepciones epistemológicas subyacentes en los juicios de calidad sobre la investigación y las tesis producidas en ese campo de conocimiento.

Por último, se expondrán algunas conclusiones sobre lo que constituye el problema central a resolver, con vistas a generar una política de conocimiento en la formación y la investigación del campo de la ISSS.

1.1 El problema epistemológico de la evaluación de calidad en el marco de la actual transformación de la educación superior

La ley de Educación Superior N° 24.521 sancionada en el año 1996 representó un intento estratégico para resolver el problema de la crisis de la enseñanza superior universitaria en Argentina, a partir de la organización de un proceso permanente de mejoramiento de la calidad educativa. El proceso de evaluación de los programas de grado, postgrado e institucional generó un rico debate que hizo visible una serie de problemas vinculados al establecimiento de estándares y criterios para ponderar la calidad de la educación superior y orientar los procesos de producción de conocimiento involucrados.

El primero y, quizá más importante, es que el sistema de evaluación de los programas e instituciones universitarias se centra en el procedimiento de comités integrados por pares académicos según se establece en la normativa vigente (dec. reg. 499/95 y 173/96). La cuestión coloca en el centro del debate, sobre la calidad de la formación, la espinosa pregunta acerca de si las convicciones de los notables de la comunidad universitaria, respecto de lo que debe ser la educación superior, no puede constituir un obstáculo antes que una garantía para el logro de calidad de cara a los requerimientos de innovación que desafían las funciones de la universidad. En este sentido, es fecundo recordar el fenómeno conocido en Sociología de la Ciencia como *efecto Mateo*[1] (Merton, 1977) para comprender el autorreforzamiento de las posiciones de los notables en el sistema científico. El análisis de ese fenómeno permite abordar los condicionamientos que pueden bloquear los cambios de carrera y producción científica (Becher, 2001) con el consiguiente efecto de concentración de recursos en ciertas personas y en ciertas líneas de investigación y bloqueando la apertura hacia la innovación. Este mismo proceso de autoafirmación y concentración de las tradiciones científicas puede dar inteligibilidad a las inercias que, en el sistema de evaluación por pares, puede constituirse en un freno a la innovación en el sistema de educación superior.

Por otra parte, el contexto en que se inicia la evaluación en el sistema constituye una situación paradojal que representa uno de los problemas más acuciantes de nuestro sistema universitario. Éste consiste en que, de modo paralelo a la necesidad de afrontar el desafío que significa su creciente masificación y su carácter permanente a través del desarrollo y diversificación del postgrado, se plantea como una cuestión todavía pendiente su justificación ante la sociedad.

Un pionero en discutir esta situación ha sido Jean François Lyotard (1987) quien, en su trabajo ya clásico, puso nombre a la hoy difundida condición posmoderna del conocimiento y la institución universitaria en que éste se produce, logrando hacer visibles las dificultades planteadas a la hora de legitimar la inversión social de recursos necesaria para sustentar el funcionamiento de aquella. La idea moderna de que en la universidad se produce un saber, cuya distribución más o menos democrática podía ser garante de una emancipación de las precariedades (materiales o axiológicas) en que se desarrolla la existencia del conjunto de la sociedad, ha sido reemplazada en el mundo contemporáneo por una concepción en la que priman los intereses individuales de quienes estudian, enseñan o invierten recursos en las instituciones universitarias. Las posibilidades pragmáticas de realización de esos objetivos particulares pasan a ocupar el centro de la es-

1- En las escrituras se atribuye a Mateo la siguiente afirmación: "A los que tienen se les dará y a los que no tienen se les quitará lo poco que tienen". El efecto Mateo ilustra los procesos de concentración de estatus propio de la lógica de la carrera científica.

cena para justificar el esfuerzo económico y político demandado para sostener un sistema de educación superior de calidad.

Partiendo de esta nueva perspectiva, muchas de las creencias implícitas en el discurso que legitima la educación superior frente a la sociedad han sido blanco de una profunda crítica. El clarificador artículo de la Dra. Magaldy Téllez (1997)[2] resume la crisis de esa idea moderna señalando la pérdida de vigencia de algunos de sus supuestos.

En primer lugar, la universidad fue tradicionalmente concebida como una institución jerarquizada por la misión de producir e impartir conocimientos y valores que hacen posible la prosperidad individual y colectiva. Un segundo supuesto sostenía en ella una expectativa de innovación social, basada en la creencia de que existe una correlación entre el progreso científico y tecnológico y el aseguramiento de los valores de igualdad y libertad. Un tercer supuesto, que acompañó a la Universidad desde su creación, es su constitución como un espacio insustituible para la producción de una verdad legítima. La racionalidad científica actúa en ella como garante de esa verdad: de su independencia respecto de intereses particulares y su consecuente valor emancipatorio para el conjunto de la sociedad. Un cuarto supuesto es que su institucionalidad se definió como el reservorio social de los códigos que regularían la transparencia de los saberes institucionalizados: verdad racional unívoca, identidad entre razón, método y sistema, cientificidad y control racional, y la noción de profesión como ciencia aplicada. Otro supuesto sostenía que su función específica era representar institucionalmente el principio de universalidad. Este principio conjuga la actividad autónoma de una voluntad de proyección capaz de orientar los cambios sociales y una idea de humanidad cuyo modelo, por excelencia, se halla encarnado por el investigador científico como vanguardia del cambio, encarnación y protagonista de un espacio y tiempo universales. Finalmente, un último supuesto es que la universidad y la cientificidad serían instituciones universales opuestas y a la vez complementarias de la empresa y la tecnología, entendidas éstas últimas como instituciones que representan el particularismo de la dinámica del mercado capitalista.

Esta crisis de la legitimidad del conocimiento, en la que han abundado los volúmenes de filosofía de la ciencia contemporáneos, no parece afectar la decidida masificación y diversificación de la demanda social hacia la Universidad, vinculada a su capacidad de formación de agentes productivos y transferencia de recursos cognoscitivos a la Sociedad.

Sin embargo, el crecimiento de la demanda social a la institución universitaria tiene también un sentido opaco. La concepción moderna de universidad se sustentaba en una pretensión de monopolio de la producción legítima de conocimiento aportando su garantía de cientificidad y prestigio a los diversos saberes, organizados como disciplinas por la academia, y producidos y acumulados en las universidades. De modo complementario, las profesiones universitarias se presentaban como el paradigma de una función social, definida y prestigiosa, cuyas certezas eran sustentadas por la ciencia, y su importancia se justificaba en tanto se asociaban al *florecimiento humano* en progreso hacia alguna dimensión utópica, cuyas características variaban según las ideologías y creencias que cimentaban a los miembros de las diferentes comunidades universitarias.

El escenario actual presenta una nueva paradoja: a pesar de que el signo de nuestro tiempo es el impacto de la llamada revolución científico-tecnológica, la importancia y las bondades de las ciencias y las profesiones universitarias han dejado de ser obvias, dando lugar a sospechas crecientes sobre la eficiencia de la Universidad en el cumplimiento de su función de productora, acumuladora y distribuidora de los saberes socialmente relevantes. Por una parte, la importancia estratégica de la universidad como productora de conocimiento ha menguado progresivamente en beneficio de instituciones privadas con misiones diversas (empresas,

2- Si bien nos apoyamos en las ideas fundamentales vertidas en el artículo citado, nuestro análisis selecciona las puntualizaciones en el significado de la idea moderna de universidad que son relevantes para nuestra reflexión sin pretender por ello constituir una exposición exhaustiva de las posiciones de la autora.

laboratorios, fundaciones) en cuyo ámbito se realizan tareas de capacitación y/o investigación en donde se producen y se adquieren saberes que proporcionan una ventaja social a sus poseedores más o menos exclusivos.

Por otra parte, la masificación de las Universidades se desarrolla bajo el impulso de la creencia generalizada de que vivimos en una Sociedad en que la información y el conocimiento son el bien estratégico en las estructuras de poder y la producción de riqueza. Dicha masificación de las matrículas condensa las aspiraciones de ascenso o conservación del propio nivel social de diferentes grupos, en conjunción con un mercado laboral que demanda fuerza de trabajo con formación en el nivel superior, destinada a ocupar los cargos de alta productividad en todo tipo de instituciones. La Sociología del Trabajo y de las Profesiones ha sostenido que la demanda de titulaciones universitarias se multiplica en la medida en que se establece con mayor fuerza la creencia de que, para acceder al saber socialmente relevante, el pasaje por la universidad resulta una condición necesaria. Sin embargo, también se ha consolidado la certeza opuesta: no todos los titulados universitarios pueden acceder a niveles adecuados de empleo y desarrollo profesional. Estas observaciones abren el camino para dos reflexiones: la primera es que la universidad cumple alguna función con relación a la producción y transmisión de los saberes socialmente relevantes. La segunda es que esa función parece insuficiente en su versión actual.

Siguiendo la lógica de esta argumentación podemos decir que, sin duda, la universidad contemporánea cumple una función central para viabilizar la demanda social de conocimiento, pero resta precisar cuál es si se pretende determinar condiciones de legitimación del conocimiento que permitan fundamentar parámetros de calidad con pertinencia para evaluar el rendimiento institucional de las Universidades.

El trabajo de Magaldy Téllez ya referido propone dos tesis sobre esta crisis que nos interesan fundamentalmente: la primera es "la necesidad de clausurar parámetros únicos, homogéneos y comunes para toda práctica de investigación" y la segunda "que cesan los criterios únicos de la racionalidad moderna en su condición de tribunal para someter a juicio nuevos discursos y distribuirlos como verdaderos y falsos"[3]. Este cuestionamiento del paradigma ilustrado de universidad debe, sin embargo, realizarse con prudencia. La creciente insistencia en la fragmentación y la diversidad del conocimiento contemporáneo no debe soslayar que el desplazamiento de la universalidad utópica de una humanidad en progreso se ha realizado en beneficio de una interdependencia universal cuya eficacia real responde a la dinámica de la globalización del mercado.

En el libro citado, Lyotard propone como alternativa al modo de legitimación tradicional de los saberes universitarios, la legitimación por paralogía: evaluar el conocimiento por su capacidad de ruptura paradigmática, aportando a una transformación de los regímenes de verdad admitidos por los miembros de la comunidad científica. Pero junto a este criterio, que funciona al interior de la institución universitaria, el autor admite la vigencia de un criterio de performatividad, su capacidad de realización pragmática. Criterio de legitimación del saber que obtuvo su consenso en el uso del conocimiento generado por la moderna organización capitalista.

Es a partir de los modos de acumulación de conocimiento propios de la eficacia del desempeño de las organizaciones contemporáneas, que parecen haberse generado parámetros alternativos para definir y validar la práctica de la investigación, y crear alternativas al monopolio del paradigma moderno-racionalista heredero de la Universidad tradicional, tanto científica (en su genealogía humboldtiana) como profesionalista (en la tradición napoleónica).

Si bien este giro tecnológico del conocimiento (Samaja, 2003) ha sido visualizado con desconfianza por el mundo académico, también resulta indiscutible que es un giro cierto, que no puede soslayarse. En palabras de Téllez, el nuevo escenario requiere un replan-

3- Téllez, *op. cit.* página 8.

teamiento de la "concepción y efectuación de la práctica investigativa y de la creación y recreación de saberes". Dicho replanteamiento requiere, según Téllez, romper las ataduras a un "universo epistémico y axiológico referencial único", es decir, buscar una apertura hacia una concepción pluralista de la cuestión de la función de la Universidad y del conocimiento que en ella se produce.

Puede concluirse que el abordaje del problema planteado demanda una concepción pluralista en lo epistemológico. Las universidades han funcionado hasta hoy como cajas negras (Coraggio y Vispo, 2001), y la evaluación de la calidad de su carreras debiera construirse desde la iniciativa de: a) entender el tipo de demanda social a que responden y ponderar en qué medida logran satisfacerla; b) comprender cómo funcionan diferentes tipos de saberes en su interior antes que evaluar su calidad en la producción de ciencia entendida como un tipo epistemológico que monopoliza la legitimidad; y, c) conocer el ámbito institucional que deberían construir las universidades para gestionar y evaluar las diferentes modalidades de producción de conocimiento.

1.2 Identificación de la problemática epistemológica subyacente a las nuevas políticas del Sistema de Educación Superior

El especialista en educación Juan Carlos Tedesco ha caracterizado el problema de la Universidad contemporánea partiendo del siguiente diagnóstico: el conocimiento y la información se han convertido hoy en la base de los procesos productivos, y el tiempo necesario para que un conocimiento científico se traduzca en aplicaciones tecnológicas es significativamente más corto. Esta dimensión de la llamada Sociedad del Conocimiento es la que ha puesto en crisis y, al mismo tiempo, jerarquizado el papel de las universidades en tanto instituciones responsables de producir y de distribuir los conocimientos (Tedesco, 2000)[4].

Su diagnóstico ilustra el problema central que afronta el diseño de procesos de formación universitaria, otorgando relevancia a una perspectiva epistemológica, si se pretende establecer parámetros claros y legitimar el conocimiento que deberán adquirir y producir los egresados de las carreras universitarias.

Por cierto, en los documentos y normativas vigentes, generados con el objetivo de orientar el sistema de educación superior ante las nuevas exigencias y demandas sociales, se sustentan criterios epistemológicos y se evidencian tensiones que es necesario examinar aquí. El paso argumental que se pretende dar consiste, precisamente, en exponer los fundamentos epistemológicos del nuevo paradigma de la educación superior, plasmado en la legislación vigente, destinada a impulsar el crecimiento del sistema científico-tecnológico a partir de la década del 90.

Las nuevas políticas de la Educación Superior son el reflejo de la crisis del modelo de cooperación internacional surgido en la posguerra. El nuevo modelo que empezó a consolidarse supuso una serie de desplazamientos que resultan decisivos para comprender la nueva situación. En primer lugar, el financiamiento de la investigación para el desarrollo, basado en una visión asimétrica y asistencial de las relaciones norte-sur, con énfasis en la inversión en el sector público y el apoyo a sectores académicos, fue modificado en beneficio de un diseño diferente de las relaciones de cooperación. La concepción emergente enfatizó la necesidad de abrir el espacio de la generación de conocimiento a la participación de nuevos actores que han ido creciendo por fuera del sector público. El campo de acción se abrió entonces a iniciativas de carácter asociativo entre *partners* de diverso tipo (instituciones públicas, organizaciones no gubernamentales y empresas privadas), jerarquizando los objetivos de innovación y desarrollo tecnológicos.

Este nuevo modelo se refleja progresivamente, aunque de modo desigual, en las políticas implementadas en la República Argentina. El

4- Tedesco (2000), pág. 71-72.

28 de septiembre de 1990 se sancionó la Ley 23.877 de promoción y fomento de la Innovación Tecnológica; en su artículo 1°, declara el objetivo de "mejorar la actividad productiva y comercial, a través de la promoción y fomento de la investigación y desarrollo, la transmisión de tecnología, la asistencia técnica y todos aquellos hechos innovadores (...) jerarquizando socialmente la tarea del científico, del tecnólogo y del empresario innovador". Dicha ley tipifica diversos modos en que la investigación y desarrollo pueden plasmarse a los fines de que el estado distribuya los fondos de promoción. La Unidad de Vinculación Tecnológica (UVT) aparece como el marco jurídico asociativo a través del cual las universidades pueden integrarse activamente en el Sistema Nacional de Innovación junto con la administración pública, el CONICET, y las empresas privadas, siendo el asociar a éstas últimas como *partners* en proyectos de desarrollo tecnológico uno de los objetivos más importantes de la nueva legislación (González, 1999).

Por su parte, la Ley de Educación Superior 24.521 (LES) plasma en su articulado las tensiones de esta nueva visión que pugna por consolidarse, para reemplazar la versión más tradicional de la universidad, imprimiendo una dinámica contradictoria al modo en que la institución universitaria se inserta en las nuevas reglas del juego. Burton Clark, en su análisis comparado de los sistemas universitarios, ha mostrado que los tres factores decisivos para entender la dinámica de la Universidad son la oligarquía académica, el estado y el mercado, la legislación argentina exhibe en su articulado el intento de instrumentar un equilibrio entre esos factores. Su sanción y reglamentación representa más una solución de compromiso que abre el juego a los diversos actores del sistema, antes que una elaboración superadora de las tensiones con miras a un *aggiornamento* del sistema universitario. Ilustremos esta afirmación: los artículos 27 y 28 definen la función de la universidad como generadora y comunicadora de conocimiento mediante las funciones de investigación, docencia y extensión. Los objetivos de formación profesional y de investigación académica se amalgaman en el perfil propuesto para el docente universitario (art. 36 LES) y los objetivos del trayecto curricular (art. 28 LES), a pesar de que la formación para producción y uso del conocimiento parecen tener un núcleo común pero, también, exigir competencias diferentes (Tedesco, 2000). En el mismo sentido, los artículos 39 y 40 LES, determinan que la especialización profesional de los graduados debe acreditar sus títulos con protagonismo y de acuerdo a criterios propuestos por el Consejo de Universidades, lo que determinará en el proceso de formación del profesional, presión de los estándares y tradiciones de la oligarquía académica, restándole protagonismo a los colegios y al mercado profesional.

En el documento diagnóstico producido por la Comisión Nacional para el Mejoramiento de la Educación Superior durante el año 2002, se hace visible la preocupación por transformar el nuevo marco normativo en el punto de apoyo de una política transformadora de las universidades. La dinámica contemporánea del conocimiento, enuncia el documento, se caracteriza por tres nuevos rasgos determinantes: a) su crecimiento exponencial, b) la fusión de ciencia y tecnología; y, c) la expansión de los sistemas de investigación y desarrollo. Las características enunciadas resultan verdaderos condicionantes sistémicos. La multiplicación acelerada de los recursos de la ciencia se realiza bajo el imperativo de los requerimientos tecnológicos y la fusión ciencia-tecnología deriva, a su vez, en la integración de diversos tipos de instituciones productoras de conocimiento dentro de sistemas de investigación y desarrollo (I+D).

Un segunda transformación que destaca el documento es la nueva relación entre conocimiento y trabajo. La absorción de las tareas simples por procesos tecnológicos, y la simultánea aparición de nuevas funciones productivas que exigen perfiles de competencias cada vez más complejos, determinan un desplazamiento de la formación de recursos humanos hacia el nivel universitario. Asimismo, la continua mutación del sistema científico-tecnológico plantea el desafío de concebir la comunicación del conocimiento como un proceso de educación continua para el trabajo. Ambas cuestiones resultan centrales para pensar el modo en que debe transformarse la función de la Universidad, si pretende asumir un rol protagónico como institución responsable de formar y reciclar permanentemente a científicos, tecnólogos y profesionales, para integrarlos, junto a los otros actores, dentro del Sistema Nacional de Innovación.

Estas tres personificaciones sociales que representan perfiles diferentes, todos requeridos para el uso social del conocimiento, proponen el desafío de crear las condiciones para su formación y reproducción ampliada, situación que reclama una precisión de las diferencias entre los diversos tipos de conocimiento y modos de formación de sus portadores, como también determinar su vinculación y espacios comunes de producción.

El documento propone, entonces, la necesidad de reconocer una diversidad epistemológica que se concreta en el surgimiento de nuevas formas de producción y transmisión de conocimientos que exceden el modelo académico tradicional, sobre todo si se concibe la actividad de la institución universitaria como autónoma. La preocupación manifestada en el documento, respecto de la existencia de nuevas modalidades de producción de conocimiento, plantea la necesidad de un análisis del nuevo escenario y la generación de políticas de conocimiento que no se restrinjan a la Universidad como escenario de formación e investigación. Para ello parece imperativo clarificar las diferencias epistemológicas en juego.

1.3 La diversidad epistemológica en el proceso de producción / transmisión de conocimientos contemporáneo

El fundamento de las aserciones de las normas y documentos, y las políticas que en ellos se plasman, se encuentra en la tesis de que ha emergido una nueva dinámica en la producción de conocimiento. El tratamiento dado a esta cuestión remite de un modo inequívoco a las tesis epistemológicas sostenidas por Michel Gibbons y su equipo (Gibbons, 2000). Según este autor, "la expansión paralela en el número de productores potenciales de conocimiento por el lado de la oferta, y la expansión de la exigencia de conocimiento por el lado de la demanda, está creando las condiciones para el surgimiento de un nuevo modo de producción de conocimiento"[5]. Su propuesta consiste en demarcar, en el conocimiento producido actualmente, dos modalidades cuyas diferencias son susceptibles de caracterización. El Modo 1, o modo científico tradicional, tiene carácter disciplinar y sus mecanismos de producción y convalidación remiten siempre a una comunidad definida de especialistas. Su espacio natural es el académico, siendo los indicadores de productividad, los tradicionales del mundo científico: publicaciones, la trayectoria meritocrática de la carrera, etc. Su estructura establece una prioridad de la producción básica, siendo la aplicación una etapa secundaria y derivada de la primera. Su último marco de legitimación lo proporciona la validación del consenso de los pares de la disciplina.

El identificado por Gibbons como Modo 2 de producción científica revela, en su descripción, características que son el resultado de una progresiva diferenciación en las dimensiones descriptivas. En primer lugar, el conocimiento del Modo 2 es plurimultidisciplinar o transdisciplinar. La producción de conocimiento no depende ya del acervo disciplinar sino que, tanto los perfiles requeridos para los actores, como los métodos y repertorios conceptuales y los productos, dejan de ser encuadrables en los marcos de una disciplina. La segunda característica es que el conocimiento del Modo 2 es producido en el contexto de aplicación. La disyunción entre ciencia básica y aplicada pierde sentido, en tanto la producción aparece incrustada en el contexto de aplicación y no resulta abstraíble de éste sin pérdida. Por ello, su productividad se mide en mayor medida por su impacto en el Sistema Nacional de Innovación que por los cánones tradicionales de producción científica. En tercer lugar, el Modo 2 se caracteriza por su heteroge-

5- Gibbons (2000), pág. 33.

neidad y diversidad organizativa: la formación de los grupos de investigación de esta nueva modalidad requieren de la confluencia de conocimientos, experiencias y destrezas diferentes, por lo que el carácter pluridisciplinar debe integrarse alrededor de problemas específicos dependientes de contextos de aplicación particulares. Por la misma razón, los grupos de investigadores y profesionales que se desempeñan en I+D suelen tener un carácter episódico. Eso conlleva modos de inserción institucional y vinculación inéditos para los productores de conocimiento del modo tradicional (Modo 1) con importantes consecuencias: aumento de lugares potenciales en los cuales se puede producir conocimiento, pasaje de la estructura de comunidades convergentes a comunidades científicas configuradas por redes laxas y flexibles (Becher, 2001). Se trata de un progresivo alejamiento de la modalidad disciplinar característica de la estructura académica universitaria para involucrar en la producción de conocimiento un campo interinstitucional cada vez más rico y diverso.

Finalmente, el cenagoso tema de la evaluación de la calidad supone un cambio decisivo en el Modo 2. En el Modo 1 la evaluación de la calidad se resuelve por consenso en una comunidad de pares. En el Modo 2, en cambio, el peso de los contextos de aplicación y la organización social de la investigación conducen a la búsqueda de criterios específicos vinculados a la utilidad o impacto de los productos:

"En el Modo 2, la valoración de la calidad de la buena investigación es doble. Por un lado, tiene que ver, como ya hemos visto, con el hecho de que la comunidad de practicantes sea transitoria e interdisciplinaria, mientras que por otro lado surge a partir del hecho de que los criterios de calidad no son exclusivamente aquellos que se aplican en el Modo 1, sino que incluyen también criterios adicionales que surgen a partir del contexto de aplicación" [6].

La propuesta de Gibbons y su equipo permite clarificar la singularidad epistemológica de la producción científica requerida por la I+D, pero no agota la originalidad de los problemas planteados por el documento para el mejoramiento de la educación superior. Si los dos modelos diferenciados permiten demarcar las especificidades de la investigación científica tradicional y la moderna investigación en tecnología, queda pendiente transitar los problemas epistemológicos suscitados por la formación profesional universitaria a través de la educación continua. En efecto, si es preciso aceptar que la innovación tecnológica contemporánea no puede analizarse como ciencia aplicada, es preciso también renunciar a ese paradigma en el análisis epistemológico de la formación profesional.

La concepción de Ciencia Aplicada evitó la profundización de su singularidad epistemológica, por lo que la cuestión parece respondida con algunas recomendaciones sobre la formación: una reorientación hacia una mirada generalista más que de especialista hacia el conocimiento y, más innovadora que burocrática en los procedimientos, avanzando hacia la formación para el trabajo en equipo e incorporando al currículum profesional la formación en ciencias sociales (Tenti Fanfani, 1989). La perspectiva más fructífera para esta problemática, que permitió profundizar los aspectos epistemológicos del conocimiento profesional, es la abierta por la teoría de la acción propuesta por Chris Argyris y Donald Schön. El paradigma de lo que Schön denomina epistemología de las prácticas (Schön, 1993) se realiza precisamente mediante una crítica del concepto de formación profesional, que el filósofo de la administración Herbert Simon (Simon, 1973) concibió a través de la integración de ciencia básica con una ciencia del diseño. Schön observa que, en las profesiones basadas en la ciencia, como las ingenierías, la medicina y la agronomía, son aceptables las sugerencias de Simon, quien propone una ciencia del diseño tecnológico. Su actividad es descrita como la aplicación de una racionalidad tecnológica a los fines de evaluar estrategias de acción mediante la utilización de tecnologías, en la prosecución

6- *Op. cit.*, pág. 50.

de establecer y comparar costes probables y utilidades esperadas a través de funciones matemáticas que correlacionan variables objetivas. Pero Schön argumenta que aun los médicos e ingenieros también hacen otra cosa totalmente distinta en su práctica. En primer lugar, deben abocarse a la resolución de problemas nuevos que no encajan en categorías conocidas, por lo que deben construir sus problemas y elaborar sus soluciones en un procedimiento de naturaleza artística que cae por fuera de la racionalidad tecnológica. Para ello, proceden con una lógica de *bricoleur* antes que de especialista para elaborar una solución original[7]. Schön presenta así el enfoque de la *epistemología de las prácticas* profesionales que quizás podrían considerarse, emulando a Gibbons, como un Modo 3 de producción de conocimiento. Sin pretender aquí una tesis tan fuerte, nos limitaremos a sostener que deben considerarse como una variación del Modo 2 que se aparta aún más que la I+D del modelo tradicional de ciencia. Para caracterizar esta distancia entre la modalidad de producción del conocimiento profesional y el modo científico, es preciso detectar los ocultamientos epistemológicos que resultan de nombrar, con los mismos términos, categorías y procesos muy diferentes. En efecto, en la epistemología no técnica, que utilizan los académicos, resulta de establecer vectores que van desde lo blando a lo duro y de lo básico a lo aplicado, sin un análisis conceptual más profundo de las determinantes cognitivas en juego (Becher, 2001). Para establecer nuestra demarcación, identificamos algunas variaciones de sentido en términos de peso epistemológico que permiten diferenciar entre el modo de producción del saber científico tradicional (Modo 1), el saber del investigador en I+D o tecnólogo y el saber profesional, cuyo análisis hemos abordado en otro trabajo (Fliguer y Gosende, 2003). Las tesis de Gibbons y Schön sugieren que la noción de aplicación resulta, en la mayoría de los casos, encubridora de un salto epistemológico con relación al significado de ciertas categorías gnoseológicas utilizadas, el análisis de los procesos

Modo de producción de conocimiento	**Modo 1**	**Modo 2**	
Categorías Gnoseológicas	Duro / Puro Blando / Puro	Predominio del contexto de aplicación	
	Científico	Tecnólogos	Nuevos profesionales
Estatuto del saber y del objeto de conocimiento	Ciencia: objeto de la disciplina construido teóricamente	Desarrollo Tecnológico Objetos tecnológicos	Reflexión sobre la acción Campo o área definido por una práctica
Modelo	Modelo Axiomático o teórico	Modelo de simulación y diseño tecnológico	Mundos virtuales para la reflexión sobre la acción
Causalidad	Causación	Proyecto tecnológico	Causalidad de diseño
Ontología	Entidades con existencia independiente con relaciones formalizables y matematizables	Artefactos producidos intencionalmente por instrumentalidad de segundo orden	Ontología de la acción del sistema técnico
Vector semántico ⇒			

■ ***Figura 1.1:*** *Distinciones del conocimiento*

7- La oposición entre el ingeniero y el *bricoleur* fue utilizada por Levi-Strauss en su análisis antropológico de las formas de pensamien- to, para poner de manifiesto la falsedad de la oposición entre pensamiento racional y pensamiento mítico. La tesis de Schön puede interpretarse continuando esa analogía, como el reconocimiento de que todos los profesionales, incluso los ingenieros formados en la racionalidad científica, utilizan modos de pensamiento ajenos al método científico cuya raíz se encuentra en los mitos culturales de su comunidad de práctica.

cognoscitivos en juego y las prácticas reales de producción y transmisión de conocimiento. El abordaje que proponemos se inspira en el semanálisis de la epistemología propuesto por Mario Testa (1997) siguiendo la premisa de que existe una correlación particular entre los sentidos y significados que forman parte del acervo comunicacional de los miembros de una disciplina, la constitución de sus campos de acción y la estructura categorial que organiza su objeto de conocimiento. Nuestro análisis de esas variaciones de las significaciones es limitado, pero tiene el valor epistemológico de permitir hacer aparecer esas distinciones ocultas en los usos lingüísticos con que los académicos clasifican sus saberes, para pensar la pertinencia y relevancia tanto de las estrategias de formación como de las estrategias de investigación en los campos de conocimiento identificados. Presentamos dicho análisis en la Figura 1.1, desarrollando seguidamente su contenido.

1.3.1 De la ciencia aplicada a la reflexión sobre la acción

El modelo de la Ciencia Aplicada supone la prioridad de la investigación básica. Trata de definir, en primera instancia, universos de posibles determinados por las leyes naturales y recortar, en ese conjunto, un subconjunto de posibles pragmáticos determinados por los procesos productivos. El científico tradicional y el tecnólogo no presentan un salto metodológico sino que exhiben un avance hacia una fusión entre Ciencia y Tecnología. Como lo expresa Fernando Broncano (2000), la diferencia entre ambas se sitúa en el énfasis de la segunda en el producto tecnológico. Así, la actividad del investigador de I+D resulta en la producción de un objeto, artefacto, cuya estructura posee una triple complejidad: complejidad material (los materiales requeridos para la composición de la estructura), complejidad formal (entendida como conjunto de formas elementales que componen la estructura del artefacto) y complejidad funcional (como conjunto de funciones que determinan y controlan la performance del aparato). La complejidad de esa estructura se concreta en un diseño cuyas características se determinan mediante un cálculo de utilidades óptimas según el cual la relación estructura/función debe ser lo más simple, eficiente y barata posible. Como señala Broncano, el diseño juega para el innovador en tecnología un papel comparable al de las teorías para el investigador científico. La primacía del contexto de aplicación y el carácter transdisciplinar se encuentra determinada en la I+D, justamente por este papel del diseño y la superioridad del artefacto, que actúa como objeto limitáneo con significaciones múltiples para cada miembro del equipo de investigadores, en la perspectiva disciplinar que guía el desempeño de cada quien[8].

En el campo de la *epistemología de las prácticas*, cuyo agente cognitivo es el profesional con funciones de dirección y gestión, se trata de una construcción cognitiva que parte desde la acción misma. Para comprender el proceso gnoseológico subyacente, se debe superar el presupuesto de la prioridad del conocimiento teórico respecto del saber hacer. A la inversa del paradigma de la ciencia aplicada, el análisis epistemológico de las prácticas, postula que el *know how* tiene prioridad sobre el *know what*. Michel Polanyi (1967) observó que el saber profesional se caracteriza por su dimensión tácita. La tarea que se plantea al profesional consiste en explicitar lo tácito, y reconstruirlo, con el objetivo de cumplir de un modo más adecuado los objetivos estratégicos de la acción. Lo que interesa en este caso no es el producto tecnológico como en la I+D sino la acción misma.

La noción de práctica involucrada en la definición del hacer profesional reviste una ambigüedad profundamente significativa. Por una parte, esa noción remite a la idea de ganar destreza en el hacer, mediante la repetición sistemática de un patrón de comportamiento con el objetivo de maximizar la destreza adquirida. La práctica en ese sentido es reiteración, en la búsqueda de la afinación de un esquema de acción,

8- Resulta visible que la noción de interdisciplina o transdiciplina que maneja Gibbons es muy diferente a la propuesta por la escuela de la epistemología genética. Ésta última proponía la interdisciplina y transdisciplina como una reconstrucción dialéctica de los objetos disciplinares superados y conservados en un nuevo conjunto de posibles que configuran un nuevo objeto teórico, que excede al reconocido por las disciplinas originales. En el caso de Gibbons, el objeto no es teórico sino que se trata de un diseño tecnológico con posibilidades de realización pragmática y eventual existencia empírica.

involucra las situaciones tipificadas e incluso la serie como modelo de la práctica. Sin embargo, existe una concepción de práctica bien distinta, incluso opuesta, que es la que interesa en este caso. Ésta concibe al saber hacer en correlación con la acumulación cognocitiva de situaciones cuya diversidad enriquece la capacidad del profesional para resolver problemas que afronta en la acción (Argyris, 1999). De esa diversidad surge la posibilidad de encontrar la solución a un problema inesperado que emerge de la práctica. Esta distinción permite definir una noción de **maestría técnica**, distinta o incluso opuesta a la noción de especialización, ya que en la primera se trata de lograr una flexibilidad de abordaje que permita generar marcos alternativos para la resolución de un problema, antes que optimizar un esquema que logre un efecto ya anticipado por un conocimiento reflexivo y formalizado.

De acuerdo a Schön, la maestría profesional en oposición a la noción de especialista o experto, designa la adquisición, a través de una experiencia enriquecida por la diversidad de casos, de la capacidad de realizar experimentos de encuadre en situaciones con algunas características similares, pero que son divergentes en cuanto a las estrategias de resolución de problemas que exigen. Este tipo de capacidad se vincula con un tipo de conocimiento y con un estilo de investigación que no encaja con el método científico (modelo 1) ni tampoco, estrictamente, con el del tecnólogo (modelo 2), ya que la reflexión desde la acción involucra una experimentación en un contexto práctico que posee tres propiedades que la diferencian:

1) Dado que la experimentación es también un tipo de acción, la implementación y la investigación coinciden en el curso de acción.

2) Esta experimentación no es dependiente de las categorías de las teorías y las técnicas establecidas sino que construye una nueva teoría de un caso único.

3) La reflexión desde la acción puede seguir adelante, aun en situaciones de incertidumbre o de un carácter único, mediante el expediente de trascender los requerimientos formales de la racionalidad técnica[9].

1.3.2 Del modelo científico a la construcción de mundos virtuales para la reflexión sobre la acción

El modelo de la ciencia tradicional tiene carácter formal y es axiomático. Las concepciones inductiva o hipotético-deductiva de la ciencia proponen modelos axiomáticos que, cuando son interpretados, definen proposiciones que tienen pretensiones de verdad respecto del mundo. A diferencia de éstos, los modelos tecnológicos que se utilizan en I+D son sistemas de simulación. Si bien conservan la base matemático-formal, sus proposiciones no poseen pretensiones de verdad. Los modelos tecnológicos requieren un *input* de datos empíricos relevantes para representar las propiedades del sistema artificial que se propone construir. Los modelos de simulación en tecnología tienen fines predictivos y de control del sistema real, pero no pueden contribuir, sino indirectamente, al conocimiento del mundo en sí mismo. El modelo de simulación es, en ese sentido, estrictamente lo opuesto al modelo científico.

En el saber profesional, Schön propone una idea de modelo diferente de las dos anteriores. Los mundos virtuales que construye la maestría profesional difieren de los de la investigación científica en varios aspectos reveladores: 1) En el modelo científico, el marco teórico y metodológico que establece el problema es un punto de partida dado para la investigación y no se vincula a sus resultados esperados, mientras que en el campo de la reflexión sobre la práctica profesional el experimento tiene entre sus objetivos establecer si el marco elegido para definir el problema es el adecuado en función de los resultados esperados de la acción; 2) En el modelo científico, la situación experimental es relevante por su replicabilidad futura, como vimos, también el modelo de simulación del tecnólogo se vincula a la posibilidad de control de las variables en los estados

9- Schön, D. (1993), pág. 60.

futuros del artefacto diseñado. La investigación profesional se apoya en el ensayo de la comprensión de las posibilidades heurísticas de situaciones ejemplares (en el sentido dado a este término por T. Khun, 1969, al definir la matriz disciplinaria) para interpretar un caso único e irrepetible. La utilización del modelo de simulación en el campo de la gestión se encuentra al servicio de establecer tendencias para la construcción de escenarios posibles, pero de ninguna manera se espera de él una función predictiva. En la investigación profesional se establece una relación transaccional en el sentido de que su objetivo primordial es transformar la situación en función de los resultados esperados, siendo totalmente secundaria la replicabilidad o la capacidad de predicción de los resultados obtenidos. Schön afirma que "los mundos virtuales constituyen contextos para el experimento, dentro de los cuales los profesionales pueden suspender o controlar algunos de los impedimentos cotidianos para una rigurosa reflexión desde la acción. Constituyen mundos representativos de la práctica en el doble sentido de *práctica*. Y la práctica en la construcción, mantenimiento y uso de los mundos virtuales desarrolla la capacidad de reflexión desde la acción que nosotros llamamos maestría" [10].

1.3.3 De la causalidad científica a la causalidad de diseño

En ciencia, la noción de causalidad resulta central a la hora de considerar la capacidad para establecer el papel del conocimiento en la determinación de la acción dentro de un sistema técnico. Mario Bunge (1978) ha señalado que, si bien la noción de causa es oscurecida por su uso en el lenguaje ordinario, la causación en ciencia debe entenderse como un principio que afirma que todo evento está determinado por algún o algunos otros eventos anteriores, de acuerdo a leyes de carácter objetivo que regulan la secuencia de los cambios de estado de un sistema real que evoluciona de acuerdo a relaciones deterministas entre sus elementos. Para el investigador de I+D cobra importancia una dimensión causal que no se toma en cuenta en las ciencias naturales, pero que forma parte esencial del diseño o proyecto tecnológico: la idea de intencionalidad pragmática del diseño, que introduce una noción de finalidad como causa en la producción del artefacto tecnológico. En el profesional de gestión esta dimensión intencional cobra mayor relevancia en la estructura causal del conocimiento que manipula. Como señala C. Argyris (2000), la peculiaridad de las teorías de la administración consiste en que son teorías que pretenden definir las acciones de las personas de un modo en que puedan lograrse las consecuencias pretendidas en el sistema organizacional, procurando su persistencia en el tiempo. Es decir, que el sistema administrativo permite acotar y coordinar intencionalmente las decisiones del conjunto de los agentes que se integran en el sistema de acción. Para ese logro no parecen ser útiles los modelos científicos y sus ontologías formales, sino el desarrollo de la capacidad de los agentes de construir mundos virtuales que le permiten investigar y decidir vías de acción con fines prácticos que comportan escenarios compartidos entre sí. Podría decirse que más que utilizar un modelo científico para comprender causalmente el sistema en el que trabaja, el profesional de gestión diseña la realidad estableciendo parámetros y ensayando líneas de acción para anticipar las consecuencias de las decisiones tomadas. El análisis causal del profesional no parte de un modelo científico de la realidad sino que depende de las conexiones que pueden establecerse entre las intenciones de los agentes y el modo en que el sistema se va conformando como consecuencia de esas acciones. Esta definición de Argyris es la que lleva a proponer la categoría de una causalidad de diseño. Este concepto intenta destacar que: 1) los seres humanos diseñan sus acciones y es en virtud de este hecho que les interesa la causalidad y la inferencia causal; 2) la verdadera razón para una acción es el razonamiento que conduce a ella, a diferencia del razonamiento que la justifica; 3) un concepto de causalidad de valor heurístico para la práctica debe establecer una conexión causal entre una acción

10- Schön, D., *op. cit.* pág 150.

y sus consecuencias intencionales o no, y entre las consecuencias de una acción y cualesquiera otras consecuencias; 4) los individuos diseñan con sus acciones los sistemas en los cuales trabajan[11].

1.3.4 De la ontología científica a la ontología de la acción del sistema técnico

Para autores cientificistas como Mario Bunge, el conocimiento científico parte del axioma ontológico de que el mundo de entidades a conocer existe, con independencia del sujeto de conocimiento. El segundo compromiso sobre el mundo real supuesto por el saber científico, es que en ese mundo existen cosas y acontecimientos. Las cosas poseen propiedades y están en continua transformación, lo que significa que los estados de cosas del mundo cambian en virtud de eventos vinculados causalmente, cuya secuencia supone una transformación permanente de los sistemas reales que son objeto de la actividad de conocer. El modo en que estos sistemas cambian responde a leyes que regulan su comportamiento en virtud de la correlación de las propiedades de las entidades que son componentes de dichos sistemas, y en función del complejo de eventos que hacen del sistema un proceso con una historia singular susceptible de ser conocida.

Para el enfoque científico, la existencia del sistema corresponde al campo de los hechos objetivos separado radicalmente del mundo de las entidades ideales que constituyen el campo trascendental que contiene las teorías que utiliza el sujeto epistemológico. Este campo se encuentra constituido por constructos capaces de organizar el mundo que se pretende conocer en virtud de una estructura altamente formalizada, la que constituye el supuesto de base de la ontología compartida por los sistemas científico y tecnológico (Ladriere, 1978). En este mundo objetivo no hay lugar para el fenómeno de la intencionalidad de los actores. Aunque, como ya hemos observado, el diseño tecnológico presupone una intencionalidad pragmática, la verdadera agencia de la acción se haya disuelta merced a la conceptualización de la intencionalidad que surge del análisis de la definición de acción aceptada en el campo de la filosofía de la tecnología (Quintanillas, 1991). La intención se reduce a una representación de la acción (incluyendo objetivos O y resultados R) fuertemente estereotipada y programada de la sucesión de eventos del sistema descrito, cuya estructura cerrada de medios, objetivos y consecuencias, extravía el verdadero significado de la expresión intención de que resulta, fundamental a la hora de conceptualizar la noción de intencionalidad.

Jürgen Habermas (1987) propone un interesante análisis de la técnica que puede colabo- rar con el esclarecimiento de este resistente problema epistemológico. El análisis de los sistemas técnico-científicos reclama una diferenciación entre medios técnicos y reglas técnicas. En efecto, por una parte existe un conjunto de medios que permiten una eficaz realización de fines con utilización de energía no humana o ahorro de trabajo físico, pero con el término técnica, aludimos también a un sistema de reglas que determinan la acción racionalmente adecuada a fines; aludimos, pues, a estrategias y tecnologías. Llamamos estrategias a las reglas de elección racional y, tecnologías, a las reglas de la acción instrumental. Las tecnologías son, pues, proposiciones que establecen las formas de proceder, pero no son ellas mismas los medios técnicos. Medio técnico puede serlo cualquier cosa que se incluya en un contexto de acción instrumental. Pero sólo cuando se apresta para su utilización repetida en determinada función y no se emplea meramente en un caso aislado decimos que es un elemento de la tecnología, sean instrumentos, máquinas o autómatas.

La distinción formulada ilumina el problema: todo diseño tecnológico es organizador de medios técnicos en función de reglas de acción instrumental, estando éstas últimas cosificadas en el diseño del aparato, requiriendo para su buena performance la instrucción del usuario. Pero también es cierto que las reglas de elección racional, las estrategias, suelen también estar incluidas de cierto modo en el diseño tecnoló-

11- Argyris, C, *op. cit.* pág 88.

gico cuando se trata de acciones productivas, las cuales deben ser programadas en función de las reglas de acción instrumental presupuestas.

En el campo de acción de la gestión del sistema técnico es donde el problema de la in-ten-cionalidad requiere, de modo imperativo, su tematización, ya que la crisis del paradigma burocrático exigió comprender la intencionalidad del agente y la estructura del marco temporal de sus decisiones para dar inteligibilidad a los procesos de gestión. La vía de acceso al problema ontológico de la temporalidad de las decisiones fue propuesta por el teórico de la administración Elliot Jacques (1987), quien redefinió sus parámetros sosteniendo que "el mundo de la acción es un mundo pentadimensional[12]". Esto significa que su intelección exige incorporar además de tres dimensiones espaciales, dos dimensiones temporales. En efecto, la acción requiere ser conceptualizada, en tanto es intencional, a través de dos ejes de coordenadas temporales: el tiempo de la sucesión de acontecimientos y el tiempo de la intención del agente. Para el análisis de la intencionalidad, señala Jacques, resulta insuficiente la consideración de la capacidad del agente para actuar en función de representaciones de un mundo cuya estructura sucesiva y secuencial de eventos se vinculan causalmente. La tensión intencional hacia metas no puede reducirse a una conciencia provista de representaciones susceptibles de formalización y operacionalización objetiva, sino que además, supone el inconsciente desiderativo del agente y su conciencia intencional. La agencia de la acción técnica es conceptualizable por esa tensión intencional hacia las metas de la acción o su eventual abandono frente a otras alternativas. Su desarrollo requerirá del agente la instrumentación de medios diversos, instrumentos cognitivos y tecnológicos heterogéneos, en un mundo cuya estructura se reorganiza constantemente a partir de los sucesivos episodios de la acción, pudiendo mudar, incluso, la cualidad o cantidad de variables con incidencia causal como resultado de la sucesión de eventos o de la transformación de las intenciones de los actores. De este modo, cada episodio se reestructura constantemente por las transformaciones acontecidas en el campo de la sucesión y las modificaciones intencionales que sobrevienen a partir de la toma de conciencia de estos cambios. Si el trayecto del agente hacia la realización de su meta tiene esa estructura multiepisódica, ésta configurará su dominio temporal[13] constituido por el conjunto de episodios en que se despliega su plan de acción dentro del sistema técnico, y cuya performance depende de la pertinencia de las metas del agente y su realización oportuna.

Este lapso de discrecionalidad proyectado hacia el futuro de la acción se correlaciona con el nivel de rendimiento efectivo del agente en la realización de sus planes de acción. El reconocimiento de la bidimensionalidad del tiempo de la acción es lo que ha llevado a la gestión a dar un valor central a la organización estratégica de sus episodios. La noción de marco temporal no entiende la estrategia como un cálculo de performance óptima, sino como la capacidad subjetiva de construir escenarios alternativos y seleccionar las variables y dimensiones que resultan determinantes en cada caso, como condición de posibilidad de realización de las metas del accionar de los diferentes actores comprometidos. Resulta así que la causalidad final erradicada de la ontología de la ciencia moderna ha retornado de modo insoslayable como entidad de un mundo que deben conocer y transformar los profesionales contemporáneos.

El análisis de estas cuatro categorías gnoseológicas refleja una diversidad y diferencias epistemológicas que hacen comprensible la dificultad evidenciada por la institución uni-versitaria para dar cabida a los nuevos modos de conocimiento. Las nuevas formas de pro- ducción y transmisión de conocimientos ex- ceden el modelo académico tradicional, sobre todo si se concibe su actividad de producción y transmisión como autónoma.

El documento del Consejo Nacional para el mejoramiento de la educación superior, analizado

---

12- Jaques (1984), pág 118.

13- "podemos definir ahora el dominio temporal de una persona como el complejo de episodios dirigidos a metas que han cobrado vigencia objetiva por el hecho de comprometerse ante otras personas a consumar esas metas en un tiempo convenido; y el límite extremo de ese dominio está determinado por el episodio cuyo plan es el de más largo plazo para el futuro, que la persona es capaz de llevar a cabo dentro de normas convenidas y contractualmente obligatorias". Jacques, *op.cit.* página 176.

en el apartado anterior, enfatiza la necesidad de generar políticas de conocimiento vinculadas a las demandas de innovación y el requerimiento de poner en marcha las iniciativas de gestión de conocimiento. El documento dice, escuetamente, que "deberá gerenciarse el conocimiento en las diversas instituciones académicas, en organizaciones de la sociedad civil y en empresas", pero la cuestión planteada es sólo la punta del iceberg contra el que pueden estrellarse las demandas sociales. El análisis epistemológico muestra que las nuevas modalidades de producción de conocimiento deben pensarse a través de políticas que consideren a la universidad como parte del escenario de formación y producción de conocimiento abandonando su pretensión de sostener la hegemonía absoluta del discurso universitario sobre el saber.

Como consecuencia de ello, las consideraciones sobre la calidad de esos procesos exceden lo que puede llamarse, usando el concepto sociológico de B. Clark, la perspectiva de la oligarquía académica. La noción de gestión de conocimiento desde el sistema universitario, supone reconocer previamente que el conocimiento se produce en una red de innovación que excede el ámbito académico por lo que su producción y evaluación de calidad debe dejar protagonismo a nuevos espacios institucionales y actores sociales. De lo contrario, la perspectiva académica puede transformarse en un obstáculo epistemológico que es necesario considerar.

1.4 La perspectiva académica como obstáculo epistemológico para evaluar la calidad: El caso de las maestrías en Administración de Salud

Como ejemplo del funcionamiento de la perspectiva académica como obstáculo epistemológico que inhibe la implementación de políticas de conocimiento innovadoras, resulta revelador el de las dificultades surgidas alrededor del concepto y la evaluación de las carreras de postgrado denominadas maestrías. Como ya se ha dicho con antelación, los artículos 39 y 40 LES establecen la existencia de tres tipos de carreras de postgrado, a saber: Especializaciones, Maestrías y Doctorados que, en todos los casos, deben atravesar exitosamente el proceso de acreditación por la CONEAU como condición de la Validez Nacional de los títulos. La resolución 1168/97 del Ministerio de Educación de la Nación, establece tanto las definiciones de los tipos de carreras como los criterios y estándares vigentes para evaluar su calidad.

El caso de las maestrías ha sido considerado modernizador en el marco de la evolución del sistema de postgrados argentino, en gran medida porque es un formato que permite la diversificación de la oferta. En efecto, mientras las especializaciones poseen una tradición fuertemente vinculada a incumbencias profesionales y el doctorado se encuentra vinculado a la formación de investigadores dentro de una disciplina, la maestría ha sido un formato más flexible, abierto a lo interdisciplinario, la formación profesional y la investigación. Al respecto, se ha afirmado con fundamento que en este tipo de postgrado se expresa la tensión que emerge de la diversidad y complejidad con que el sistema de postgrado refleja las transformaciones de la educación superior (Jeppesen, 2004).

La definición del tipo maestría que proporciona la res. 1168/97 es el siguiente:

> *tiene por objeto proporcionar una formación superior en una disciplina o área interdisciplinaria, profundizando la formación en el desarrollo teórico, tecnológico, profesional, para la investigación y el estado del conocimiento correspondiente a dicha disciplina o área interdisciplinaria. La formación incluye la realización de un trabajo, proyecto, obra o tesis de maestría de carácter individual, bajo la supervisión de un director y culmina con la evaluación por un jurado que incluye al menos un miembro externo a la institución. El trabajo final, proyecto, obra o tesis, debe demostrar destreza en el manejo conceptual y metodológico, correspondiente al estado*

actual del conocimiento en la o las disciplinas del caso. Conduce al otorgamiento de un título académico de magister, con especificación precisa de una disciplina o de un área interdisciplinaria.

El análisis de Jeppesen menciona un precedente de relevancia para nuestra reflexión.

El Consejo Nacional de Educación Superior creado por medio del Decreto 1075/93 había realizado un dictamen que constituyó el antecedente inmediato a la normativa vigente, en el que se admitía y discriminaba explícitamente la existencia de maestrías académicas y profesionales (dictamen V/4/95). La cuestión resulta significativa si se tiene en cuenta que el reconocimiento del tipo profesional desaparece de la definición actual cuando, paradójicamente, el vector de expansión del sistema es predominantemente profesionalista.

Otra característica de la definición es que enfatiza la centralidad de la investigación en los objetivos y el proceso de formación. No hay duda que dicha afirmación debe interpretarse a la luz de una exigencia del "desarrollo, teórico o profesional" que forma parte de la definición. Sin embargo, esta precisión, que a la luz de las políticas que hemos analizado en el apartado anterior podría ser decisiva, no ha tenido el impacto ni incidencia esperable en las actuaciones de los comités de pares durante los procesos de evaluación en muchos campos de conocimiento en la evaluación de maestrías con perfil profesionalista.

Otra característica de la resolución 1168/97 es que los criterios y estándares no están definidos con precisión por ser transversales a los diferentes tipos de postgrados y disciplinas. Esa característica buscó ser compensada por documentos producidos en Comisiones Asesoras que actúan como referencia del estado de opinión de los miembros de la disciplina que, a pesar de no tener un carácter vinculante, cumplen una función orientadora de los dictámenes de los pares y de las resoluciones finales de los miembros de la CONEAU.

Para dar concreción al tratamiento de los obstáculos generados por la perspectiva académica en los procesos de evaluación, nos centraremos en el análisis de las Maestrías en Administración de Servicios de Salud. Para ello, resulta un trayecto obligado, por lo ya señalado, comenzar con el Informe de la Comisión Asesora de Postgrados en Ciencias de la Salud. En dicho documento existe un apartado sobre las Maestrías en Salud Pública que, además de resultar trascendente a la hora de sustanciarse los dictámenes, es revelador de la opinión de los pares académicos en el área específica.

En primer lugar, el documento establece un argumento taxativo sobre si deben admitirse o no las maestrías profesionales. "La discusión central en el área de salud –dice– es cómo academizar las especializaciones y no cómo distinguir los postgrados académicos de los profesionales". Esta afirmación se apoya en el hecho de que un impacto buscado por la LES ha sido restringir la oferta de carreras de Especialización médica, que se dictaban en colegios profesionales y otras instituciones, al ámbito académico; obligando a las instituciones que poseían una oferta extra universitaria a transformarse en institutos universitarios o firmar convenios con universidades para ingresar en la figura jurídica de instituciones de postgrado e investigación (res. 1058/02 MECyT).

Por ello, el documento aclara que la Universidad no forma técnicos sino profesionales académicos. Afirmando que "no corresponde entonces la distinción entre maestrías académicas y profesionales sino entre especializaciones y maestrías pero considerando que éstas, en algunas áreas, desarrollan también lo profesional".

El documento admite que las maestrías en salud pública tienen el objetivo de generar competencias profesionales en áreas de gestión, como la planificación e implementación de políticas en salud en diferentes niveles de inserción, por lo que admiten el carácter interdisciplinario de la formación pero no, por ello, problematizan su adscripción a un modelo de postgrado académico asimilable a los diseños curriculares utilizados en las ciencias aplicadas. Afirma: "los conocimientos básicos considerados como académicos no serán contribuyentes de sabiduría sino por medio de su aplicación, por lo que la distinción entre académico y profesional no tiene en este caso razón de ser (*sic*)".

A la luz de las distinciones realizadas en este trabajo, tales juicios deben ser considerados como un campo de debate sobre los criterios de calidad que requieren una elucidación epistemológica. Dicha discusión ha sido abierta en un importante volumen editado por la Organización Panamericana de la Salud, en el cual los diferentes artículos dan vida a esta controversia en que pretendemos aclarar posiciones. El trabajo que integra ese volumen presentado por el Dr. Mario Rovere (en Borell y Rovere, 2004) resulta iluminador de las dificultades emergentes de los criterios sostenidos en el documento de la Comisión Asesora, por lo que vamos a resumir sus principales argumentos.

En primer lugar, el autor revisa la agenda de la formación de postgrados en Salud Pública en función de las iniciativas políticas de los grandes organismos que actúan en la región como la OPS (Organización Panamericana de la Salud), la OMS (Organización Mundial de la Salud), o la ALAESP (Asociación Latinoamericana y del Caribe de Educación en Salud Pública). El nuevo rol del estado con relación a la Salud Pública, en su papel rector de una práctica social diseminada, debe construirse desde una perspectiva estratégica que explore un punto óptimo "entre los imaginarios educacionales y las competencias requeridas en los espacios laborales para constituirse en un factor de cambio" [14].

En su perspectiva, el concepto de calidad que se maneje en los procesos de acreditación debería considerar los mecanismos de formación y producción de conocimiento a la luz de la nueva realidad en que ellos están involucrados, en tanto factores del sistema de Salud. El curriculum debe organizarse por problemas con el objetivo de habilitar el aprendizaje continuo, buscando generar las competencias de aprender a aprender. Al respecto, el autor hace una observación de gran importancia para nuestro asunto: la organización curricular predominante en el campo de la salud pública mantiene la influencia del modelo flexneriano: es decir, opera en un sentido deductivo intentando organizar los conocimientos en forma de una secuencia básico-aplicado. Así, la secuencia anatomía, cirugía o fisiología clínica que se observa en la educación médica, se aplica con la misma lógica en los postgrados en la secuencia estadística-epidemiología-administración. A esta lógica, el autor opone un curriculum estructurado en función de las condiciones reales del desempeño profesional, proponiendo apoyar el análisis crítico en la perspectiva de la teoría de la acción de Schön, con la consigna de estructurar el proceso de formación sobre un *practicum* reflexivo y organizar la producción de conocimiento para la intervención en los problemas reales de los diferentes sectores y niveles del sistema de salud. Estas observaciones permiten afirmar que la dimensión interdisciplinaria de la investigación en Salud Pública aparece incrustada en su contexto de aplicación, lo que permitiría encuadrarla en el Modo 2 de Gibbons.

Solidario con esta perspectiva de la formación de recursos humanos y la producción de conocimiento, Rovere considera determinante para cumplir objetivos de calidad, la conformación de redes y coaliciones estratégicas entre diferentes tipos de instituciones. En ese sentido, el autor enfatiza que debe rechazarse la concepción burocrática de la red para centrar el concepto en la noción de que las personas que conforman el sistema se hallan insertas en él a la manera de un *actor red* (Singleton, V. y Michael, M., 1998) con experiencias individualizadas y situadas institucionalmente en virtud del cumplimiento de objetivos de formación, producción de conocimiento y constitución de una identidad inscripta en un campo de actividad.

Estas observaciones de Rovere obligan a considerar desde la perspectiva epistemológica qué tipo de objeto de investigación constituye el campo de la investigación en salud pública y, en particular, la investigación en servicios de salud. Frenk, Ordóñez, Paganini y Starfield (1992) afirman que la investigación en Sistemas y Servicios de Salud (ISSS) es antes un campo vinculado a una práctica más que un campo de conocimiento basado en disciplinas. La investigación en salud pública cubre un espectro en el que debe diferenciarse, por un lado,

14- *Op. cit.* pág. 31.

el estudio epidemiológico de las condiciones de salud de las poblaciones, y por el otro, el estudio de la respuesta social organizada a esas condiciones a través de las políticas y diversas instancias de gestión de los sistemas de salud. Por su parte, la investigación de los sistemas de salud puede orientarse a un nivel macro, teniendo por objeto de investigación procesos sociales, políticos y económicos que condicionan y, que a su vez, son determinados por las políticas de salud; pero también, puede orientarse al nivel micro de la organización de los sistemas de salud, al modo en que se organizan los servicios de salud en sus diversos niveles, cuáles son sus modalidades de gestión, etc. Este nivel de la investigación suele asumir la modalidad de investigación-acción, y posee objetivos de intervención e innovación técnica en la gestión de organizaciones. Su modalidad de producción de conocimiento reclama ser categorizada como epistemología de las prácticas: su acumulación avanza del estudio de casos al *estudio en casos*, siendo este último el resultado de establecer comparaciones y elaboraciones tipológicas a partir de los casos y las tendencias comunes registradas.

Es evidente que esta visión de la formación no resulta consistente con la mirada académica que predomina en el documento de CONEAU, donde prima una concepción de la investigación científica clasificable en lo que Gibbons llama Modo 1.

Dice el documento: "La existencia de un ámbito de investigación es requerido, por lo que la carrera debe informar sobre las líneas de investigación, recursos asignados, publicaciones y proyectos en los que se incluirán los maestrandos para la realización de sus tesis". No hay duda de que resulta legítimo considerar la pertinencia de que existan líneas de investigación e incluso, la posibilidad de que algunos maestrandos participen en esos proyectos y que, finalmente, algunos maestrandos realicen sus tesis sobre problemas vinculados a los mismos. Pero tampoco hay duda de que el diseño del estándar formulado hace referencia a un modelo preciso de formación totalmente distinto al propuesto por Rovere.

La investigación es concebida en el documento de CONEAU con un criterio análogo al de un doctorado de ciencias básicas, que reclama al doctorando su adscripción a proyectos de investigación preexistentes, en el que se familiarizará con problemas teóricos y recolectará datos que serán el punto de partida de su tesis de investigación. Con una mirada convergente a la nuestra, el especialista en Educación Comparada, Norberto Fernández Lamarra, ha señalado que las maestrías incorporaron la lógica y los requisitos del doctorado para la elaboración de tesis. Las maestrías en Argentina, dice el autor, se han transformado en pequeños doctorados. En el mismo sentido, resulta notable que los requisitos de existencia de un sistema de investigación se hayan generalizado para todos los tipos de carrera, obedeciendo a una lógica inclusiva de indicadores de investigación, transferencia técnica, y pasantías profesionales[15] que, fundados en ideales educacionales genéricos de excelencia académica, se proponen sin partir de un diagnóstico ambiental de la disciplina, ni establecer el modo de incidencia de esos requisitos en la obtención de las competencias buscadas.

El perfil de intereses de los alumnos de las maestrías en administración de salud es muy distinto al de los alumnos de un doctorado en ciencias básicas: se trata de profesionales en ejercicio dentro del sistema de salud que, en tanto actores red, procurarán desarrollar su investigación en un área vinculada a su campo de desempeño, intentando que ésta signifique una intervención innovadora dentro del sistema de gestión en que se han involucrado con su problema de investigación. No hay duda de que un diseño curricular realizado con esa perspectiva justificaría la expectativa de Rovere de que los postgra-

15- En efecto, el documento de la Comisión Asesora, sugiere que el alumno participe en proyectos de investigación y también que realice pasantías, para el logro de sus competencias profesionales. Como puede constatarse en la lectura del documento, éste no examina ni la viabilidad real, ni tampoco la deseabilidad y pertinencia de esa lógica inclusiva y sumativa pero no articuladora del recorrido curricular propuesto para el maestrando.

dos "se constituyan en factor de cambio y de relanzamiento de la salud pública".

La importancia de este análisis debe buscarse en que lo académico actúa aquí como un obstáculo epistemológico durante el proceso de evaluación. Mario Testa (1997) ha señalado con gran lucidez que el discurso universitario encierra una doble normatividad: la que deviene de la autoridad de quien lo emite, que debemos identificar como discurso académico, y la que deriva de la probada eficacia del método con que se formula, lo cual remite a la cuestión estrictamente epistemológica. El discurso académico, señala el autor, es performativo en un doble sentido: "no sólo pretende el acaecimiento de lo que anuncia sino que afirma la verdad de su propia enunciación". Se constituye así en un discurso de cierre respecto de lo que escapa a la autonomía institucional que lo soporta y a los actores que portan sus emblemas, valores e ideales institucionales. Por ello, un modo de producción de conocimiento que escapa a la lógica académica como el involucrado en la I+D o los postgrados profesionalistas, se ve constantemente confrontado a una tensión entre la lógica del modo de producción de conocimiento que impone sus propios criterios de legitimación y gestión de calidad, y la lógica del proceso de acreditación propia del sistema académico representado en los comités de pares. En esa dinámica, aún los evaluadores que son actores, tanto del campo de una práctica como del sistema académico, tienen dificultad en establecer las diferencias entre los indicadores de las carencias de calidad de un proceso y aquellos que rompen con los estándares académicos por la lógica innovadora de la disciplina en cuestión. Lo que se suele hacer es *ablandar* las exigencias del Modo 1, en función de una mirada realista, pero sin formular un criterio epistemológico para legitimar esas decisiones. Ejemplificaremos el modo de funcionamiento de este obstáculo al discutir los criterios de calidad de las tesis de maestría en el campo de la administración de servicios de salud.

1.5 El obstáculo epistemológico del discurso académico en la evaluación de las tesis

Para tratar en profundidad el problema de las tesis de maestría, debe retomarse el análisis de la resolución 1168/97. Para el tipo Maestría, la resolución prevé, como condición de egreso de carrera, "la realización de un trabajo, proyecto, obra o tesis de maestría". Más allá de esta diversidad enunciada en el texto de la norma, lo cierto es que el debate se ha centrado en el formato tesis. La discusión desarrollada hasta ahora ha procurado generar consenso respecto de la necesidad de ablandar los estándares de exigencia, respecto del trabajo previo al egreso, en las disciplinas que no pertenecen al campo de las ciencias básicas o aplicadas, o de marcado carácter profesionalista. Esta discusión se ha desarrollado centrando la búsqueda en rótulos alternativos, menos ortodoxos, como la tesina, la monografía, el informe final, o incluso el *paper*, para relativizar la envergadura de las exigencias. Como es visible, ese debate se desarrolla en un campo que puede describirse como el del formato de comunicación científica, o de adscripción de género. Incluso, los reglamentos de las universidades tratan de definir el nivel de exigencia por un indicador tan discutible como la cantidad de páginas, pero no se han realizado claros esfuerzos para fundamentar, desde una perspectiva epistemológica, el tipo de producción de conocimiento que debe ser capaz de generar el magister para titular en un campo de saber determinado.

Una excepción a esta vacancia ha sido un simposio organizado durante el año 2002 por la Universidad de Buenos Aires, destinado íntegramente a clarificar la naturaleza, los procedimientos de elaboración y los criterios de evaluación de las tesis de maestría y doctorado en saber administrativo (Suárez, 2002). El epistemólogo, especialista en el campo de la economía, Eduardo Scarano, presentó allí un *paper* que, excepcionalmente, intenta discutir y precisar, desde una perspectiva epistemológica, cuáles son los criterios pertinentes para una tesis en el campo del saber administrativo. La importancia de su exposición, que pretendemos destacar, radica tanto en la agudeza del enfoque, la coincidencia con el tipo de análisis que parece imprescindible, como en su toma de posición que consideramos ejemplificadora del funcionamiento del obstáculo epistemológico generado por el discurso académico.

El *paper* presenta cuatro distinciones epistemológicas que propone como criterios para establecer la pertinencia de una producción para acceder al estatuto de tesis.

El primer criterio surge de establecer la distinción entre conocimiento científico e innovación, evitando el debate sobre el tópico de si la administración es ciencia, ciencia aplicada o tecnología, al afirmar que "el ámbito en que se desarrolla una tesis es el del conocimiento científico (sea básico, aplicado o tecnológico) y no en algunas etapas de innovación".

El argumento para sostener su delimitación es que la elaboración de una tesis de administración, aunque reconozcamos a la administración como una tecnología, no está dirigida a la innovación, es decir, a la realización de un producto exitoso en el mercado como fin inmediato, sino a una tesis puramente cognoscitiva.

Este criterio, aclara el autor, hace que un trabajo de asistencia técnica o de consultoría tampoco califiquen, ya que están dirigidas a la acción y por estar incrustadas en el caso concreto no proponen soluciones generalizables.

El segundo criterio se apoya en la oposición entre la definición de Objetivos y la del par Problema/Solución.

Para Scarano, en el diseño de una tesis hay dos cuestiones superpuestas: la epistemológica y la de los proyectos en tanto organización de acciones. Los objetivos no son pertinentes ni relevantes en una tesis, argumenta Scarano, ya que pertenecen a la acción. La distribución táctica de los objetivos subsidiarios, la definición en etapas y su distribución en el tiempo, son elementos de la programación de un proyecto, pero no hacen a la cuestión estrictamente cognoscitiva, permaneciendo esta cuestión sujeta, exclusivamente, a los fines de la ciencia. El énfasis en la tesis debe estar dado por la secuencia lógica problema-solución. El problema se vincula a la solución a través del método científico mientras que a la programación de las acciones no debería otorgársele relevancia a los fines de la evaluación.

El tercer criterio estaría definido por el aporte de una tesis. Éste estaría vinculado a la fundamentación de una nueva teoría, a la constatación de nuevos hechos o la aplicación novedosa o no rutinaria de una teoría o modelo en un estudio de caso. Quedarían excluidas de esta categoría las innovaciones de I+D ya que éstas requieren su realización en el mercado.

El cuarto criterio es el de que una tesis debería evitar un problema interdisciplinario. Más allá del énfasis que han puesto los diversos autores respecto de la necesidad de formar para el trabajo interdisciplinario, el autor señala que la interdisciplina es propia de equipos de investigación. No hay duda que Scarano está justificado en adoptar una actitud prudente ante la retórica de la interdisciplina y la transdisciplina, ya que son términos que se utilizan frecuentemente sin demasiado rigor; Scarano señala con acierto que el trabajo interdisciplinario excede lo que, con rigor epistemológico, se clasifica como teorías supuestas constitutivas de las disciplinas, que serían teorías que, generadas en un campo de conocimiento externo a la disciplina, son una condición de posibilidad del trabajo disciplinar. Por ello, el estándar reclamado es que toda tesis debe enmarcarse dentro de una disciplina en la que su autor tenga probada pericia.

Scarano argumenta que, además de su pertinencia, estos criterios simplifican y afinan el problema de evaluación ya que se evitarían las cuestiones de planificación e implementación, prescindiendo del necesario arbitraje del mercado respecto del valor innovador de la propuesta. De esta manera, la evaluación se sujetaría a cuestiones estrictamente cognitivas.

Nos apresuramos a reconocer que los criterios propuestos tienen el fuerte mérito de establecer con precisión las características requeribles para la producción de una tesis, emergiendo del pantano del número de páginas u otros requerimientos formales o de género literario. Pero también es necesario decir que la toma de posición del autor presenta flancos múltiples. En primer lugar, queda pendiente la pregunta acerca de si la clasificación de la teoría de la administración como una praxiología (Bunge, 1999) no resta base epistemológica a la propuesta, y si, consecuentemente, es posible ponderar una tesis en administración prescindiendo de la programación de acciones para su implementación. En segundo lugar, la propuesta prescinde de un determinante normativo: los proyectos y las obras son formatos explícitamente reconocidos en la res. 1168/97.

Sin embargo, tales cuestiones son menos interesantes que analizar la perspectiva que proporciona coherencia a la propuesta y el precio que se paga por aceptar sus criterios. En efecto, su coherencia y verosimilitud dependen de compartir la convicción –reconocible en sus planteos– respecto de la necesidad de sostener la modalidad institucional del Modo 1 para evaluar la producción científica. Desde los criterios que propone, se piensa el conocimiento en una lógica estrictamente científica, y preservando la Universidad como marco restricto para los actores que deben legitimar la producción del tesista. Es decir, se procura resguardar la producción de la ciencia en la performatividad del discurso académico[16]. El precio que se ha de pagar por sostener este recorte del proceso de producción/evaluación es alto: en primer lugar, expulsar del sistema las nuevas modalidades de producción de conocimiento (el Modo 2) y, en segundo lugar, transformar las tesis en una instancia abstracta respecto del perfil del graduado que la sociedad demanda, siendo esto último una de las causas probables de la baja productividad del sistema. Analicemos este punto con mayor profundidad. Si se acepta la premisa formativa de que la tesis debe integrar el perfil del graduado, es preciso señalar que las maestrías de administración no buscan formar actores con capacidades principalmente cognitivas. También o quizás centralmente, deben poseer capacidad de aportar en la innovación técnica, realizar proyectos en tiempos programados, y producir en una perspectiva interdisciplinaria. Si sostenemos la mirada propuesta por Scarano, la tesis se transforma en un requisito, "un derecho de piso académico", sin una clara relación con los logros esperados del egresado que se pretende producir. De este modo, la creencia del sistema académico de que la tesis establece un umbral de excelencia, con relación a capacidades estrictamente cognoscitivas, se transforma en un obstáculo para evaluar el impacto de la formación con relación a objetivos terminales. Como se ha dicho, esto no refiere exclusivamente al mundo académico sino que, según se afirma en los documentos que plasman las nuevas políticas, versan sobre la formación de un futuro actor que jugará su rol en el sistema nacional de innovación.

En el discurso construido sobre la calidad de las maestrías de administración de sistemas y servicios, también se puede apreciar con claridad el funcionamiento de este obstáculo.

El documento de la Comisión Asesora, en su apartado sobre las maestrías, se expide claramente. Propone como estándar que el "trabajo de tesis no puede ser una monografía, debe incluir un trabajo de campo o análisis de casos y debe ser claramente un trabajo de investigación". Los temas de tesis se corresponden con las líneas de investigación que estableció la institución y con los contenidos de los seminarios y los cursos.

Como ya señalamos, el esquema de formación para la tesis toma como paradigma el modelo de las ciencias básicas y aplicadas, proponiendo un horizonte macro para el desarrollo de la disciplina. En esa perspectiva, las tesis deberían insertarse en grandes líneas o temas de investigación con soporte en estudios epidemiológicos, o en la discusión de políticas de Salud para los diversos subsistemas. Esta mirada sobre la producción de conocimiento en Salud, queda inequívocamente ilustrada en el relevamiento y análisis realizado por Yalour-Tobar (en Borell y Rovere, 2004) de las tesis de investigación en Salud Pública.

16- Es importante remarcar que la constante referencia al mercado oscurece la prescindencia del impacto social del conocimiento producido, a la hora de evaluarlo bajo el supuesto de que la autonomía de la ciencia resguarda la naturaleza del conocimiento de intereses que pondrían en cuestión su viabilidad y legitimidad.

El informe tiene un nivel descriptivo y se centra en señalar la baja productividad de los postgrados en Salud Pública del país y su debilidad metodológica, identificándola como un área de conocimiento que "todavía no ha alcanzado el estatus de ciencia normal". Las principales hipótesis que maneja el trabajo son las siguientes: habría un giro curricular hacia la economía y la gestión respecto de la tradición en la formación de Salud Pública cuyo origen, impacto y consecuencias no se precisan, pero que se presume como una debilidad del sistema. Otra debilidad es la dedicación *part time* de los alumnos que se correlacionaría positivamente con la baja productividad. Una tercera cuestión emergente en el trabajo es que el perfil del graduado debe ser un Magister académico, un disertante, que no debiera ser confundido con un gerente, como los producidos por los MBA, lo que efectivamente ha sucedido en la nueva oferta universitaria. Finalmente, la definición de este perfil, se relaciona con las expectativas que se formulan con relación al avance de la investigación en el campo: "La investigación como actividad y la academia como arena tienen un rol fundamental alimentando la formulación de políticas públicas. En Salud Pública más que en ninguna otra área la formulación de políticas surgió de contextos técnico científicos." La producción académica sería ante todo cognitiva y tendría como destino la formulación de propuestas para proveer a los decisores que actúan en la gestión del aparato de estado.

Este diagnóstico del campo disciplinar contrasta con posiciones que han sido sostenidas en los debates internacionales sobre el rumbo de la investigación de la Salud Pública. El trabajo de Cecilia Almeida propone, con base en una rigurosa argumentación, la tesis contraria. El desarrollo del campo de la ISSS ha diversificado las perspectivas verosímiles para los decisores políticos y, en consecuencia, ha promovido la posibilidad de enriquecer los debates sobre las políticas sectoriales. Esto permitió consolidar los estudios y documentos que describen las estructuras del sistema de salud, pero los resultados del análisis y las teorías explicativas de su comportamiento resultan más bien erráticas. Por lo tanto, su capacidad de prescripción política se constata como muy limitada. Según señala Almeida, el desarrollo de una comunidad científica perteneciente al campo de las ISSS proporciona las precondiciones para mejorar los debates, pero no necesariamente para mejores políticas. Lo cierto es que los procesos de reforma del sector salud involucran dinámicas amplias, diversas y diseminadas que no se someten fácilmente a las iniciativas de actores específicos. Por el contrario, la gestión cotidiana de los espacios micro ha resultado de mayor permeabilidad a los efectos de la investigación. La conciencia de esa situación es una de las causales del crecimiento de la ISSS. En palabras de Almeida, "sostenemos que la necesidad, rápidamente creciente, de informaciones sobre disponibilidad, costo, eficiencia y calidad de los servicios de salud (principalmente de asistencia médica) es lo que expandió este campo de investigación, sobre todo en las últimas décadas". En definitiva, lo que introduce la autora con claridad en el debate es que el crecimiento y expansión de la ISSS se encuentran fuertemente estimulados por el nivel micro de investigación. Dicho nivel es claramente un tipo de investigación que se halla en mayor medida vinculada con la transformación de la gestión, y su valor innovador, que consiste, justamente, en proponer vías de realización de objetivos en condiciones determinadas por un contexto de aplicación específico, siendo su aporte más importante la magnitud de su impacto en dicho contexto. Éste es un tipo de investigación-acción en el que los investigadores son, a la vez, actores de los procesos que investigan.

Lo dicho por Almeida sugiere que gran parte de la dinámica del campo de la ISSS depende del Modo 2 de producción de conocimiento, requiriendo para su comprensión de su encuadre en la epistemología de las prácticas. En definitiva, son los objetivos del accionar institucional los verdaderos articuladores de la diversidad metodológica que utilizan los maestrandos, buscando triangular metodologías heterogéneas entre sí (modelos epidemiológicos, técnicas de análisis de discurso, socioanálisis, etc.). Por ello, resulta ilegítimo restringir el tipo de tesis

	Modo de producción de conocimiento	
Dimensiones	Modo 1	Modo 2
	Consistencia lógica y metodológica del par problema-solución	Pertinencia y relevancia estratégica del problema y la solución en un contexto de aplicación determinado
	Encuadre del trabajo en un campo académico disciplinarmente consolidado	Encuadre del trabajo en un campo tecnológico o de acción profesional definido como una comunidad de práctica específica
	Aporte a la disciplina	Innovación tecnológica o en un área de acción profesional

■ *Figura 1.2: Producción de conocimiento*

esperable en el campo de la discusión de políticas de Salud. Otra limitación del paradigma de evaluación a esa perspectiva puede resultar un verdadero obstáculo a la productividad y a la viabilidad del sistema de postgrados en el área. Confirmando esta preocupación, Yalour-Tobar registra numerosas tesis vinculadas a la transformación del sistema de gestión en el nivel micro, pero no lo introducen como un atributo positivo de calidad. Por el contrario, la dedicación *part time* a los estudios y la no identificación de temas prioritarios para que los tesistas vuelquen sus esfuerzos son vistos como la mayor debilidad. De hecho, los autores arriesgan la hipótesis de que, la inexistencia de tesis en las maestrías de salud pública de las universidades más prestigiosas se debe a las altas exigencias de excelencia y rigurosidad de las tesis, que desalientan a los maestrandos. Por su parte, Rovere se alinea con la hipótesis contraria: de lo que se trata es de que los requisitos y formatos de tesis que se aplican al campo fueron definidos de acuerdo a criterios propios de disciplinas cuya función central es la investigación, dejando de lado el perfil profesionalizante de la formación en Salud Pública.

Cerrando el argumento sostenemos que, en la tensión entre ambas propuestas, se puede identificar lo que nosotros llamamos obstáculo académico, obstáculo que es, sin duda, epistemológico ya que se vincula a la inteligibilidad de la pertinencia, relevancia y aun legitimidad de un producto de conocimiento, pero por eso mismo es, fundamentalmente, un obstáculo político.

1.6 Conclusiones

Como solía decir el epistemólogo francés Louis Althusser, la epistemología es la intervención de la política en el campo científico. Esta tesis, de por sí abstracta, queda ilustrada de un modo elocuente por el caso que hemos estado exponiendo. Para dar perspectiva a este debate, convendría empezar por recordar que en el tan mentado movimiento reformista de 1918 se democratizaron los claustros por razones sociales y políticas pero, se olvida a menudo que el conflicto también tuvo ribetes epistemológicos. Éstos se hallaban vinculados a la necesidad de instalar una visión renovada de las ciencias y las profesiones universitarias que estaban en conflicto con el carácter estamental y conservador de la estructura académica. De un modo análogo, los actuales procesos de evaluación universitaria han sido analizados desde su dinámica conflictiva entre las lógicas administrativa, política y meritocrático-académica que se superponen y confunden, sin encontrar una resolución que promueva el cambio y la innovación (Krotsch, 2005). Parece recomendable, como vía para superar ese impasse, la construcción de un escenario epistemológico para la discusión de las políticas científicas, en el sentido de proporcionar una justificación adecuada y legítima del conocimiento que se produce.

Aceptando esa propuesta, resulta absolutamente esclarecedora la diferenciación entre distintos modos de producción del conocimiento y el rol más o menos centrado en la universidad de esa actividad productiva con relación a otros espacios institucionales. En esa toma de posición se juega la posibilidad de legitimar un proyecto universitario que pueda cumplir su misión de producir y distribuir un conocimiento que responda a los requerimientos que la sociedad le demanda. Considerando la cuestión en el nivel de concreción proporcionado por el ejemplo que venimos desarrollando, es preciso reconocer que, en el ejercicio de la autonomía universitaria, las instituciones tienen el derecho, pero también el ineludible compromiso, de asumir y defender su concepción de cómo debe producirse el conocimiento en el campo de la Salud Pública y, más precisamente, la investigación en servicios de salud.

De este modo, parece legítimo considerar que, en algunas universidades, los claustros que trabajan en ese campo de conocimiento sostengan convicciones diferentes respecto de lo que debe entenderse por una tesis o trabajo final de maestría, dependiendo éste del modo de producción de conocimiento en que se encuadre la ISSS, que se esquematiza en la Figura 1.2.

Por supuesto que tal definición epistemológica puede y debe ser objeto de debate en el nivel del sistema cuando se trata de argumentar a favor o en contra de dicha decisión para establecer parámetros de calidad. En este sentido, el consenso académico no resulta un criterio suficiente como lo transparenta el caso que analizamos de modo ejemplar. En efecto, la decisión epistemológica de los académicos que trabajan en el campo, de considerar la producción de conocimiento de ISSS en la perspectiva del Modo 1, debe confrontarse necesariamente en el nivel de las políticas de los sectores involucrados. En el mismo sentido, nuestro análisis permite ver que, tanto las políticas de innovación del sistema de educación como los debates en el campo de la salud pública, se alinean en una estrategia de reforma que, visiblemente, presupone un campo de formación, producción y distribución de conocimientos que pertenece al Modo 2, más allá del peso de las tradiciones, creencias y prejuicios que los académicos ponen en acto al considerar los ámbitos externos a la universidad en que se desempeñan como científicos, tecnólogos y profesionales.

El éxito del sistema de evaluación se juega, especialmente, en superar el obstáculo académico generando en los pares evaluadores una mirada y una responsabilidad vinculadas a los ideales de gestionar y construir políticas de conocimiento, antes que permanecer como guardianes de sus propias tradiciones y convicciones.

Sección 2

Investigación en sistemas y servicios de salud:
Una exploración conceptual

Introducción

Desde el punto de vista macro, propio de los sistemas de servicios de salud y la salud pública, a partir de la estrategia de Salud Para Todos promovida por la OMS, la investigación en sistemas y servicios de salud (ISSS en adelante) ganó protagonismo como compromiso concreto de políticos y el propio personal de salud en investigar factores relacionados a la salud de las poblaciones.

La complejidad inherente de los problemas de salud hace que esta investigación no pueda proveer por definición soluciones para todas las cuestiones que afectan a los servicios de salud.

A pesar de los importantes progresos observados en las últimas décadas en los indicadores usuales de *salud*, la situación es considerada insatisfactoria y plantea desafíos antiguos, nuevos o renovados. En efecto, en los países de la Región hay una brecha alarmante entre lo que se ha hecho y lo que se puede hacer con los recursos disponibles para determinados niveles de desarrollo dados: la mortalidad injustificada y evitable excede anualmente al millón de defunciones. Por otro lado, los sistemas de servicios de salud presentan varias insuficiencias y deficiencias reforzadas por un contexto más adverso que favorable. En consecuencia, los desafíos de salud pública son múltiples y amplios; están en los condicionantes *externos* del contexto en los sistemas de atención a la salud, en los riesgos y daños y en el estado de la salud de las poblaciones. En síntesis:

a) Desafíos en el contexto: además de los aspectos discutidos, merece atención considerar los cambios demográficos que han tenido lugar, en especial el envejecimiento de las poblaciones y los aspectos relativos al deterioro ambiental con sus amenazas a la salud.

b) Desafíos relativos a los sistemas de salud: la organización, políticas, estrategias, conducción, financiación, provisión, y la gestión de los sistemas de atención de la salud, constituyen aspectos de interés público y por lo tanto son desafíos para la salud pública. El público *exige* construir sistemas de salud socialmente eficaces (capaces de producir salud) y que generen satisfacción social y de otro tipo, bajo la orientación de principios estructuralmente básicos, ética, política y racionalmente establecidos. Entre esos principios resaltan como consensuados la equidad para la universalidad de la atención, la participación social, la eficiencia y la descentralización.

c) Estado de salud: como consecuencia del cambio en sus condicionantes, la salud de la población, en las Américas, se encuentra en diferentes etapas de la progresión epidemiológica (transición) con las diferentes cargas que representan los problemas antiguos vinculados a las condiciones de vida, los daños crónico-degenerativos, nuevos problemas y riesgos y problemas de origen predominantemente social, como la violencia y el abuso de drogas. Por otro lado, el avance de la ciencia y la tecnología provee más y mejores instrumentos de intervención y nuevas formas y posibilidades de su uso. La salud, sin embargo, va más allá de la atención de la enfermedad; la promoción de la salud hasta los límites del potencial biológico, y la expansión de esos límites, son ahora el eje de una buena salud pública.

A partir de los 70 aparece en escena la ISSS concebida inicialmente como la recolección, análisis e interpretación sistemáticos de una amplia gama de cuestiones relativas a la salud y sus condicionantes.

Además, permite el planteamiento de investigaciones cuyo aporte interdisciplinario beneficia tanto al médico como al especialista en ciencias conexas o auxiliares. Se ha creado así un campo de conocimiento científico que tiende a ocuparse de los aspectos sociales relacionados con el proceso salud-enfermedad y con los servicios de salud, que ha recibido con el tiempo diversas denominaciones, entre otras, medicina social, ciencias sociales aplicadas a salud, ciencias sociales en salud, etc.

Probablemente, la primera que conocemos históricamente es la medicina social y se refiere, en forma general, al objeto de estudio en ese campo del conocimiento. Las otras denominaciones designan disciplinas incluidas en el mencionado campo y en algunas circunstancias se especifican las disciplinas particulares. Así, desde las ciencias sociales, la *sociología médica,* la *economía de la salud o médica,* la *economía política de la salud*, etc., y desde las ciencias médicas, la *epidemiología social* y la *higiene social*.

Esta variedad de nombres implica, en parte, diferentes definiciones sobre el objeto de estudio, distintas perspectivas para abordar su análisis y corrientes de pensamiento divergentes en quienes participan en este campo del conocimiento, según ya se ha expresado. Sin embargo, existe un cierto grado de acuerdo sobre los temas fundamentales que abarcaría esta esfera del conocimiento; "el estudio de las determinantes sociales de la enfermedad y de los servicios de salud". Es a partir de estos temas fundamentales que se produciría un cierto consenso sobre el ámbito de un campo de conocimiento que se considera como interdisciplinario. Es por esto, que algunos autores insisten en el uso de términos generales como medicina social o salud colectiva en lugar de expresiones que definan directamente disciplinas o grupos de disciplinas específicas, como sería el caso de ciencias sociales en salud o sociología médica.

En esa forma, y teniendo un cuerpo teórico común, podría darse la contribución de disciplinas sociales y de disciplinas "más ligadas a la medicina", como la epidemiología, la higiene y el saneamiento. De cualquier modo hay consenso en que la *medicina social* no es un campo constituido sino en constitución (Franco y Nunes, 1991), siendo su objeto entendido como un "*campo de la práctica y conocimientos relacionados con la salud* como su preocupación principal y propone estudiar la sociedad, analizar las formas corrientes de la interpretación de los problemas de salud y de la práctica médica (*OPS*, 1974)".

Desde una perspectiva más micro, por otra parte, y siguiendo con nuestro hilo conceptual, concebimos la necesidad de investigación, en cualquier problema operativo en los servicios o las organizaciones en que se desenvuelve cotidianamente la atención de la salud. Tradicionalmente se le ha criticado que la información en salud es producida por las unidades prestadoras de servicios, a pedido de los órganos y programas centrales, los que, a su vez, requieren la información que suponen necesitar, sin ningún tipo de articulación entre ellos; como consecuencia de esto, los niveles periféricos de estos sistemas se ven sobrecargados de solicitudes de datos, que se reiteran y sobreponen, que deben ser enviados en formularios que no obedecen a ningún tipo de patronización, y de los cuales rara vez o nunca vuelven a tener noticias (ni resultados). Todo esto ha redundado en el descrédito de muchos sistemas, contribuyendo a erigir barreras y resistencias de todo tipo para la recolección y envío de la información.

Aunque el debate sobre la ISSS no sea nuevo y haya adquirido diferentes características a lo largo del tiempo, el problema principal que persiste es el de la delimitación del *objeto* de la ISSS, tema que se relaciona con el clásico problema de la *definición y construcción de objeto de la propia epidemiología, y de las ciencias en general.* En efecto, dentro de los momentos clásicos de la investigación (epistémico, técnico-metodológico y teórico), el primero corresponde y tiene que ver con la instancia en la que el investigador construye, por así decir, su objeto de estudio o investigación, que no es –al menos no siempre– un objeto real con el que uno se encuentre en el mundo cotidiano, sino más bien es un sistema de relaciones específicamente construido el que demarca los territorios de los objetos reales y los objetos de conocimiento científico.

Así Naomar Dalmeida filho compara el objeto **salud-enfermedad-atención** con un huracán, en tanto como en éste, la conceptualización ontológica es de extrema complejidad y se constituye con la totalidad de sus componentes o campos de determinación, de modo tal que cualquier esfuerzo que detenga o haga estático alguno de estos campos bloquea el acceso al objeto en su totalidad. En otro punto, Dalmeida filho amplía esta concepción diciendo que el objeto salud es un punto ciego de la epidemiología, ya que los epidemiólogos no disponen de instrumentos conceptuales adecuados para hablar de salud y por esto dan vueltas, inventan metáforas, descubren maneras indirectas de decir salud, pero su verdadero objeto de análisis es la enfermedad. Ni siquiera la colectivización de la enfermedad a través del concepto de morbilidad indica salud. Y esto, a pesar de la puesta de moda de la epidemiología, de la mano de la medicalización mediática de problemas las más de las veces sociales en noticias o publicidades. Hoy el ciudadano de a pie habla con naturalidad y una suerte de seudoconocimiento de conceptos como seroprevalencia, exposición, HIV, Hanta, sensibilidad, especificidad, riesgo relativo, etc. "Esta etapa finisecular con sus siete plagas parece encontrar su número mágico que simboliza a todos los números, y siendo los números en última instancia el negocio de la epidemiología, aunque ella no se reduzca a una numerología de la enfermedad (o aspire al menos a ser más que eso)". En todo caso, finaliza Dalmeida, el objeto de la epidemiología, si hubiese que definir uno, sería el riesgo, enlazando con la idea de que la medicina ha pasado de un enfoque puramente causalista (positivista, causal mecanicista, propio de las ciencias duras) a uno probabilista.

En el mismo orden de ideas Stuhlman, Royer y Veronelli definen al campo de la atención médica (uno de los elementos del *huracán* de Dalmeida) como uno propio de las ciencias sociales y sus áreas de aplicación y mencionan varios diseños de investigación realizados por el Centro Latinoamericano de Administración Médica que se tradujeron a la postre en diseños de investigación sobre diferentes aspectos de la atención médica. Vale decir, el binomio salud enfermedad es desde lo médico un objeto de estudio paradigmáticamente duro y duras son las disciplinas que se ocupan de él, en tanto el ámbito de la atención médica sería, para estos autores, propicio a la investigación cualitativa de las ciencias sociales. Discutiremos algunas otras ideas relacionadas a este tema en otra sección del libro sobre la conducción de un trabajo de ISSS. El planteo global epistemológico de Sthulman *et al.*, asimismo, es más complejo y profundo y más adelante volveremos a ocuparnos de él.

Específicamente la dimensión de la ISSS, problema que ocupó el pensamiento de economistas, médicos, metodólogos e intelectuales en general de diversas áreas, puede resumirse a nuestro juicio en una pregunta primaria y fundacional: ¿estamos recibiendo el mayor beneficio posible en función de lo que invertimos en salud? Este planteo se relaciona de alguna manera con las ideas de Donabedian, quien en su famoso modelo unificador resume todas estas variables en un esquema conceptual bastante conocido que le sirve además de marco para postular lo que para él es la quintaesencia de la calidad: obtener el mayor beneficio posible para el paciente con el mínimo de riesgos.

2.1 Variabilidad de la Práctica Profesional

La ISSS debe lidiar con el bien conocido, aunque no por eso menos desconcertante y espinoso problema de la variabilidad de la práctica médica o profesional en sentido amplio (VPP en adelante), que es uno de sus campos de acción preponderantes, y es entendida como la variación sistemática en las tasas estandarizadas de un procedimiento médico o quirúrgico, propiciando la aparición del gráfico término *escepticemia* (Meneu, Ortún,

Peiró, 2001) y que es en esencia el abandono absoluto y definitivo de la creencia de que los médicos aplican de manera uniforme un tratamiento inequívocamente adecuado –científico y apoyado en la evidencia– a cada problema de salud.

2.2 Relación entre variabilidad y calidad

Lejos de lo anterior, ante la multivocidad de las estrategias en uso y en ausencia de explicaciones plausibles por el lado del genio de la enfermedad, la constatación de tal variación plantea importantes dudas sobre la indicación fundada y apoyada en la evidencia de determinadas intervenciones y sobre todo de los resultados para los pacientes. Así, la ausencia, vaguedad, lasitud o variabilidad de estándares de comparación socava seriamente el basamento del control de la calidad, que por definición ha de apoyarse en esos estándares.

La utilización de procedimientos médicos puede variar entre países, entre regiones de un mismo país, entre hospitales, y entre médicos. Incluso un mismo médico, ante pacientes de características similares, puede tomar decisiones diferentes según su estado de ánimo, o según lo que le haya ocurrido a su último paciente.

Se supone que la variabilidad en la práctica médica depende de varios factores, principalmente:

- la incertidumbre inherente que subyace a cualquier toma de decisiones y especialmente en el ámbito de la medicina
- el número de médicos por habitante, con el que correlaciona casi linealmente
- lo activos que éstos sean en su práctica y en el uso de tecnología
- la incorporación de tecnología novedosa
- el nivel socioeconómico del paciente
- la forma de organización, específicamente económica, del sistema de provisión; es decir, es función de que la organización –o el paciente– pague y el médico cobre por prestación. Se ha demostrado que la utilización es variable para numerosos procedimientos, incluyendo no sólo cirugías sino también métodos diagnósticos y terapéuticos diversos (por ejemplo, endoscopias, artroscopias, TAC, RMN, ecografías, etc.), y según se ha constatado también prescripción de fármacos (URM - PROAPS REMEDIAR, 2006) lo que ha llevado a decir que las tasas de uso de servicios sólo serían válidas estrictamente hablando para la población sobre la que se construyeron, siendo arriesgadas o incluso imposibles las extrapolaciones.

Las variaciones que estamos mencionando no sólo tienen interés académico sino un impacto concreto en los costos y los resultados de la atención médica. Piénsese que, por ejemplo, la angioplastia coronaria tiene una tasa de utilización de 1 300 procedimientos por millón de habitantes en EEUU, 500 en Alemania, 450 en Canadá, 400 en Francia y 127 en España. En el Reino Unido, las tasas de angioplastias y también de cirugía coronaria son entre una cuarta y una séptima parte de las de los EEUU, a pesar de que en el Reino Unido la prevalencia de enfermedad coronaria y la mortalidad por cardiopatía isquémica son de hecho mayores que en EEUU. Esto, ¿quiere decir que hay muchos procedimientos en EEUU, o muy pocos en los demás países? ¿Hay pacientes que reciben el tratamiento por razones inapropiadas en EEUU o en otros países hay quienes deberían recibirlo y no lo hacen? O bien, ¿ambos fenómenos ocurren en todas partes? Más adelante volveremos sobre esto.

Además de las repercusiones en los costos (con el impacto consecuente en los sistemas de financiamiento) los procedimientos tienen complicaciones y morbimortalidad inherente que impactan en lo individual. Por ejemplo, según Vayda, 59% de los hombres pueden haber sido prostatectomizados antes de los 80 años en una región y solo 35% en otra. Si se considera una tasa de mortalidad por prostatectomía de 1,3%, esto significa 1 900 muertes para una zona de baja incidencia ó 6 800 para una de alta incidencia (Vayda, 1989).

2.2.1 Estudios sobre variabilidad de práctica profesional

El fenómeno de la VPP ha entrado en escena al ocurrir una concientización, podríamos decir masiva, de lo limitado de los recursos de la mayoría de los sistemas de salud, lo que ha tendido a desarrollar políticas de contención del gasto que pretenden disminuir la utilización de procedimientos; esto podría deteriorar paradójicamente la calidad asistencial y el acceso equitativo a los procedimientos médicos si no es aplicado con criterio (piénsese que en la actualidad muchas de estas cuestiones las manejan contadores a través de una planilla de cálculo) pues significa casi un *control presupuestario* de la atención.

Múltiples análisis han surgido como muestra de la preocupación sempiterna de la comunidad médica a este respecto. Los estudios contemporáneos, de los que existen cientos, han confirmado la ubicuidad, extensión e importancia del fenómeno de la VPP. Los trabajos contemporáneos sobre variación de la práctica médica aparecen entre los sesenta y los setenta, teniendo especial impacto el de Wennberg y Gittelsohn sobre variaciones en las tasas de intervenciones de adenoidectomía, prostatectomía, histerectomía, hernia inguinal y colecistectomía en EEUU, que sentaron las bases conceptuales para el análisis actual. En lo que atañe a la mayoría de las enfermedades de resolución quirúrgica, los diagnósticos y los casos en que están indicadas las cirugías parecen definidos con bastante exactitud, a través de guías de práctica y algoritmos. No obstante, las tasas de procedimientos quirúrgicos comunes varían ampliamente entre un país y entre diferentes países (Lewis, 1970). ¿Existen variaciones entre las tasas de operaciones en diferentes regiones? Si es así, ¿cuál es la magnitud de la diferencia y su causa? Lewis analizó tasas de colecistectomías, hemorroidectomías, safenectomías, herniorrafias y apendicectomías entre beneficiarios de la Kansas Blue Cross en diferentes regiones de EEUU y las variaciones fueron en todos los casos consistentes y significativas. Analizando las tasas quirúrgicas y su relación con diversas variables se observó que las mismas variaban en relación con la cantidad de cirujanos matriculados en la región, el número de camas quirúrgicas en los hospitales, los sistemas de atención, y en función de que el paciente pagara y el cirujano cobrara por la cirugía. En 1970 Bunker realizó un estudio sobre el número de cirujanos y la frecuencia de operaciones en EEUU, Inglaterra y Gales, observando que la proporción de cirujanos en EEUU se duplicaba al igual que la frecuencia de operaciones, pero sobre todo las tasas (recuérdese que entonces la mayoría de los médicos cobraba un *fee for service*). Los trabajos de Wennberg y Gittelsohn, ya mencionados, hallaron tasas de intervenciones en áreas hospitalarias vecinas que variaban hasta 6 veces para la adenoidectomía y 4 veces para la histerectomía y prostatectomía. Estos investigadores estimaron la probabilidad de haber sido intervenido en función de la edad y área de residencia, observando que en el área con mayor incidencia de intervenciones, la probabilidad de haber sido amigdalectomizado antes de los 25 años era del 64% frente a un 8% en la de menor incidencia y un 25% para el conjunto de las áreas. Para la probabilidad de haber sido histerectomizada antes de los 75 años estas proporciones variaban del 15% al 55%, con una media del 40%, y para la prostatectomía a los 85 años, las probabilidades oscilaban entre el 35 y el 60%, con un promedio del 50%.

El caso paradigmático de la amigdalectomía

Ha sido un mojón fundacional el trabajo de Allison Glover sobre amigdalectomías en los distritos escolares británicos, cronológicamente el primer llamado de atención sobre la amplia variación en las tasas poblacionales de las intervenciones (Glover, 1938), a tal punto que se acuñó el concepto *efecto Glover* para referirse a este fenómeno. Los hechos indicaban que existía en Inglaterra y Gales una tasa de tonsilectomía de entre 50 y 70%, una indicación 3 veces más frecuente en niños de clases acomodadas, una mayor incidencia en niños que en niñas, una edad de máxima incidencia entre los 5 y los 7 años y ausencia de correlación con los llamados factores impersonales como hacinamiento, pobreza, vivienda deficiente o clima. Los estudios de distribución geográfica (la georreferencia diríamos hoy) revelaron diferencias en las tasas (por 10 000 escolares) de entre 40 y 400, es decir, 10 veces. Ya que era difícilmente posible pensar en diferencias en la incidencia de patología amigdalina entre las zonas estudiadas la única explicación plausible era la variación en la opinión médica respecto de las indicaciones de la cirugía. Se sugiere que el éxito de la operación ha llevado a indicarla en muchos casos dudosos y a menudo se la practica sin causa adecuada o sin suficiente consideración de que el crecimiento sea pasajero o fisiológico. Como citaba el *Medical Research Council*, "...es difícil creer que dado el gran número de tonsilectomías practicadas, todas las personas a ser operadas pasen por un sistema de estricta selección y es imposible dejar de concluir que existe una tendencia a practicarla como un ritual profiláctico de rutina sin ninguna razón ni ningún resultado en particular..." Ya Bakwin decía que ninguna operación se practicaba con tanta frecuencia como la tonsilamigdalectomía (Bakwin, 1953) y había amplias y enigmáticas variaciones en su incidencia, siendo además una de las intervenciones quirúrgicas más antiguas conocidas ejecutadas por el hombre, existiendo referencias de que se practicaba en la India hace más de 3000 años. *Day,* en Australia, habla de tasas de 50% para alumnos de escuelas públicas y 70% en escuelas privadas, reflejando este hecho las diferencias en el estatus socioeconómico de los pacientes. La moda de la tonsilectomía está propagada en todo el mundo y pese a existir una docena de indicaciones para la cirugía, en la práctica los niños se someten a ella por una de tres razones: infecciones frecuentes, hipertrofia amigdalina o, muy especialmente, presión de los padres. A pesar de esto, según comentarios recientes del portavoz de la American Academy of Pediatrics, el número de amigdalectomías habría bajado en los Estados Unidos significativamente durante las últimas tres décadas, de más de un millón al año en los 70 hasta unas 250 000 al año en la actualidad, si bien esta cifra es discutible ya que otros mencionan unos 400 000 procedimientos anuales.

En 1969 Bolande aborda este tema desde la interesantísima óptica de la cirugía ritual (Bolande, 1969), estableciendo que un importante cuerpo de datos estadísticos hacía pensar que no existía evidencia concreta de los beneficios a largo plazo de la amigdalectomía y la tonsilectomía. En este sentido la presión parental es el mayor determinante de la decisión de realizar la operación, estando la validez científica de la cirugía abierta a serio cuestionamiento. Sorprendentemente, los niños circuncidados son 7 veces más proclives a ser adenoidectomizados que los no circuncidados. La adenoidectomía puede verse así como una castración simbólica suplementaria o segunda circuncisión. Más allá de estos ribetes cuasi psicoanalíticos, parece claro que la tonsilectomía y la adenoidectomía se realizan a menudo de un modo ritualístico por requerimiento o necesidad de los padres, más que por verdaderas razones médicas.

En nuestro medio, comentaremos someramente los resultados de un trabajo que reprodujo el de Glover (Lemus JD, Lucioni MC, Aragües y Oroz V, 2004), ya que nos pareció apropiado y a la vez interesante abordar el fenómeno de VPM para determinar, en primer lugar, si esta situación de variación sigue dándose ante una cirugía que es aún hoy una de las realizadas con mayor frecuencia y de ser así, tratar de analizar los factores concurrentes y proponer y propiciar medidas correctivas que den cuenta del adecuado cuidado de los pacientes, incluida su seguridad, hoy por hoy un objetivo aceptado del control de calidad. Tomamos esta intervención como una suerte de trazador epidemiológico, podríamos decir, por un número de razones, con la convicción de que cualquier hallazgo significativo seguramente se repetiría en muchas otras cirugías y procedimientos (por no decir en todos); nuestra elección también propendió a una suerte de merecido reconocimiento a este autor preclaro que, con rigor metodológico, una mentalidad finamente epidemiológica e inquisitiva y la aplicación acertada de la llamada *curiosidad organizada* prefiguró un problema que 70 años después se manifiesta en toda su magnitud. Encaramos un estudio analítico retrospectivo sobre tasas de uso de amigdalectomías realizadas en un quinquenio, en tres regiones geográficas precisamente delimitadas, entre usuarios de una cobertura de salud de buen nivel socioeconómicocultural con sede en la CABA, que cuenta con 57 000 beneficiarios que se discriminaron por sexo, grupo etareo y hábitat de residencia en franjas de a 10 años. Se consideraron en total unos 417 procedimientos, 82 en 2000, 83 en 2001, 72 en 2002, 99 en 2003 y 81 en 2004. Las intervenciones quirúrgicas bajo análisis fueron notoriamente más frecuentes en la CABA que en otras regiones a lo largo del quinquenio ($p < 0.01$) concentrándose casi absolutamente en el grupo de entre 2 y 10 años. Las tasas varían ampliamente entre un máximo de 44,6 / 1 000 para la CABA y un 6,2 / 1 000 para el interior de la provincia de Buenos Aires en un período determinado (una variación de 7 veces ► $p < 0.001$ (¡¡¡casi el rango del estudio original de Glover!!!). En general, esta distribución y gradiente prestacional y quirúrgico (y de riesgo absoluto) se mantiene consistentemente a lo largo del quinquenio. En efecto, la tasa promedio de la CABA para todas las franjas etareas se mantuvo entre 6,24 / 1 000 para 2000 y 6,68 para 2004, experimentando solo un pico de casi 8 / 1 000 en 2003 (7,94). Las de GBA por su parte entre 1,36 y 1,30, con un pico en 2003 de 1,65, y, finalmente, las del interior entre 1,42 y 1,57 con un pico asimismo en 2003 de 1,77. En definitiva, en nuestro análisis quedó evidenciado que, en la práctica, el efecto Glover sigue produciéndose con plenitud hallando una diferencia de tasas entre regiones geográficas que demuestra un claro gradiente de utilización positivo hacia la CABA y unas tasas para cada región que se han mantenido llamativamente constantes en el quinquenio, suponiéndose que alcanzaron una suerte de estado *homeostático* que no se revertirá o alterará en forma significativa de manera espontánea si no median acciones planificadas.

2.2.2 Soluciones al problema de la VPP

El problema de la VPP amerita soluciones provenientes de diferentes áreas de práctica o ámbitos de conocimiento. Las planteadas desde el costado administrativo o incluso económico son parciales y pueden incluso ser riesgosas, como comentamos, ya que podrán limitar la cantidad de servicios prestados, pero no necesariamente reducir al mismo tiempo el uso inapropiado o mejorar la calidad (incluso cabe que se redujeran paradójicamente primero los de alta calidad). De forma intuitiva, quizá pudiera pensarse que es más probable encontrar sobreutilización en países que practican gran número de procedimientos, e infrautilización en el caso inverso, pero los hechos muestran que no necesariamente es así. En el Reino Unido, por caso, donde se realiza un número mucho menor de procedimientos de revascularización por millón que en EEUU, 21% de las coronariografías habían sido prescritas de modo inapropiado y el 30% tenían indicación dudosa (¡sumando un asombroso 51% del total!); asimismo, el 16% de las cirugías cardiovasculares se estimó inapropiado y el 26% dudoso (un 42% del total). Por otra parte, en los EEUU, país que ocupa el primer lugar en volumen de procedimientos de revascularización, también existe infrautilización, ya que según un estudio el 25% de los pacientes que reunían criterios de revascularización según la hemodinamia, no lo habían recibido (los pacientes de menos recursos probablemente). Vale decir que el volumen de servicios y lo apropiado o no de la utilización discurren por vías separadas y ameritan análisis separados.

Entre nosotros, PROAPS REMEDIAR ha publicado el análisis de prescripciones de un cuatrimestre en el primer nivel de atención en un número de patologías trazadoras –ampliamente prevalentes–, como DBT, HTA, anemia ferropénica, epilepsia, bronquiolitis, etc.

¿La conclusión?: que existe una amplia variabilidad de práctica –a la hora de prescribir– entre médicos del primer nivel en diferentes zonas del país; por ejemplo, una bronquiolitis es tratada de diversa manera en las provincias del Norte que en la Ciudad de Buenos Aires, lo mismo que la HTA (con menores variaciones) y en conjunto no siempre de acuerdo a normativas de entidades reconocidas (Uso Racional de Medicamentos, PROAPS REMEDIAR 2006– véanse sobre esto boletines del REMEDIAR, con detallada información sobre el tema).

La observación de variaciones en los servicios de atención de la salud plantea preguntas

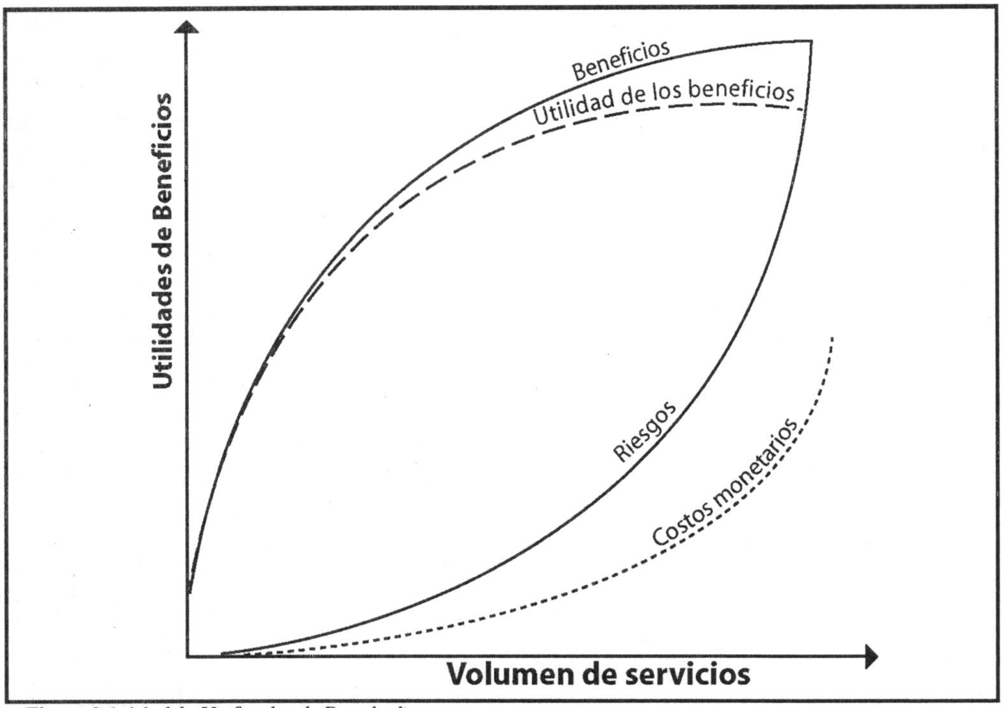

■ *Figura 2.1: Modelo Unificador de Donabedian*

interesantísimas y fundamentales sobre la calidad de la atención, tomada ésta en sentido lato tal que incluya aspectos de accesibilidad, adecuación, y equidad, por ejemplo: ¿es diferente la accesibilidad de una persona a un procedimiento diagnóstico o un tratamiento necesario según el lugar donde viva?, ¿es diferente su demanda, sea ésta espontánea o, más importante aún, inducida? ¿Es diferente según cómo esté organizado el servicio de provisión de servicios médicos en ese lugar? ¿Según cómo y cuánto cobren los médicos en la zona en cuestión? La probabilidad de un individuo de sufrir un procedimiento innecesario o falto de calidad (en el sentido donabediano de riesgos que exceden beneficios) y tener un resultado adverso debido al mismo, ¿es diferente según el área geográfica? ¿Cuál es el costo social de oportunidad de uso de recursos utilizados de forma innecesaria? Estas cuestiones ponen en liza profundas implicancias que la VPP tiene en política sanitaria y práctica clínica, calidad y costos de la atención, equidad y ética médica.

Está claro, sin duda, que los administradores se interesan en su estudio, en la suposición de que constituye una oportunidad de reducir el gasto sanitario. Sin embargo, es importante notar que, al menos en parte, la VPP puede no ser tanto un problema en sí mismo, sino que pudiera reflejar en realidad otros problemas *inadvertidos o invisibles* (incertidumbre, ignorancia, problemas organizativos, gastos innecesarios o infrautilización, manejo fraudulento o espurio de parte de los médicos), cuyo abordaje debería ser distinto en esencia tanto estratégica como operativamente, y cuya solución lograría en efecto mejorar la calidad de la atención, si bien no necesariamente una disminución de los gastos en todos los casos (en este contexto recordemos que la mejora en la calidad no tiene como objetivo primario reducir costos, aunque la reducción surja como consecuencia de los análisis efectuados y las acciones implementadas); en otras palabras, se estaría confundiendo el síntoma con la enfermedad.

Es importante comprender que en algún caso la VPP también podría, al menos en parte, ser un reflejo de algún fenómeno no abordable, de orden médico, social o de otro tipo, aún de factores desconocidos totalmente o no completamente comprendidos (distinta morbilidad o distintas preferencias de la población, diferente aceptabilidad o deseabilidad sutil y subliminal, que no es visible), situaciones en las que no tiene sentido tratar de intervenir o incluso se desconoce absolutamente cómo.

Para algunos autores un tanto nihilistas, podríamos decir, la inexistencia de una modalidad férrea y unívoca de medir calidad hace imposible establecer lo que significan las tasas especialmente bajas y altas de utilización de un procedimiento, en términos justamente de calidad de cuidados. Además, en ciertos casos no es totalmente clara la correlación entre variabilidad y uso inapropiado. En esta situación, parece evidente la necesidad de conocer, en cada caso concreto, cuáles son las causas de la variabilidad y, fundamentalmente, si éstas corresponden a problemas abordables desde la política, la práctica médica o la investigación.

En definitiva, el control de la VPP, ¿puede reducir los costos de la atención médica? Algunos estudios empíricos parecen apoyar esta postura e incluso algunos autores han llegado a tratar de cuantificarla. Por ejemplo, Fisher calculó que si todas las áreas de Oregón tuvieran las tasas de utilización de servicios de Salem, su capital, podrían liberarse suficientes recursos para pagar los gastos de todo el programa Medicaid del citado Estado.

De acuerdo a lo antedicho, deberían encontrarse mecanismos que estimulasen la utilización apropiada de procedimientos y que disminuyesen la utilización inapropiada, de tal manera de aumentar la calidad asistencial, la eficiencia en la utilización de los recursos, y la equidad en el acceso a las prestaciones sanitarias.

¿Puede hacerse esto en la práctica? y ¿cómo?, serían las preguntas clave. Diremos que si un procedimiento tiene claro consenso sobre sus indicaciones, sustentadas quizá por ensayos clínicos, la variabilidad en su uso sólo se explicaría por diferencias en la demanda (aceptación y preferencias de los pacientes, acceso a las bocas de expendio) o por ignorancia o incluso acción espuria de los profesionales sanitarios, bien no utilizando un procedimiento de efectividad comprobada o usando uno no probadamente benéfico sólo por beneficios crematísticos. Si las diferencias se debieran a distinto genio de presentación de la enfermedad (raro en verdad), no podrían disminuirse las variaciones. Si no es ésta la causa, las estrategias de intervención deberían focalizarse en: 1) hacer llegar la información a los médicos por medio de guías clínicas, protocolos, formación continuada etc.; recuérdese en este contexto que la literatura especializada y la experiencia acuerdan que el cambio es la etapa más espinosa y en muchos casos la que tiene menos probabilidades de llevarse a cabo. Existe nutrida bibliografía demostrativa del hecho de que la gente y las organizaciones manifiestan una notoria resistencia a los procesos de cambio. La resistencia al cambio no siempre ni necesariamente se manifiesta de manera clásica o estandarizada. Puede ser abierta, implícita, inmediata o diferida. La más perjudicial es la resistencia implícita o diferida. La resistencia implícita es sutil y difícil de tratar: se manifiesta por actitudes equívocas, inocentes pero plenas de sentido como pérdida de lealtad o motivación, incremento de errores, boicots a jefes y encargados (el famoso juego de la rebelión de Mintzberg), aumento en el ausentismo, etc.; 2) devolución de la información de los propios resultados (*feed-back*). Tan importante como lograr el cambio, y quizá como parte de este proceso figuran diversas estrategias para devolver a los médicos los resultados de las auditorías. El *feed-back* de los resultados suele ser el punto de comienzo y es altamente efectivo ya que permite a los participantes identificar deficiencias y enfocar o enfrentar los pasos requeridos para cambiar, pero aun así el *feed-back* por sí solo no suele ser suficiente (Grimshaw *et al.*, 1995). Recordemos en este contexto que Myers y Slee, precursores de la auditoría médica, advertían sobre las suspicacias que ésta despertaba entre los médicos, que la veían como una actividad con amenaza de inspección y de crítica. El trabajo de auditoría debería ser impersonal (se analiza el quehacer médico y no al médico); el análisis de los errores tiene por objeto impedir su repetición y no la creación de martirologios o la caza de brujas sobre bases científicas. Otras estrategias para implementar el cambio son:

►Educación / entrenamiento: seminarios dentro del grupo, visitas o clases o exposiciones de participantes externos (especialistas, consultores) ►Recordatorios: posters en las salas de reuniones, entrada estructurada de datos en los registros computarizados, ► Políticas / guías, implementación de nuevas políticas o guías dentro del grupo, ►Cambios del equipo: creación de grupos multidisciplinarios para desarrollar determinados aspectos del cuidado (por ejemplo, grupo de diabetes, de obstetricia, etc.) ►Control de la utilización a través de la revisión por pares (*peer review*) y técnicas de revisión de la utilización e instrumentos de medición del uso adecuado, con comunicación a los médicos involucrados de, por ejemplo, sus tasas operatorias en relación con sus colegas; muchas veces este procedimiento es suficiente para corregir alguna tasa desviada, y ►Desarrollo de mecanismos de incentivación que contribuyan a estimular el uso apropiado (por ejemplo, mayores honorarios para la realización de un parto normal que una cesárea).

Método de uso apropiado

Si se está ante una VPP por causa de incertidumbre (la que jamás se podrá eliminar totalmente), la estrategia debería enfocarse a: *1)* investigación que llene el vacío de conocimiento, a veces, simplemente, enseñanza del proceso adecuado de lectura e interpretación de un ECR, tarea nada fácil según ha demostrado Sackett entre otros (véase por ejemplo *Epidemiología Clínica* para consultar excelentes cuestiones dialécticas sobre la dificultad inaparente para evaluar o extrapolar de modo adecuado los resultados de los verdaderos *experimentos*); *2)* aumentar la participación de los pacientes en las decisiones clínicas, bien como: A. Elecciones de los pacientes basadas en la evidencia *(evidence-based patient choice)*, cuyo objetivo es ofrecer a los pacientes información veraz y comprensible para coparticipar en la toma de decisiones. B. Toma de decisiones compartida *(shared decision making)*, que busca la cooperación de médicos y pacientes para conseguir una toma de decisiones conjunta y C. Desarrollo y difusión de consensos basados en la opinión de expertos sobre la mejor práctica en estos casos.

Un método desarrollado para abordar este último objetivo es el llamado *método de uso apropiado* desarrollado por la Corporación RAND*, que está basado en la evidencia científica y en el juicio colectivo de un panel de expertos. Ha demostrado en varios países que ciertos procedimientos se usan en proporciones significativas por razones inapropiadas o dudosas. Sus pasos sucintos son:

► Elaboración de la lista de indicaciones: Se elabora una lista comprensiva de indicaciones para el procedimiento en cuestión, que permite distinguir entre los pacientes que son candidatos al procedimiento. La lista debe ser específica y excluyente (un paciente no puede ser clasificado en más de una categoría).

► Calificación de las indicaciones: realizada por un panel de expertos en dos vueltas de puntuaciones (una técnica símil Delphi). A cada panelista se le pide que valore en qué grado es apropiado realizar el procedimiento para cada indicación en una escala de 1 a 9, donde 1 es extremadamente inapropiado y 9 extremadamente apropiado.

► Elaboración de estándares definitivos: Con las puntuaciones de la segunda vuelta se realiza un análisis similar al de la primera.

En función del nivel de acuerdo, se establece el estatus del uso, es decir, si es apropiado, inapropiado, o dudoso realizar el procedimiento. Este análisis se realizó, por ejemplo, de manera concreta para evaluar la revascularización coronaria, analizándose las indicaciones, mostrando los resultados que el 57% de éstas eran apropiadas, el 17% inapropiadas, y el 25% dudosas.

* Research and Developement

2.3 Esquema general de la ISSS

En la siguiente figura se ve un diagrama esquemático de la ISSS, presentándose también una definición (recuérdese que somos nominalistas en el fondo, aunque reconocemos que el debate por las definiciones suele ser a veces bastante pedante y destruye más que captura el interés de los oyentes o estudiantes o simplemente interesados) de la OMS que sienta la importancia de la ISSS, a la que define como la investigación y evaluación sistemática de aspectos específicos relacionados con el desarrollo y funcionamiento (estructura, proceso y resultado, al decir de Sonis, que retoma conceptualmente a Donabedian) de los servicios de salud y su relación con los factores que afectan a la salud… en definitiva, dirán algunos detractores, una declaración lo suficientemente amplia como para poder incluir casi cualquier cosa en su ámbito. En el mismo orden Sanázaro y Flook señalan que la ISSS se dirige necesariamente hacia la comprensión de factores y procesos que subyacen a los servicios de salud, pecando de la misma amplitud que la definición anterior. Ambas definiciones, no obstante, comparten la visión de una unidad teórico práctica y sólo difieren en aspectos estratégico operativos.

En este contexto recordaremos además que dentro de las llamadas *Funciones Esenciales de la Salud Pública (FESP)*, la décima y hasta cierto punto la undécima hacen referencia explícita o implícita a las actividades de investigación:

FUNCION 10. Investigación de nuevas tecnologías y soluciones innovadoras en salud pública: incluye la permanente innovación que va desde los esfuerzos de investigación aplicada para impulsar cambios en las prácticas de salud pública hasta los esfuerzos de

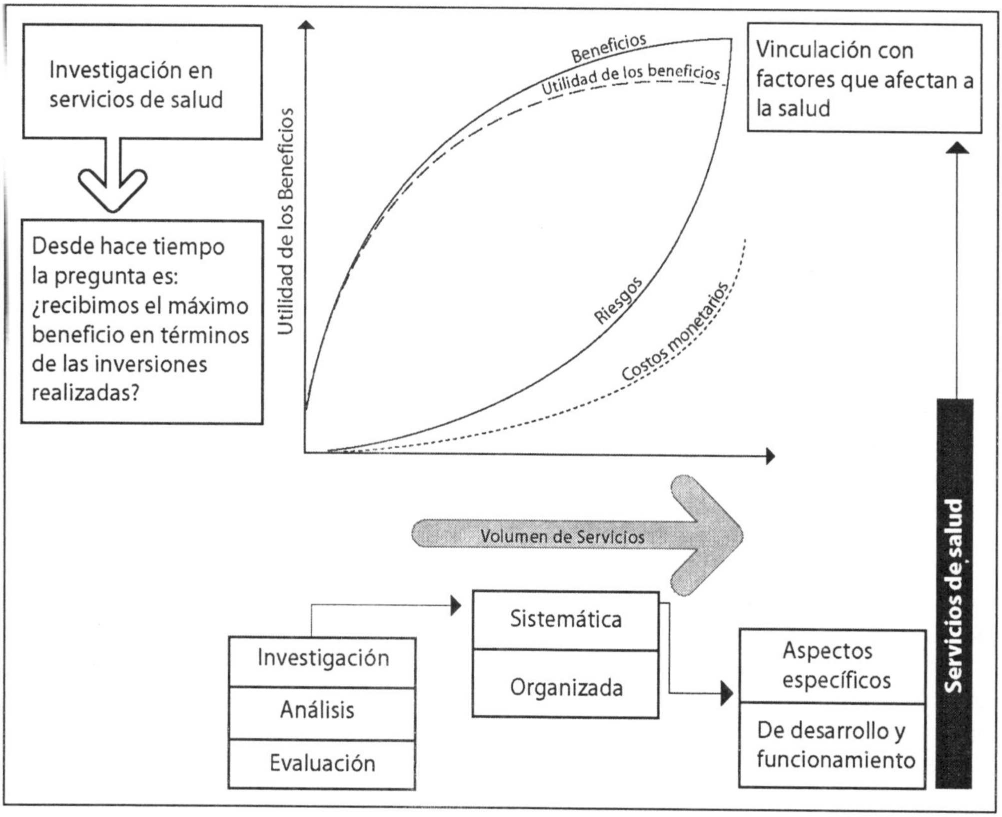

■ ***Figura 2.2:*** *Sumario esquemático de la Investigación en Sistemas y Servicios de Salud*

investigación científica formal. Son indicadores: el desarrollo de una agenda de investigación en salud pública, el desarrollo de la capacidad interna de investigación, y el apoyo para la innovación e investigación en los niveles subnacionales de Salud Pública.

FUNCION 11. Gestión en Salud Pública: incluye el proceso de construcción, implementación y evaluación de iniciativas organizadas diseñadas para enfrentar problemas de salud comunitarios. Son indicadores: la capacidad y los recursos necesarios para recolectar, analizar y evaluar información de diversas fuentes, con el fin de alcanzar el mejoramiento continuo de la calidad de los servicios de salud pública en todos los niveles, la toma de decisiones basada en evidencia, la gestión de recursos que incluyan elementos financieros, técnicos y humanos que pueden ser asignados eficientemente a medida que cambian las necesidades y prioridades, y la gestión de la cooperación internacional en salud pública, así como el liderazgo y comunicación y la asistencia técnica a niveles subnacionales.

2.3.1 Características propias de la ISSS

En cualquier caso, las siguientes características parecen propias de la ISSS (Almeida, 2001):

• Estar vinculada a la acción concreta, con una finalidad transformadora, de cambio, ya sea al nivel de innovación científica o al nivel instrumental.

• Incluir en la investigación la visión y experiencias de aquellos directamente envueltos en la problemática objeto de la investigación y, consecuentemente, con la implementación de sus resultados, y no sólo la percepción distanciada del llamado investigador académico, aludiendo a la dicotomía entre ciencia básica y ciencia aplicada.

• Tener la perspectiva de contribuir a la formación profesional, con la preocupación sobre la construcción específica de la llamada capacidad de investigación (*capacity building*), estrechando las distancias entre el conocimiento científico puro y el aplicado u operacional, o además entre investigadores clásicos y trabajadores de servicios de salud.

Los dos primeros puntos al menos se conectan con la investigación científica cualitativa según se describe en otras partes de esta obra; además, cada una de esas dimensiones por un lado suscita un amplio debate y, al mismo tiempo, algunas cuestiones las interconectan, como atravesándolas axialmente. La primera de ellas es la ausencia de consenso o acuerdo sobre cómo esas dimensiones configuran un campo específico de investigación, o sea, en última instancia, sobre la naturaleza y el papel de ese campo. La segunda es la constatación del relativo fracaso de la ISSS en el alcance de sus objetivos pragmáticos como apoyo específico a la implementación de políticas o a la mejora del rendimiento de los sistemas y servicios de salud. Y la tercera, es la incertidumbre sobre qué tipo de inversión fundamental debe ser efectivizada para el desarrollo del campo de manera más productiva.

La constitución del campo denominado investigación en sistemas y servicios de salud tiene un desarrollo histórico que gana mayor visibilidad durante las tres últimas décadas, más precisamente, partiendo de finales de la década de los 60 es de interés la identificación entre la ISSS y la llamada investigación operacional u operativa que, por definición, emula la sempiterna dicotomía entre ciencia pura y aplicada, como ya comentamos, afirmando que la primera se preocupa esencialmente de la comprensión de fenómenos fundamentales, en tanto la segunda se ocupa de la utilización práctica de este conocimiento (*know why* vs. *know how*).

En este punto retomaremos a Sthulman, que en un artículo medular sobre el tema sale a la liza cuestionando la posibilidad o haciendo hincapié en la imposibilidad o al menos dificultad para investigar en ciencias sociales o en sus áreas de aplicación, como por ejemplo, cita, la atención médica, con arreglo al orden impuesto por las ciencias contemporáneas; esto es un modelo que supone que hay un mundo y una realidad material externa a la realidad del individuo y cuyas características son independientes de cualquier ser humano individual y de hecho de la humanidad en su totalidad, que estas características están codificadas en leyes inmanentes, y que los seres humanos pueden obtener conocimiento confiable, aunque imperfecto y tentativo, de estas leyes desbastando a los procedimientos objetivos de las restricciones epistemológicas prescritas por el (así llamado) método científico.

En definitiva, que el mundo puede entenderse como un conjunto de objetos recortables en el sentido de aislables de la realidad circundante inmediata, aislables de las otras cosas, de la *masa informe de los fenómenos* o de los *sistemas complejos inimaginables*. Aún así conviene tener en mente que cualquier porción de realidad, por pequeña que sea, siempre contiene detalles que exceden nuestra capacidad de percepción (hablando de capacidad física de percepción, como ondas electromagnéticas, ultrasonido, rayos ultravioleta, etc.) y al mismo tiempo, contiene tal infinitud de detalles que es imposible captarlos todos al mismo tiempo (en este caso excede nuestra capacidad cognoscitiva); así, lo que en verdad percibimos no es más que una o unas pocas facetas del objeto, que han llamado nuestra atención, como si con una pequeña linterna iluminármos una zona del objeto, dejando el resto a la sombra (Guibourg, 2004). Tal la idea de un modelo, que explica por qué varía de persona a persona a la vez que lleva implícita la noción de imposibilidad de trazar un modelo absoluto, es decir, que contenga todas las características del objeto real, un mapa absoluto, podríamos decir, que considerase cada accidente de un camino, pero que a la vez variase necesariamente segundo a segundo. Agregaríamos que, como bien dice Dalmeida filho, este positivismo se basa en una serie de presupuestos, el primero, el materialismo, que presupone que existe un mundo material, finito, ponderable, al que se agrega la expectativa de que existe una especie de orden universal que da soporte a tal materialidad y que puede ser accedido y entendido a través de la aplicación de principios lógicos –esto es el racionalismo–; ahora bien, este orden supuesto no es inmutable meramente jerárquico sino una especie de regencia de determinaciones productora de los fenómenos (esto es el determinismo).

2.3.2 La lógica inherente al experimento

Volviendo a Stuhlman, se presupone de entrada y entre líneas que la medicina es una ciencia paradigmáticamente natural y dura, pero ***la atención médica*** con todos sus componentes es un ***campo de aplicación*** de una ciencia social blanda. En el sentido propuesto, prosigue este autor, se presupone que no puede hacerse ciencia no experimental y que justamente en áreas como las de la atención médica, el experimento es imposible. Así, una primera pregunta elemental es si es efectivamente el experimento el único modo de verificación científica posible y, de ser así, si se puede o no experimentar en ciencias sociales y particularmente en atención médica en tanto subsistema social a juicio de este autor.

Las objeciones habituales, mezcla de argumentación científica y prejuicio, apuntan a que no puede hacerse ciencia no experimental y a que, en áreas como Atención Médica, el experimento es imposible. La respuesta habitual de quienes operan en este campo parece haber oscilado entre el sometimiento a esta especie de *condena* o el rechazo de la necesidad de una ciencia experimental, buscando privilegiar en cambio, sea una ciencia *comprensiva*, sea una ciencia dialéctica. En definitiva, responder a esta pregunta implicaría responder al menos:

- Si el experimento es el único método de verificación científica posible.
- Si, de ser así, se puede o no experimentar en Ciencias Sociales y especialmente en Atención Médica, en tanto es un subsistema social, y sobre todo si lo fundamental del experimento no debería ser la ***lógica subyacente*** al mismo, y no el laboratorio, el microscopio, las probetas; y, finalmente,
- Si dicha lógica es o no reproducible con datos obtenidos fuera del laboratorio.

La posibilidad de aplicación de la experimentación en este campo de interés ha planteado tres tipos de problemas respecto justamente a tal posibilidad de experimentar:

1) la libertad del hombre y el problema ético de experimentar con seres humanos,

2) las características de irrepetibilidad de los hechos sociales,

3) la dificultad para cumplir con la condición de igualación de los grupos experimentales y de control, salvo en la variable experimental, cuando se opera fuera del laboratorio.

Se habla habitualmente de la dificultad que tienen las ciencias sociales para realizar experimentos controlados, dificultad que va desde algunos supuestos sobre la libertad del hombre (y por lo tanto su indeterminación) hasta la obvia imposibilidad de manipular, por parte del científico, los fenómenos sociales. Se señala que aunque el científico social tuviera el poder de manipular sociedades enteras, además de no ser ético, su poder influiría necesariamente en el experimento. Con idéntico problema se encuentra el investigador en Atención Médica que, por ejemplo, confía en una terapéutica y por tanto no puede, éticamente, dejar de administrarla a un conjunto de la población para disponer de un grupo de control.

Sobre si sólo se puede establecer conocimiento empírico seguro y leyes generales mediante el experimento controlado, la astronomía es un ejemplo excelente y tradicional de que lo que en verdad importa *es reproducir la lógica del experimento*. Bunge comenta las circunstancias del descubrimiento del planeta Neptuno, que copiamos y que ilustra a la perfección lo que estamos comentando:

Adams y Le Verrier descubrieron el planeta Neptuno procediendo de una manera que es típica de la ciencia moderna. Sin embargo, no ejecutaron un solo experimento; ni siquiera partieron de "hechos sólidos". En efecto, el problema que se plantearon fue el de explicar ciertas irregularidades halladas en el movimiento de los planetas exteriores (a la Tierra); pero esas irregularidades no eran fenómenos observables: consistían en discrepancias entre las órbitas observadas y las calculadas. El hecho que debía explicar no era un conjunto de datos de los sentidos, sino un conflicto entre datos empíricos y consecuencias deducidas de los principios de la mecánica celeste. La hipótesis que propusieron para explicar la discrepancia fue que un planeta transuraniano inobservado perturbaba el movimiento de los planetas exteriores entonces conocidos.

También podrían haber imaginado que la ley de Newton de la gravitación falla a grandes distancias, pero esto era apenas concebible en una época en que la Weltanschauung prevaleciente entre los científicos incluía una fe dogmática en la física newtoniana. De esta hipótesis, unida a los principios aceptados de la mecánica celeste y ciertas suposiciones específicas (referentes, entre otras, al plano de la órbita), Adams y Le Verrier dedujeron consecuencias observables con la sola ayuda de la lógica y la matemática: predijeron el lugar en que se encontraba el "nuevo" planeta en tal y cual noche. La observación del cielo y el descubrimiento no fueron sino el último eslabón de un largo proceso por el cual se probaron conjuntamente varias hipótesis. (Bunge, Mario, *La Ciencia: su método y su filosofía*)

En los documentos de la 43ra. Asamblea Mundial de la Salud (1990), la ISSS se define como "un proceso de obtención sistemática de conocimientos y tecnologías que pueden ser utilizadas para la mejora de la salud de individuos y de grupos. Proporciona la información básica sobre el estado de salud y enfermedad de la población; procura desarrollar instrumentos para la prevención, cura y alivio de los efectos de las enfermedades; y se empeña en planificar mejores enfoques para los servicios de salud individuales y comunitarios". (WHO. Forthythird World Assembly, *Report of Technical Discussions, Document A 43/Technical Discussions*, Ginebra, 1990).

Esta amplia definición –típica de OMS– engloba un enorme espectro de actividades de investigación, de distintas áreas disciplinarias, proveyendo algunas de ellas bases científicas sólidas para la estructuración del nuevo campo, tales como la epidemiología, la investigación clínica y las ciencias sociales, aportando, no obstante, sus específicos puntos de vista y utilizando sus propios instrumentos metodológicos (Davies, 1991, 1992).

Desde la adopción por la OMS de la estrategia de Salud para Todos en el 2000 (SPT 2000), en 1975, y la declaración de la Conferencia de Alma Ata, en 1978, con la formulación del enfoque de Atención Primaria de Salud para alcanzar ese objetivo, la Investigación en Sistemas de Salud comenzó a recibir una mayor atención, en la perspectiva de realizar las metas propuestas para el nuevo milenio, basada principalmente en la idea de investigación orientada para la acción [investigación-acción] (Davies, 1991; Hassouna, 1992; Patmanathan & Nuyens, 1992; Carvalheiro, 1994). Tal perspectiva, coordinada por la OMS y difundida por la OPS y el IDRC del Canadá, parece ser la preponderante desde entonces.

Aun así, y a pesar de la rápida expansión del campo en las últimas décadas, no existe consenso sobre una definición de ISSS, ni sobre los límites de su campo. Algunos cuestionan su validez, toda vez que consideran que la investigación científica se caracteriza por la formulación de hipótesis para ser comprobadas, lo que excluiría a la ISSS, que supuestamente no se estructuraría según ese modelo. Nosotros tenemos una visión propia que resume las anteriores y pensamos que la investigación operativa puede mantener estatus científico duro aun cuando no presente hipótesis a testear.

Otros pecan de un extremo eclecticismo, considerando dentro de la ISSS desde el relevamiento de datos sobre salud y servicios de salud a la producción o adaptación de cualquier conocimiento que pueda contribuir a la mejora de la situación de salud de una comunidad (rango amplísimo de actividades como se aprecia), pasando por la auditoría médica (que desde esta óptica, de modo muy interesante, pasaría a formar parte del campo de la ISSS) y los relevamientos epidemiológicos rutinarios de los servicios de salud, análisis simplificados sobre problemáticas cotidianas de los servicios, etc. (desde la *nimiedad* de por qué se forman colas frente a los consultorios o cómo mejorar el rendimiento de los quirófanos, por ejemplo), o sea, un amplio espectro comprehensivo.

2.4 Conjunto de actividades y campo de la ISSS

Con la participación de la OMS/OPS, IDRC, Fundación Rockefeller, entre otras, además de varias instituciones nacionales y de distintos países, fue formulada también una definición operacional de ISSS, que rescata Almeida:

... estudio sistemático de los medios por los cuales el conocimiento médico básico y otros conocimientos relevantes se aplican a la salud de los individuos y de la comunidad, bajo un conjunto determinado de condiciones existentes (Carvalheiro, 1994:71). Aunque un poco más precisa, esta definición *continúa siendo amplia y poco esclarecedora* sobre los límites del campo.

También fueron listadas clásicamente *nueve categorías de estudio* que integrarían el campo de la ISSS:

- relaciones de los servicios con el entorno social;
- determinación de las necesidades y demandas de salud de la población;
- producción y distribución de recursos;
- estructura organizativa y componentes del sistema de salud;
- estudio de la utilización de servicios de salud;
- administración de los servicios de salud;
- análisis económico; evaluación de programas; y
- participación de la comunidad en su relación con los servicios de salud.

La noción de *campo científico*, formulada por Bourdieu (1975, 1994), implica la articulación de un conjunto de prácticas estructuradas de producción, difusión y utilización de conocimientos, y también fue utilizada para el encuadre de la ISSS como un nuevo campo. Al mismo tiempo, Bordieu menciona las luchas de poder dentro de los campos, lo que lleva a desechar la idea de una ciencia bucólica y desinteresada, solo preocupada por sus objetos de estudio; en esta cuestión enlaza con el interesantísimo punto de la *construcción de conocimiento* tocado por Knorr Cetina sobre su trabajo en laboratorios *duros* viniendo ella del campo de las ciencias blandas (véase en otra parte de esta obra). El mismo campo es objeto de los intereses de otros campos e internamente permite desarrollar estrategias que, por un lado, alejen al pensamiento herético y a los individuos que no son del agrado de las jerarquías mayores, los que acumulan el capital científico (el conocimiento). Justamente parte de la estrategia de poder dentro del campo es crear esta fantasía de ciencia desinteresada (recuérdese lo que se dice del demonio, que su mayor éxito es hacer creer que no existe). Así, la legitimación de la práctica científica estaría dada por una suerte de consenso entre quienes no entienden mucho del tema y, en el plano científico, por la adopción de una ideología que distribuye lugares en la pirámide que compone el campo. Los premios y castigos de la autoridad que dice qué es ciencia y qué no lo es, la exigencia del dominio de una jerga o un argot y la asistencia sumisa a instancias propuestas por quienes poseen el capital intelectual clarifican el trillado concepto de paradigma. Por lo tanto, el científico inserto o inmerso en un paradigma no decide, o a lo sumo decide poco, qué investigará, qué material utilizará o en qué revista aparecerá su trabajo.

Frenk, Ordóñez, Paganini & Starfield (1992) afirman que la ISSS se constituye, de hecho, como un campo y no como una actividad o una especialidad basada en disciplinas. Este nuevo campo sería todavía amorfo... sus límites son vagos y hasta es deseable que permanezcan así, toda vez que la fragmentación disciplinaria aumentaría su fragilidad y que se hace necesaria la construcción de una síntesis propia.

Patmanathan y Nuyens optan por una definición de ISSS amplia y, en consecuencia, también imprecisa: Investigación en sistemas de salud, dicen, es el método científico para la adquisición de informaciones que pueden ser usadas para el proceso decisorio racional en el gerenciamiento en salud. Concierne a las poblaciones, estructuras organizacionales e interacción entre ellas. Proporciona información para identificar las necesidades en salud en contextos específicos, para establecer prioridades... para la asignación de recursos... (nótese la semejanza con el proceso de planificación-programación) Investigación en sistemas de salud coloca a la salud y la enfermedad en un contexto más amplio que toma en consideración los factores políticos, económicos y sociales. También proporciona información para posibilitar la aplicación más efectiva de la tecnología disponible, para evaluar políticas y programas y sugerir prioridades para nuevos direccionamientos en investigación (Patmanathan & Nuyens, 1992:68).

Se introduce en esta definición la idea de ISSS como *investigación que produce informaciones orientadas al cambio.* Se argumenta que el problema sería resuelto con el direccionamiento de la ISSS hacia metas específicas y, siendo así, la cuestión central estaría en la formulación de la pregunta de investigación, que debería estar orientada para la acción. Algunos llaman a este tipo de estudio de "investigación orientada a la acción" *[investigación-acción]* (Davies, A. 1992).

La cuestión que emerge de tal argumentación no es nueva y se refiere menos a la especificidad del campo de la ISSS y más a la habilidad del investigador para desagregar un problema complejo, como los que enfrentan los sistemas de salud, en cuestiones definidas, pasibles de ser investigadas y solucionadas. Además, como bien recuerda Davies éste es el arte de la investigación:

...investigación es el arte de lo solucionable escribió el Premio Nobel Sir Peter Medawar, y el Éxito del investigador(a) depende de su habilidad para definir el problema a ser estudiado como una cuestión distinta [nueva] capaz de comprensión y solución (Davies, 1992:2-3).

Visto así, se podría decir que toda investigación está direccionada hacia la resolución de problemas, cuya solución muchas veces permanece años sin emerger o tener visibilidad, si esto es así la diferencia está limitada a la aplicación, inmediata o no, de los resultados.

Es evidente en esas definiciones, que son compartidas por otros autores, *la confusión o al menos el solapamiento o imbricación entre áreas de actividad bastante diferentes entre sí: investigación por un lado, formulación e implementación de políticas y programas por otro.*

Estas dos áreas tienen objetivos, métodos de trabajo y de evaluación de resultados completamente distintos, que no son fácilmente intercambiables. Por otro lado, esa falta de claridad trae como consecuencia la dificultad del establecimiento de estrategias que efectivamente aproximen las dos actividades, bajo una perspectiva más cooperativa y con resultados concretos visibles.

La consecuencia más inmediata de esto es que, por un lado, el campo no se afirma como un área de investigación reconocida y respetada; y, por otro, alimenta los argumentos de fracaso, por el no cumplimiento de sus principales objetivos, pues se torna difícil evaluar los resultados de las investigaciones incluidas (arbitrariamente) como ISSS.

Otro punto enfatizado por los autores es la necesaria participación en el proceso de investigación de todos los actores involucrados con determinado problema de investigación, esto es, la definición del problema a ser investigado, la realización del trabajo de campo y el análisis y discusión de resultados debe contar con la participación de los investigadores, *policy makers*, gerentes, prestadores de servicios, financiadores, consumidores, etc., dependiendo del caso. Para Davies (1992:5), ese clima participativo "no sólo posibilitaría una mejor definición de los problemas a ser investigados, sino que también induciría el compromiso de aquellos no directamente ligados al área de investigación, además de ayudar a superar las barreras que en lo habitual impiden el uso de sus resultados".

Greenberg & Choi (1992) mencionan a Anderson (1966), quien sugiere que "el desarrollo del consenso público sobre la naturaleza de un tema particular, o grupo de temas, establece el encuadre básico en el cual se fijan las prioridades en investigación. Por otro lado, el relevamiento sistemático de datos sobre determinada temática no aparece antes que el consenso público legitime su importancia y la acción política introduzca las cuestiones emergentes del debate en la agenda política".

Por lo tanto, dos órdenes de problemas se articulan y solamente son separables desde el punto de vista analítico: uno es teórico y metodológico y el otro es eminentemente político.

En otras palabras: la definición de ISSS, y la mejor delimitación de sus fronteras y de su objeto, remite a una discusión que tiene sus raíces en la epistemología. Ya la utilización de los resultados de investigaciones en la implementación de políticas y programas orientados al cambio introduce, más allá de los elementos técnicos (metodológicos, instrumentales), factores políticos que no se resuelven ni por la excelencia y relevancia de los trabajos ni por la voluntad de los actores involucrados, más bien están condicionados por la realidad concreta donde los discursos y retóricas se efectivizan.

Podemos afirmar que la mayor visibilidad de este campo ocurre a partir de los años 60, más específicamente a partir de la segunda mitad de aquella década, lo que hace que algunos autores argumenten que la concepción de la ISSS como un campo específico de reflexión date de esa época (Bice, 1980; Mechanic, 1978), provocando la reacción crítica de otros, que defienden que la ISSS se desarrolló como parte de una tendencia mucho mayor de utilización de la investigación de ciencias sociales aplicadas para mejorar el *policy making* sectorial, siendo que las actividades y creencias de los años 60 habrían consolidado las relaciones entre la ISSS y las ciencias sociales aplicadas (Greenberg & Choi, 1992).

Más allá de estas discrepancias sí es cierta la multidisciplinariedad que está en la base de la constitución de este campo de investigación, indicada prácticamente por todos los autores (Greenberg & Choi, 1992; Davies, 1991; Hassouna,1992; Patmanathan & Nuyens, 1992; Evans, 1992; Carvalheiro, 1994; entre otros).

A partir de los años 70, la necesidad de búsqueda de nuevos instrumentos para controlar los sistemas de salud provocó una inflexión en los rumbos de la ISSS: se procuró asegurar que fuese orientada hacia la resolución de problemas y que sus resultados suministrasen elementos de mayor impacto en la formulación e implementación de políticas.

En 1978 un *Working Paper* del Institute of Medicine Committee on Health Services Research definió la ISSS como: *...una actividad interdisciplinaria, directamente relevante para la salud y que intenta ampliar la comprensión de los varios factores que influencian la provisión de servicios de salud con el objetivo final de mejorarlos y tornar su uso más eficiente...*

Engloba un amplio espectro de actividades que van desde la investigación básica, recolección de información estadística, desarrollo de investigación aplicada, tests piloto [*testing*] y evaluaciones para el análisis de políticas [*policy analysis*] y para la planificación a largo plazo.

Su preocupación sustantiva es igualmente amplia e incluye la planificación, organización, financiamiento, gerencia, uso y efectividad de los Sistemas de Salud (Institute of Medicine 1978, *Apud* Greenberg & Choi, 1991).

Esta concepción bastante amplia captura la esencia de muchos de los problemas de ese campo de investigación, supuestamente orientado hacia la intervención inmediata, así como señala algunos de los principales dilemas consecuentes de tal concepción. Es innegable la contribución para ese campo de gran cantidad de disciplinas, de distintas áreas del conocimiento, cada una con su instrumental propio; sin embargo, los autores alertan sobre las mudanzas metodológicas que ocurrieron en ese proceso (Ginzberg, 1991; Greenberg & Choi, 1992): si los primeros investigadores que se dedicaron a la ISSS se afiliaban a las claras a sus especialidades de origen y eran relativamente fieles a los recursos metodológicos a ellas inherentes, eso ya no es verdad en la actualidad, cuando en muchas investigaciones existe un desarrollo teórico y metodológico propio, que se nutre de varias disciplinas (economía, sociología, ciencia política, etc.); no obstante es innovador al configurarse como una construcción específica para aquel objeto de estudio. Y esa construcción es mérito de los investigadores de la propia área de ISSS (Greenberg & Choi, 1992).

2.5 Núcleos problemáticos

Es importante tener presente también que la caracterización de la ISSS como investigación operacional, volcada hacia la acción (investigación-acción) participativa, *presupone la utilización de métodos y técnicas de carácter cuantitativo y cualitativo* y tiene algunas características que, cuando están ausentes, pueden comprometer totalmente los resultados de los estudios. Según se ha dicho *... la investigación-acción es un tipo de investigación social con base empírica... concebida y realizada en estrecha asociación con una acción o con la resolución de un problema colectivo en el cual los investigadores y los participantes representativos de la situación o del problema están envueltos de modo cooperativo o participativo...* (Thiollent, 1994; Ramos, 1997).

Siguen existiendo según se reconoce, ciertos núcleos problemáticos (Almeida, 2001):

1. ¿Qué significa ser un campo de investigación multidisciplinario y cuáles son los problemas teóricos y metodológicos que suscita

Concepto	**Producto**	**Nivel de aprehensión de la realidad**
Averiguación o pesquisa	Datos	Descriptivo
Estudio	Información	Correlativo
Investigación	Inteligencia	Explicativo

■ ***Figura 2.3**: Esquema general de Investigación*

tal calificación? ¿Sería ése el mejor encuadre para la ISSS?

2. ¿Estaría la ISSS referida primariamente a los procesos sociales, colectivos, en oposición a los procesos biológicos, individuales, como cuestionan Kralewski & Greene (1980:295, *apud* Greenberg & Choi, 1992:8), o es ésta una falsa cuestión?

3. ¿Es una especificidad de ese campo de investigación ser orientado hacia la resolución de problemas? O ¿toda investigación está orientada hacia la resolución de problemas, siendo que la diferencia está en la aplicación o utilización inmediata, o no, de los resultados?

4. ¿Qué significa ser un campo de investigación instrumental? ¿Se configura el desarrollo de instrumentos para la formulación, implementación y evaluación de políticas como un área de investigación, o pertenece más al campo del desarrollo tecnológico?

5. ¿Es o no prerrogativa del campo de la ISSS el desarrollo de teorías y métodos? o ¿hace parte de la construcción de tal campo de investigación un desarrollo teórico y metodológico propio?

6. ¿Cuál es la diferencia entre la investigación en sistemas y servicios de salud y el análisis de políticas?, ¿son acaso actividades muy distintas, como afirman Myers (1973) y otros, y la confusión entre ellas llevaría a expectativas equivocadas y frustraciones en cuanto a los productos que se espera obtener?, o ¿es que el análisis de políticas puede ser considerado una línea de ISSS?

2.6 Investigación en salud desde la óptica de Frenk

Uno de los autores más relevantes en el desarrollo conceptual del campo que estamos considerando, sin dudas, fue Frenk, del que tomaremos algunas ideas y líneas rectoras para finalizar esta exploración conceptual.

¿Qué es investigación? comienza por preguntarse Frenk. Debería hacerse este esfuerzo de definición, pues el término investigación se usa con diversos sentidos, algunos de ellos cargados de ambigüedad. Podría en principio hacerse una distinción entre tres conceptos: investigación, estudio y averiguación o pesquisa (ver Figura 2.3).

El primer criterio se refiere al producto de la actividad en cuestión. Siguiendo a White y Murnagham, se pueden clasificar dichos productos en tres categorías: datos, información e inteligencia. El segundo criterio alude al nivel de aprehensión de la realidad que cada producto permite.

Los datos constituyen una representación, generalmente numérica, de algún segmento de la realidad. Aunque a menudo se le llama investigación, la recolección de datos sólo permite una aproximación descriptiva a algún fenómeno. El término que propone Frenk para este tipo de actividad es el de averiguación o pesquisa. La descripción por medio de datos es la materia prima para el siguiente nivel de acercamiento a la realidad, el que puede llamarse correlativo, ya que permite documentar la covariación entre fenómenos. Este nivel ocurre mediante un producto denominado información, que se define como un conjunto de datos ligados a una pregunta o problema. Al tipo de actividad cuyo objetivo es producir información lo llamamos estudio. Así pues, la investigación propiamente dicha se limita en sentido estricto al nivel más complejo de aprehensión de la realidad, esto es, el nivel que permite *explicar* algún fenómeno. El producto central de la investigación es *inteligencia*, definida como un conjunto de información analizada para *explicar* un problema, para identificar nuevos problemas y para generar oportunidades de acción. Es decir, inteligencia es información transformada en conocimiento.

El análisis previo no implica, en modo alguno, una división tajante ni una subordinación intelectual de las actividades de averiguación o estudio a las de investigación. Por el contrario, existe una relación complementaria entre esos tres tipos de actividad. Así, el nivel explicativo de aprehensión de la realidad resulta imposible sin una firme base descriptiva y correlativa. Más aún, en un solo proyecto de investigación suelen generarse productos de gran valor en los tres niveles. Debe destacarse, además, que el grado de desarrollo teórico de ciertas disciplinas exige de un esfuerzo importante de descripción que haga posible una mejor definición del objeto de estudio para su subsecuente elaboración teórica. El sistema de información que hemos delineado tiene como finalidad obvia generar conocimiento e información. La información como recurso se puede conceptualizar como un conjunto de datos más o menos estructurado y elaborado sobre una realidad o un aspecto de ella que nos permite conocerla al menos parcialmente, previendo y compensando su evolución. Sus características deberían ser: potencialidad de informar (aunque parezca perogrullesco), capacidad de ser comunicada y recibida, tener significado en su contexto y para su recipiente o destinatario, y ser independiente de su soporte físico. El recurso información debería ser expresión del *continuum* informativo, que va desde la fuente pasando por su soporte hasta su usuario (junto a su contenido). Las distinciones entre los pasos a lo largo de este continuo no son terriblemente discretas pero existen efectivamente en ciertos niveles. Por lo tanto, las distinciones entre datos e información aparecen en tonos de gris y además el tránsito de un lado a otro del *continuum* datos → sabiduría es arduo de transitar. Esto se debe más que nada a que en un extremo del espectro la comprensión se hace cada vez más personal hasta que se vuelve tan íntima que no puede realmente ser compartida con los demás. En cambio, sí puede ser compartido el proceso que lleva hacia ella. Datos e información, aunque son palabras naturalmente intercambiables en nuestro lenguaje cotidiano no son lo mismo. La información no sólo tiene más valor sino que toma más trabajo crearla y comunicarla.

En el análisis de las organizaciones se acepta que el sistema de información adopta la forma de una pirámide en el sentido de que cuando más arriba se está menos datos y más información se necesita y viceversa.

Así, Jovell dice que la naturaleza de los cambios a esperar en este siglo en sanidad viene determinada por una serie de transiciones: demográfica, epidemiológica y tecnológica, que aparece como la tercera revolución en la historia de la humanidad tras las revoluciones agrícola e industrial, y afectará a la sanidad tanto en lo que él llama la gestión de la información y el conocimiento, como en la estructuración del sector y en el establecimiento de nuevos modelos de relaciones entre profesionales y de éstos con los usuarios. Las tecnologías de la información y comunicación supondrán la introducción de innovaciones en la provisión de servicios sanitarios, incluyendo renovados modelos de relación o de agencia y la transformación en una organización sanitaria más orientada a las necesidades de los ciudadanos. Podríamos decir que, antropológicamente, el hombre es un ser tecnológico porque no puede vivir en la naturaleza sin modificarla. Durante la Era Antigua y el Medioevo, la tecnología era algo marginal ligado a lo artesanal y al trabajo físico; en la Era Moderna, este panorama cambia profundamente al relacionarse la tecnología con la ciencia e incorporarse a la dinámica económica. Desde fines del siglo XVIII el desarrollo tecnológico cobra impulso y en el siglo XX se convierte en portentoso, aun cuando hacia fines de siglo surgen interrogantes y cuestionamientos acerca de los límites de la tecnología. En la actualidad, el impulso transformador de la tecnología ha atravesado las distintas áreas de la actividad humana: caen los planteos tradicionales y surgen nuevas reglas.

De esta manera está claro que el cemento en estas nuevas organizaciones pasa a ser la información. Ésta es la representación activa y dinámica de la realidad circundante, que ella misma proporciona, en un contexto determinado, a través de elementos estáticos que llamamos datos y que se extraen de hechos ocurridos o percibidos. Su objetivo es obtener y diseminar el conocimiento y reducir el grado de incertidumbre –aunque esto dentro de ciertos límites que comentaremos enseguida– y proporcionar alternativas que desencadenen comportamientos. Se dice que la información forma parte del paisaje y cualquier aspecto que de él nos interese nos brindará conocimiento intuitivo o concreto, objetivado por los datos.

Ahora bien, *la información tiene también limitaciones y efectos adversos*. En primer lugar, si bien la información busca reducir la incertidumbre y por ende la inseguridad, *la información tiende a un límite óptimo*, más allá del cual una mayor información no aumenta nuestra capacidad de decisión, antes bien, la empeora. La *capacidad de absorber información es limitada por el hecho cierto de que nuestra propia plataforma para tramitar información y alternativas es limitada físicamente*. Justamente debemos tratar de aceptar este hecho, *tratar de llevar la inseguridad a cero es imposible*, y por lo tanto *la información será por naturaleza siempre incompleta en alguna medida*. El correlato médico de lo que estamos comentando es que el médico abocado a la tarea de tomar decisiones a diario, y abrumado ante la montaña de información nueva que recibe cada día y la necesidad de establecer diagnósticos, puede *castigar* al enfermo con medicamentos y estudios que buscan reducir la intranquilidad y la incertidumbre (la del médico), ya que está demostrado que el uso de recursos diagnósticos y terapéuticos mide la reacción del médico ante su propia inseguridad y por ello es probable que se requiera un entrenamiento médico específico en aras de tolerar, en cierta medida, esta inseguridad, ya que la inseguridad que no modifica conductas puede razonablemente ser tolerada. Agrest propugna la necesidad de desabrumación, como la llama, que incluye: facilitar la información, seleccionarla, ponerla en condiciones de recuperación, entrenarse en la utilización del razonamiento y la jerarquización; postula que necesariamente la información debe ser breve, amena, clara, útil y verdadera.

La noción de esta abrumación o intoxicación informativa es compartida por Wurman quien defiende la importancia de la forma en la que la información es entregada, sosteniendo que es una bendición la cantidad de información disponible, pero es una catástrofe que la mayor parte de ella no sea entendible por lo que la misma debe transitar un proceso de interpretación, selección, reducción y organización. Gelatt, por su parte, llega a comentar que, en miles de decisiones diarias, además, nos enfrentamos con el problema de que la información disponible está sesgada y es en gran medida incompleta, conflictiva, irrelevante y tendenciosa y en muchos casos, además, uno decide no tanto por lo que racio-

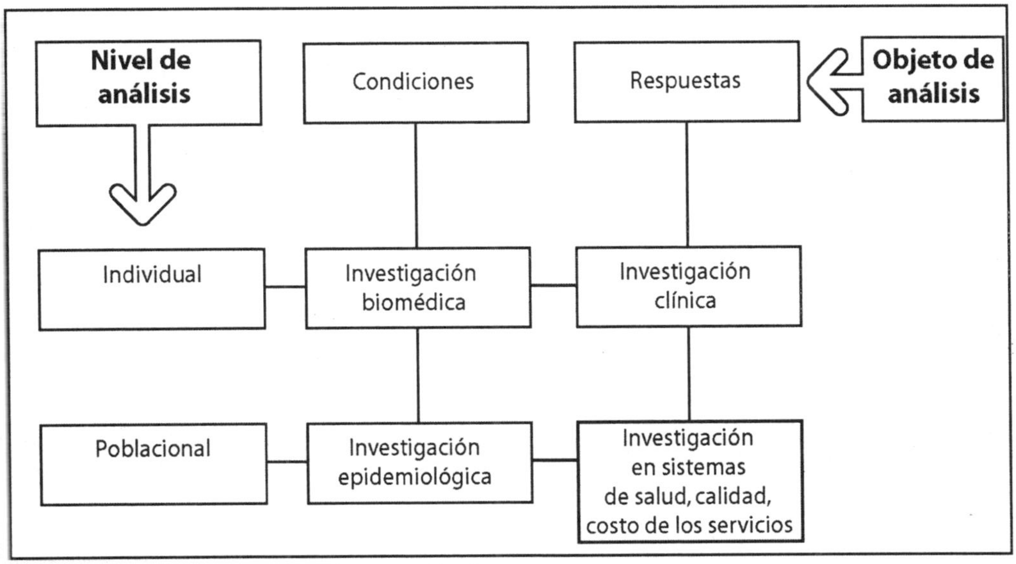

■ ***Figura 2.4:*** *Niveles y objeto de análisis según Frenk*

nalmente deduce sino por creencias o deseos, de modo que, en la mayoría de los casos, uno decide primero y explica racionalmente la decisión después.

Lo que sí esta claro, en todo caso, es que la información puede provocar tanto en su emisor como en su receptor efectos negativos por su volumen, complejidad o accesibilidad: que hagamos accesible *nuestra* información genera intranquilidad y conductas de evitación, y que otros nos hagan accesible la *suya*, conducta de rechazo por exceso. Los riesgos de la información o más exactamente de que ésta sea rechazada son: el gran detalle, la incomprensión del problema global por lejanía, la soberbia técnica, el refugio en la cifra o el símbolo, la realización de análisis fragmentarios, etc. Lo que es evidente es que el receptor de la información tenderá a rechazarla o dejarla de lado si no la comprende o le resulta demasiado poco digerida (y digerible) y debe dedicar gran cantidad de recurso tiempo en estudiarla.

Volviendo al concepto de Frenk sobre investigación, tiene un elemento inevitable de arbitrariedad, siendo su propósito simplemente acotar el concepto de investigación, cuyo aparente poder legitimador conduce a usos inapropiados. En efecto, tradicionalmente las actividades de salud pública han incluido la producción de datos e información a través de pesquisas y de estudios. Sin duda la renovación intelectual de la salud pública requiere de un amplio desarrollo de la investigación, para avanzar en la explicación de los fenómenos de la salud en poblaciones. Firmemente sustentada en la descripción y la correlación, la investigación permite entender por qué el mundo es como es. Mientras más efectivas sean nuestras explicaciones, mayor será nuestra comprensión de la realidad y mayor, también, nuestra capacidad de transformarla. Así pues, no hay divorcio entre investigación y acción. El conocimiento científico resulta esencial para actuar racionalmente. Esa ac-

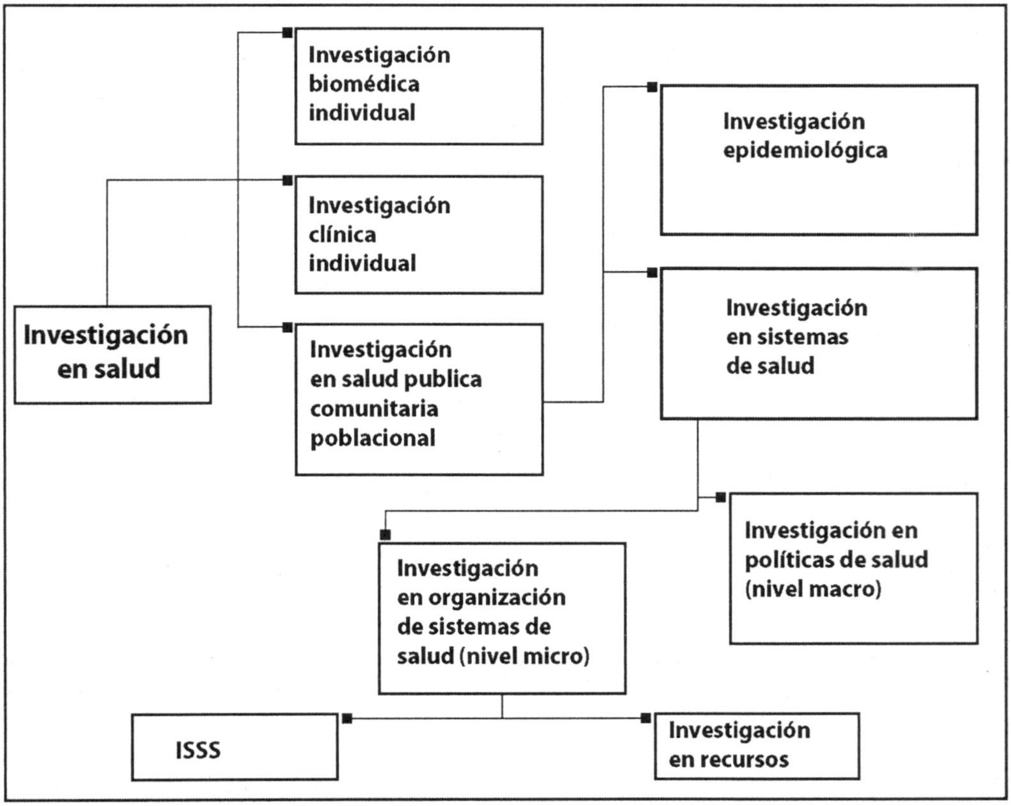

■ ***Figura 2.5:*** *Brazos de la investigación en salud*

ción representa la otra cara de la salud pública y de la investigación operativa.

En tanto que campo multidisciplinario de investigación, la llamada por él "nueva salud pública" puede definirse como la aplicación de las ciencias biológicas, sociales y de la conducta al estudio de los fenómenos de salud en poblaciones humanas. De ahí que abarque dos objetos principales de análisis: por un lado, el estudio epidemiológico de las condiciones de salud de las poblaciones; por el otro, el estudio de la respuesta social organizada a esas condiciones, en particular, la forma en que se estructura dicha respuesta a través del sistema de atención a la salud.

A fin de situar el lugar de la salud pública dentro del campo más general de la investigación en salud, es posible desarrollar una clasificación o tipología, tal como se muestra en la Figura 2.4. Esta tipología se basa en el cruce de dos dimensiones: los objetos y los niveles de análisis.

Por lo que respecta a la primera dimensión de la tipología, podemos decir que, en un sentido abstracto, el campo de la salud analiza dos grandes objetos: las condiciones y las respuestas. Las condiciones son los procesos de carácter biológico, psicológico y social que definen la situación de salud en un individuo o una población. Por respuesta no nos referimos a la reacción fisiopatológica interna frente a un proceso mórbido, sino a la respuesta externa que la sociedad instrumenta para mejorar las condiciones de salud.

En cuanto a la segunda dimensión de la tipología, reconocemos, con fines de simplificación, dos niveles de análisis: uno se refiere a individuos o partes de individuos (esto es, órganos, células o elementos subcelulares); el otro es el nivel agregado de grupos o poblaciones.

Al cruzar estas dos dimensiones, resultan los tres tipos principales de investigación que caracterizan al campo de la salud: la biomédica, la clínica y la investigación en salud pública. Así, la mayor parte de la investigación biomédica se ocupa de las condiciones, los procesos y los mecanismos de la salud y la enfermedad, sobre todo en el nivel subindividual. Por su parte, la investigación clínica se enfoca primordialmente hacia el estudio de la eficacia de las respuestas preventivas, diagnósticas y terapéuticas que se aplican al individuo.

Los objetos anteriores también pueden analizarse en el nivel poblacional. Esto es, justamente, lo que constituye la investigación en salud pública, que se subdivide en dos tipos principales: la investigación epidemiológica y la investigación en sistemas de salud. La primera estudia la frecuencia, distribución y determinantes de las necesidades de salud, definidas como aquellas condiciones que requieren de atención. Por su parte, la investigación en sistemas de salud (ISSS) puede definirse como "el estudio científico de la respuesta social organizada a las condiciones de salud y enfermedad en poblaciones".

A fin de extender la tipología, las investigaciones epidemiológicas pueden, a su vez, clasificarse según su punto de partida. De un lado, es posible partir de algún grupo de determinantes para estudiar sus diversas consecuencias; es el caso de la epidemiología ambiental, ocupacional, genética o social. Del otro lado, las investigaciones pueden partir de alguna condición específica de salud o enfermedad (por ejemplo, la salud positiva, las enfermedades transmisibles, los padecimientos no transmisibles o las lesiones) para indagar sus múltiples determinantes.

La ISSS también comprende dos grandes categorías. La primera puede denominarse "investigación en organización de sistemas de salud", y se enfoca en los procesos que ocurren dentro de las organizaciones de atención a la salud (nivel micro). Así, estudia la combinación de diversos recursos para la producción de servicios de salud de cierta calidad y contenido tecnológico.

Por ello, comprende a la investigación en recursos para la salud y a la investigación en servicios de salud. Como puede verse, ésta última es tan sólo una parte de la investigación en sistemas de salud, la que se ocupa de analizar los productos primarios del sistema que son, precisamente, los servicios. No obstante, en la bibliografía todavía es común que los términos investigación en sistemas e investigación en servicios se sigan empleando de manera indistinta. La segunda categoría de la ISSS se denomina "investigación en políticas de salud" y se enfoca en la interrelación de las diversas organizaciones que forman parte del sistema de salud o influyen sobre él (nivel macro). Su propósito es investigar los procesos sociales, políticos y económicos que determinan las modalidades específicas adoptadas por la respuesta social organizada. Por lo tanto, se ocupa de estudiar los determinantes, el diseño, la implantación y las consecuencias de las políticas de salud.

Desde luego, las tipologías aquí propuestas representan meras abstracciones para sintetizar distinciones que en el mundo real nunca son tan claras. En particular, las celdas de la primera figura no deben verse como compartimentos impermeables. Por el contrario, existen numerosas conexiones entre los grandes tipos de investigación en salud. Así, por ejemplo, diversos campos emergentes (como la bioepidemiología, la epidemiología clínica, el análisis de decisiones y la evaluación de tecnologías) se ubican en las interfaces entre los cuatro tipos. De hecho, el principal mensaje de la Figura 2.5 es uno de integración: la diferencia esencial entre la investigación en salud pública, por una parte, y la investigación biomédica y clínica, por la otra, no radica en los objetos sino únicamente en el *nivel* de análisis. Es posible que gran parte del aislamiento de la salud pública tradicional se haya debido a una concepción que postulaba objetos diferentes a los de las ciencias biomédicas y clínicas, lo que erigía una barrera infranqueable. El futuro de la salud pública dependerá de su capacidad para construir puentes con los demás tipos de investigación en salud, aportando en esta empresa su contribución específica e insustituible: el nivel de análisis poblacional. Así pues, concluye Frenk, el reto estriba en integrar niveles y objetos de análisis para lograr una comprensión cabal del amplio ámbito de la salud.

Principales diseños de Investigación Científica

3.1 Diseños de investigación cuantitativa

Las consideraciones sobre elección del diseño son un paso importante para la investigación. Éste consiste en un **modelo explicativo** para vincular órdenes de fenómenos e implica una estrategia para el análisis. Los diseños facilitan la tarea epidemiológica, a fin de que se pueda dar respuesta a las hipótesis planteadas, con máximo rigor y economía de esfuerzos.

Un diseño se concibe y se ejecuta en forma deliberada y específica para recabar la evidencia empírica relacionada con la hipótesis que se desea comprobar. Señala la dirección a seguir para la recolección, elaboración, y análisis de datos. Un buen diseño orienta la selección de determinadas pruebas estadísticas de análisis de datos.

En general los diseños de investigación se pueden clasificar en:

I) Observacionales (no experimentales): en los cuales el investigador observa pero no actúa –o mide pero no interviene, es decir, no controla ni dosis, ni tratamientos ni exposición–, que incluyen principalmente los diseños: A) descriptivos, como análisis de un caso o de una serie de casos, y B) analíticos, los que a su vez pueden ser: 1) transversales, de corte o de prevalencia, 2) de casos y controles (o retrospectivos) y 3) longitudinales o de cohortes (o prospectivos), y

II) Experimentales: en los que el investigador interviene activamente (hace algo con al menos alguna parte de los pacientes) y son por definición los verdaderos experimentos (al decir de Sackett, los otros son sólo subexperimentos), que incluyen básicamente los 4) ensayos clínicos randomizados (ECR), considerados los epítomes de la investigación científica y los 5) Metaanálisis o recopilación o reunión de varios ERC correctamente ejecutados, cuyas características, indicaciones, ventajas y desventajas se sumarizan en la Figura 3.1.

Entre ambos polos cabe distinguir el diseño cuasi experimental, que se emparenta con los experimentos en la manipulación de alguna variable, pero pierde otras características del experimento puro, que trataremos más adelante.

3.1.1 Prolegómenos: medidas absolutas y relativas

El concepto de riesgo y las variables y medidas asociadas son seminales en epidemiología y MBE (Medicina Basada en la Evidencia), ya que la mayor parte de las investigaciones epidemiológicas implican el estudio de la relación entre un tipo de acontecimiento o característica y otro. El riesgo es la proporción de personas, en una población inicialmente libre de enfermedad, que la desarrollará en un intervalo de tiempo especificado. En la bibliografía epidemiológica se utilizan como riesgo de incidencia y tasa de incidencia. Al igual que cualquier proporción, el riesgo no tiene unidades.

El riesgo relativo (RR) es una medida de la fuerza etiológica, o de la asociación entre el factor de riesgo y la aparición de la enfermedad. Un RR de 1 indica que no existe diferencia entre presentar el FR o no (o entre estar sometido a la intervención o droga o no). Un valor mayor a 1 indica una relación o asociación positiva entre FR e intervención (dice cuán mayor es la probabilidad en el grupo expuesto contra el no expuesto) y de la misma manera una relación

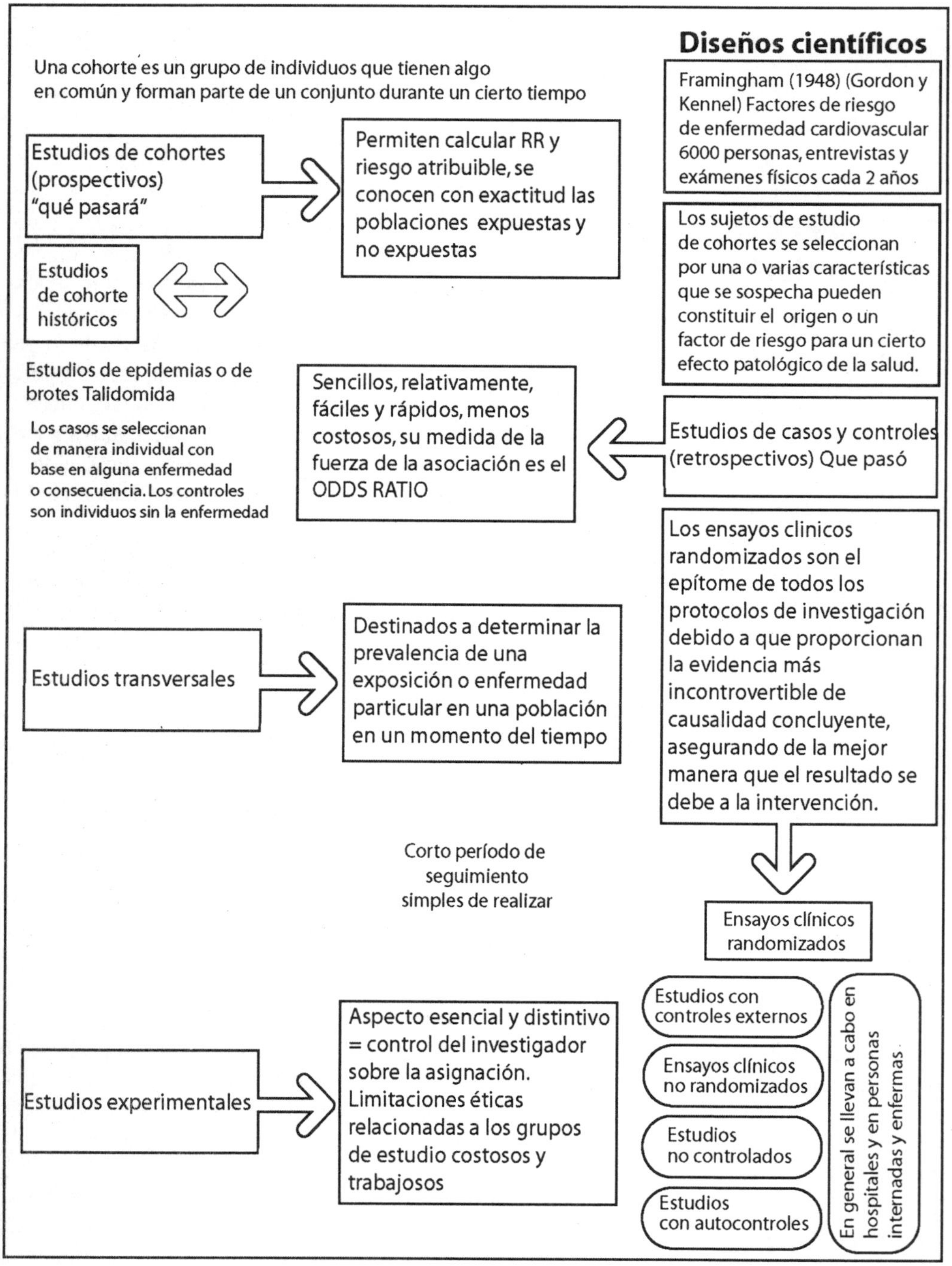

■ ***Figura 3.1.*** *Diseños científicos*

menor de 1 indica una asociación inversa o negativa, un efecto protector o factor de *no riesgo*, podríamos decir, si se permite el barbarismo.

El OR (*odds ratio*) es similar pero se aplica a estudios retrospectivos. La conceptualización del OR indica que así como el riesgo es una medida de probabilidad cuyo numerador es la cantidad de veces que un suceso ocurre y su denominador la cantidad de veces que ***pudo haber ocurrido***, el odds indica en su numerador la cantidad de veces en que ocurre un suceso dividido la cantidad de veces que ***no ocurre***. Por ejemplo en un mazo de 52 naipes, el RR sería para cualquier carta (4/52) = 13 y el OR (4/48) = 12, de modo que odds y probabilidad son ligeramente diferentes, pero cuando el evento (suceso o enfermedad) estudiada es de rara ocurrencia, el odds es una buena aproximación a la probabilidad.

La información sobre RR no proporciona una descripción completa de la asociación entre la exposición y el riesgo. El exceso de riesgo (también llamado riesgo atribuible y especialmente en MBE riesgo absoluto) es una medida absoluta del efecto de la exposición. Indica cuántos casos pueden ser atribuibles a una exposición determinada suponiendo que la exposición y la enfermedad sean causales, y es especialmente útil para medir el impacto de la eliminación o introducción de un FR.

Así el RR mide la fuerza de la asociación y el exceso de riesgo el impacto de la asociación en términos de salud pública y en este sentido es útil expresar este exceso de riesgo con relación al riesgo o tasa en el grupo expuesto, lo que se llama fracción en exceso o porcentaje de exceso de riesgo o porcentaje de riesgo atribuible y que representa la proporción de casos entre los expuestos que pueden atribuirse a la exposición asumiendo causalidad.

Expresado de otra forma, representa la proporción de casos entre los expuestos que pudo ***haberse evitado*** o prevenido si nunca hubiesen estado expuestos al FR.

Por ejemplo, en el clásico trabajo de Doll sobre cáncer de pulmón se ve que la fracción en exceso entre hábito de fumar y cáncer es 54% para cualquier tipo de cáncer y 93% para cáncer de pulmón y para mortalidad por todas las causas de 44%, esto es como decir que *un 44% de las muertes se hubiesen evitado de no haberse fumado.*

Utilidad de las diferentes medidas

Hasta hace poco tiempo, en las revistas, la medida fundamental del efecto del tratamiento eran el RR y la RRR (reducción del riesgo relativo que se calcula como 1-RR) que brindan información sobre el incremento del riesgo (en el caso de un FR) o el beneficio (en el caso de un tratamiento) sólo en términos comparativos entre uno y otro grupo en estudio.

Una gran desventaja del RRR es que no refleja el riesgo del evento sin la terapia y por lo tanto *no puede discriminar los efectos importantes del tratamiento de los que no lo son.*

En contraste, otra medida conocida como RRA (reducción del riesgo absoluto) *diferencia claramente* entre estas dos situaciones. La RRA (se usa también el ARA, aumento del riesgo absoluto) es la diferencia aritmética entre la población control y la población con el evento experimental.

Sin embargo la RRA es difícil de recordar e incluso manejar, sobre todo si es menor de 1 y, por lo tanto, se prefiere usar su inversa (1/RR) que se llama *NNT (número necesario a tratar)* y nos dice cuántos enfermos es menester tratar para poder prevenir un mal resultado adicional.

Análogamente se pueden definir los efectos de la terapia con el llamado *NND (número necesario a dañar)* e indica cada cuántos tratamientos es dable esperar un efecto adverso.

Según Sackett, el NNT y el NND proporcionan una buena medida del esfuerzo que nosotros y nuestros pacientes tenemos que emplear para prevenir y causar un resultado peor, y es atractivo como índice esfuerzo / resultado o *análisis de costo-efectividad de los médicos pobres.*

Estos conceptos, que en general no se reportan específicamente en la literatura, proveen información clave para evaluar el impacto en la población y no solo la comparación entre dos estrategias o dos grupos con diferente exposición a un FR determinado.

Por ejemplo, si el riesgo relativo vinculado con la presencia de un factor (FR) es de 10, esto meramente significa que ▶ la probabilidad de que aparezca la enfermedad es 10 veces más alta que en alguien que no tiene el factor.

El individuo con el FR aún puede tener probabilidades muy remotas de adquirir la enfermedad, si ésta última es rara. Se ha demostrado, por ejemplo, que las mujeres que han usado anticonceptivos orales durante un período prolongado tienen riesgo relativo aumentado alto de adenoma de células hepáticas. Sin embargo, la incidencia de esta enfermedad es tan pequeña que el riesgo aumentado que corren las usuarias es insignificante en comparación con los beneficios obtenidos, o bien, por ejemplo, el RR de desarrollar linfoma de células entre trabajadores expuestos al metilbenceno es 4 con respecto a los controles pero el riesgo atribuible es 0.001, lo que indica su insignificancia como FR para este tipo específico de tumor (ejemplo inventado).

Posee importancia especial tener este punto en mente cuando el riesgo relativo se ha determinado a partir de un estudio retrospectivo ya que dicho diseño no proporciona tasas de incidencia para los grupos expuesto y no expuesto.

Así, el estimado de riesgo relativo para los expuestos es *meramente un múltiplo de una tasa de incidencia desconocida entre los no expuestos.*

Efectivamente, en el caso de estudios de casos y controles el investigador puede escoger a voluntad el número total de pacientes en cada grupo y por ello el número final de cada columna se puede modificar a voluntad y no refleja necesariamente la frecuencia natural de la enfermedad.

El riesgo relativo también mide la fortaleza de una asociación entre un factor cierto y el resultado final, de este modo, el riesgo relativo ▶ orienta hacia causación (pero sólo orienta, salvo que, como decía Doll, fuese tan alto que por sí mismo *es suficiente para indicar causalidad*) y es útil para investigar el origen de enfermedad en tanto el riesgo atribuible mide la parte del riesgo absoluto (incidencia) que puede atribuirse a un factor particular (es decir, tabaquismo), y se calcula al tomar la tasa de incidencia del grupo que tiene el factor (fumadores), restando la tasa para el grupo factor (no fumadores). El exceso sufrido por los fumadores es el riesgo atribuible debido a tabaquismo. Como se definió, el riesgo atribuible indica el exceso de enfermedad que se debe a un factor en el subgrupo de la población que está expuesto al FR. En definitiva, el RR nos dice sobre qué intervenir y el RA si vale la pena intervenir.

¿Cómo deben ser los RR y los OR antes de tomar medidas concretas?, se plantea Sackett.

Los OR y RR superiores a 1 indican, como hemos dicho, que existe un mayor riesgo de resultados adversos asociados con la exposición. Debido a que los estudios de cohortes y sobre todo los de casos y controles son susceptibles a variedad de sesgos, deberíamos asegurarnos que la OR es mayor de la que podría resultar exclusivamente del sesgo. Por un lado, no podría hablarse de un resultado impresionante a menos que el OR sea mayor de 4 para eventos adversos menores. Como existe menos sesgo potencial en los estudios de cohortes, se podría considerar un RR de 3 como convincente. Recuérdese lo dicho por Doll, y mencionado *ut supra:* "...yo mismo he dicho que un exceso de 20 veces (OR=20) es casi suficiente para indicar causalidad..."

Además del valor absoluto del RR o del OR debería establecerse su precisión, interpretando sus intervalos de confianza. Recordemos aquí solo que el *intervalo de confianza (notado IC 95%)* nos da una medida de la precisión (o incertidumbre) de los resultados de un estudio para hacer inferencias sobre la población general, es decir, para extrapolar. Su credibilidad es máxima cuando los IC 95% permanecen dentro del mismo lado de la unidad, ya que si la atraviesan, están expresando la hipótesis de nulidad: esto es, el

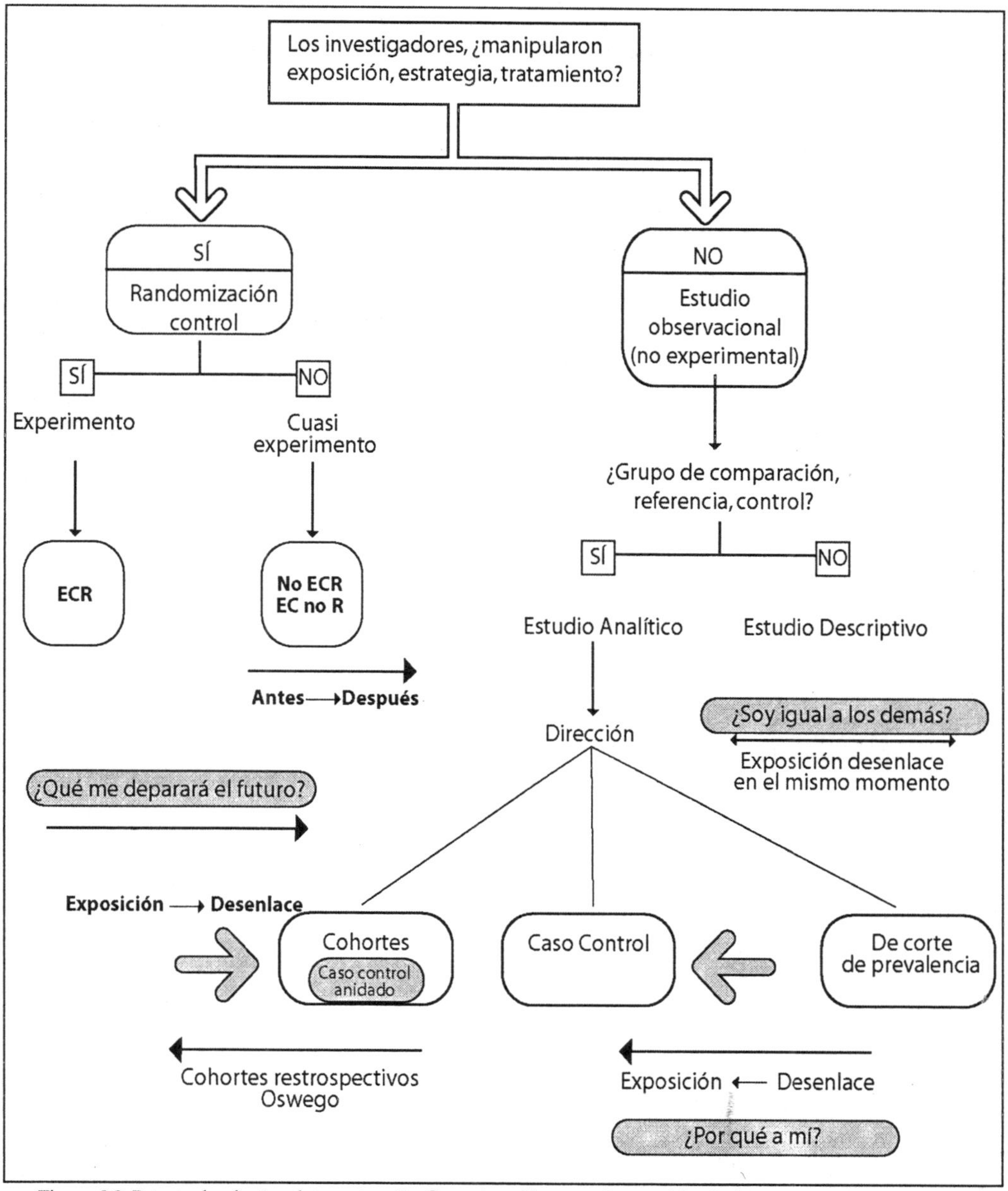

■ *Figura 3.2. Principales diseños de investigación. Sumario gráfico tomado y modificado de* Lancet *(explicación en el texto)*

tratamiento tanto puede ser beneficioso como no serlo. Es decir, el OR –o el RR– es estadísticamente significativo si su valor se aleja de 1 ó no lo incluye.

Comentaremos a continuación los principales diseños de investigación, siendo de utilidad reproducir abajo el excelente sumario gráfico ideado por *Lancet* (modificado) en sus series epidemiológicas, que resume de un vistazo las principales características de cada uno.

3.1.2 Diseño caso control (retrospectivo)

Los estudios de casos y controles están hoy por hoy firmemente arraigados en la investigación médica y específicamente epidemiológica, y dados su amplio uso y el valor de sus resultados (y añadiríamos la facilidad de su realización), *rivalizan en importancia con otros diseños más complejos.* La forma actual del diseño caso-control es fácilmente reconocible en el famoso estudio de Janet Lane-Claypon de 1926 sobre el cáncer de mama (que pasa usualmente por ser el primero –si se deja de lado el conocido análisis del ministro Whitehead sobre el cólera en Londres, coetáneo del de John Snow–), y cristalizó en los años postrímeros a la segunda guerra, que presenciaron la aparición de cuatro estudios sobre la relación entre cáncer de pulmón y hábito de fumar.

Una miríada de conceptos debieron enlazarse antes de que el diseño caso-control pudiera conceptualizarse y desarrollarse, entre ellos la creación del concepto de caso, es decir, entidades patológicas unívocas, el agrupamiento de series de casos, un decidido interés en la etiología antes que en otros aspectos de las enfermedades y la práctica de la recogida de datos sobre los antecedentes de aquéllas. Más significativa, no obstante, ha sido la posibilidad de comparar casos de enfermedad contra *casos* de no enfermedad para despistar los factores que pudieran estar involucrados. Todos estos elementos raramente se vieron juntos en el siglo XIX, y sólo en ocasiones antes de 1950; es después de esa fecha cuando se produce una mejora apreciable del diseño. El desarrollo embrionario de esta técnica resultó entonces del entretejido de estos elementos con vistas a un propósito definido, esto es, el desenmascaramiento de factores de riesgo para diversas enfermedades operando en el nivel individual; establecer este objetivo significaba sobre todo implantar un nuevo paradigma recién surgido pero aún no completamente comprendido: el de multicausalidad, particularmente en las enfermedades crónicas.

Un estudio de casos y controles es aquel que *involucra la comparación de un grupo de personas que sufren de una enfermedad –o evento de salud específico (casos)– con otro grupo de personas que no sufren de esa enfermedad –o evento de salud (controles)–. El estudio caso control puede sumarizarse en la precisa frase coloquial ¿por qué a mí?*

El propósito de esa comparación es identificar factores que puedan ocurrir en mayor (o menor) frecuencia entre los casos que entre los controles, y que podrían, por lo tanto, *aumentar (o reducir)* el riesgo de la enfermedad (o evento de salud) que está siendo investigada, constituyéndose así en factores –hacedores– de riesgo o factores protectivos o de *no riesgo,* respectivamente. En este sentido, en este tipo de estudio, el desenlace es una característica del paciente, en tanto en los estudios prospectivos el desenlace es una enfermedad.

A veces se considera a los estudios de casos y controles –como a los prospectivos o de cohortes– como longitudinales, entendiéndose probablemente que se desarrollan sobre una línea temporal, desde el daño presente a la exposición pasada, y a diferencia de los transversales que luego trataremos. No obstante, como bien destaca Pineda, los estudios caso control son en lo conceptual retrospectivos, pero fácticamente y por el hecho de analizar aquí y ahora al mismo tiempo a los casos y los controles, deben considerarse más bien transversales (Pineda *et al.*, OPS, 1995).

Los estudios de casos y controles *no permiten medir la incidencia o la prevalencia de una enfermedad o evento de salud en estudio ya que no tienen un denominador poblacional –los casos provienen de una población desconocida y los controles son estimaciones idealmente representativos de ella–*; sólo pueden estimar el OR (en verdad una seudotasa). El objetivo de un estudio de casos y controles es *establecer si un factor de riesgo está asociado con una enfermedad o evento –o eventualmente estimar si un factor es protectivo respecto del desarrollo de la enfermedad o evento.*

La medida de la asociación será el OR (odds ratio, razón de los productos cruzados, razón de ventajas, razón de momios para los mejicanos), una aproximación al riesgo relativo. El OR mide cuánto mayor es el riesgo de enfermar (o de tener un evento de salud) en los individuos expuestos al riesgo estudiado, que en los no expuestos –o eventualmente cuánto menor es el riesgo en los sometidos a un factor protectivo. Por ejemplo, en un estudio de hábito de fumar y cáncer de pulmón, un OR de 10 significa que el riesgo de cáncer de pulmón es 10 veces mayor en los

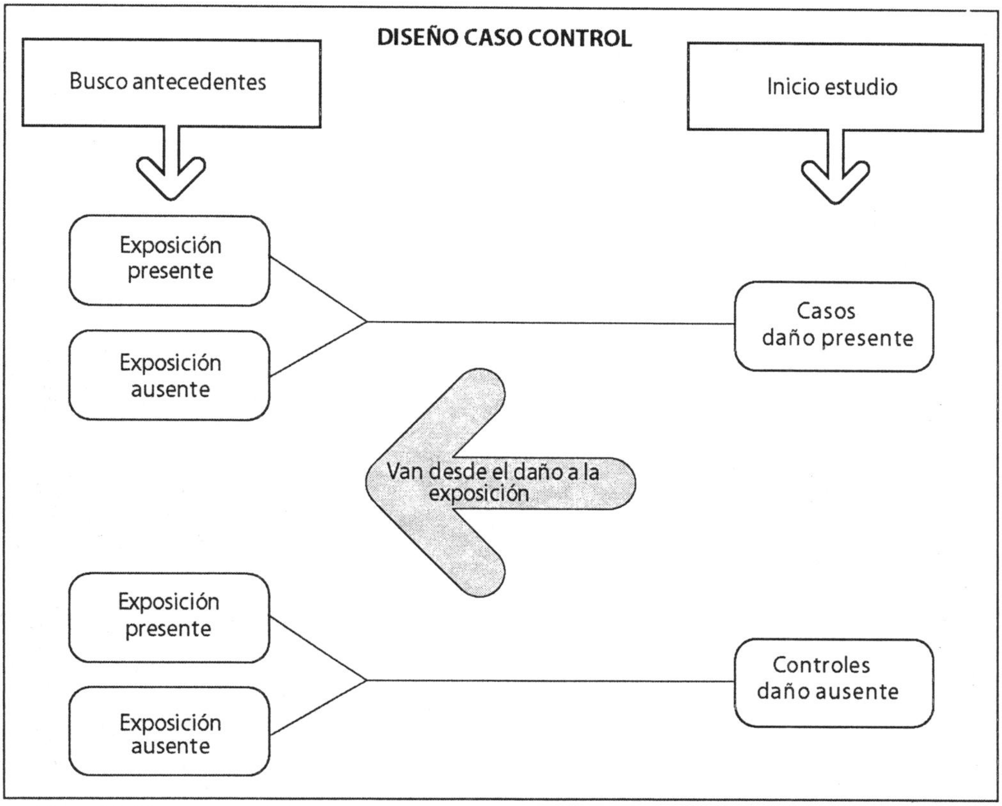

■ ***Figura 3.3.*** *Diseño caso control*

fumadores que en los no fumadores. En su forma más simple, el OR es el resultado de la división del *odds* de exposición en los casos (número de casos expuestos dividido por el número de casos no expuestos), por el *odds* de exposición en los controles.

El elemento seminal en el diseño caso-control es la comparación para discernir diferencias de interés o importancia. En términos filosóficos esto está expresado en el segundo canon de John Stuart Mill, el método de la diferencia, que establece: ... *en una instancia en la cual ocurre un fenómeno bajo investigación, y en una en la que no ocurre, si tienen todos los elementos en común salvo uno y ése ocurre sólo en el primer caso, esta circunstancia en la cual difieren es el efecto o causa o parte necesaria de la causa del fenómeno* (Mill, 1856). En un estudio caso-control, la instancia en la que el fenómeno en estudio ocurre, es el caso, y la instancia en la que no ocurre es el control.

3.1.2.1 Planeamiento y conducción del estudio

- Planeamiento. Cuestiones centrales a tener en cuenta:

1. ¿Cuál es el propósito de la investigación? (¿exploratorio o analítico?)
2. ¿Cuáles son las principales hipótesis de la investigación? (¿están expresadas con claridad, de tal forma que puedan ser testeadas?)
3. La enfermedad o evento de salud (casos) y sus variables de exposición al riesgo que serán investigadas, ¿fueron definidas claramente? (la exposición, ¿fue definida de acuerdo con la edad en que se inició, la duración de la misma y el tiempo transcurrido desde su interrupción?)
4. ¿Fue considerada la existencia de posibles variables de confusión?

3.1.2.2 Definición y Selección de los Casos

Definición:

1. ¿A qué denominaremos *caso*?

¿La definición es precisa?

¿Qué criterios de inclusión y de exclusión serán adoptados?

2. ¿Serán incluidos casos incidentes o prevalentes?

Selección:

1. ¿Serán incluidos todos los casos provenientes de una determinada población?

Si no es así, considere el posible efecto de sesgo de:

a) sobrevivientes
b) referidos
c) rechazados

2. ¿Cómo serán identificados los casos?

3. La detección de los casos, ¿será independiente de la historia de exposición?

3.1.2.3 Definición y Selección de los Controles

Definición y otras consideraciones:

Al definir la población control es importante pensar que todo estudio de casos-controles *tiene trazada una cohorte imaginaria única*, y que idealmente los controles representarían una muestra aleatoria de esta *cohorte* de donde vienen los casos. Los controles constituirían una muestra de la población general de la que provienen los casos y deben proporcionar una estimación de la prevalencia de exposición en esa población, o, si es un estudio hospitalario, sería una muestra de los pacientes que no sufren la enfermedad investigada, o también, una muestra de pacientes cuyas enfermedades no están asociadas con el/los factor/es de exposición estudiado/s; en este caso, parientes o amigos o visitas de los *casos* suelen usarse como *controles*. Los controles, en consecuencia, deberían tanto estar libres de la enfermedad o condición estudiada como ser representativos de aquellos individuos que hubiesen sido casos de haber tenido la enfermedad o condición, en pocas palabras, los controles serían representativos de la población en riesgo de convertirse en casos.

Salvo en los estudios caso-control anidados (véase luego) en los que tanto casos como controles provienen del mismo lote, suele ser caro, difícil y laborioso obtener una muestra aleatoria de la población de captura. Debería

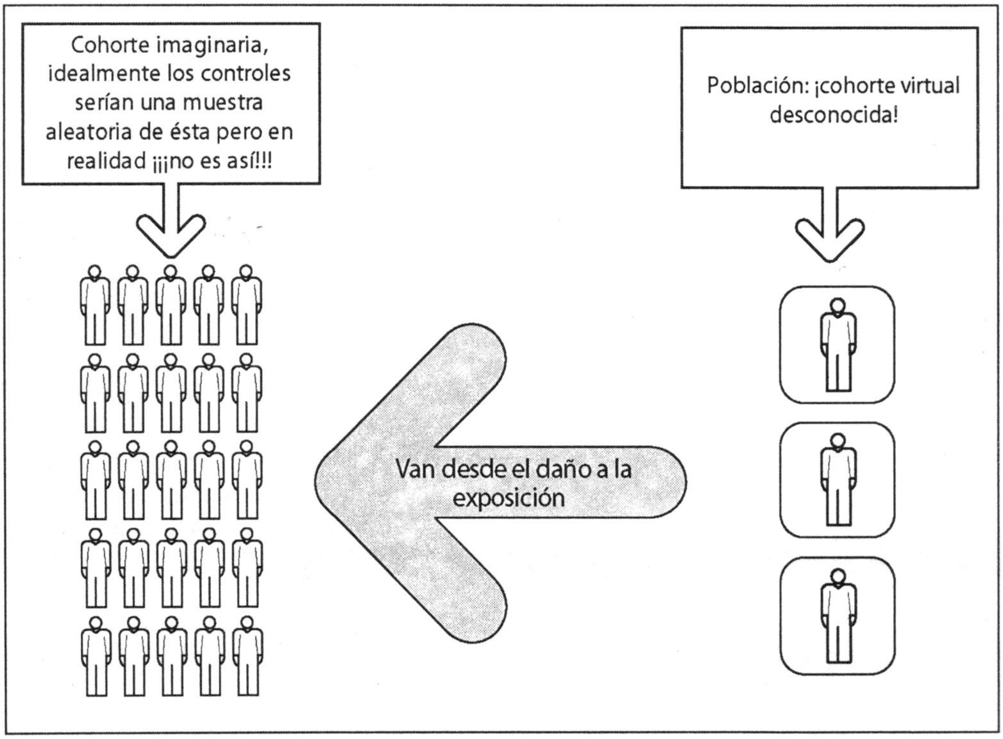

■ ***Figura 3.4.*** *Diseño caso-control: el problema de los controles*

contarse con una lista de todas las familias y sujetos elegibles y aún en este caso es posible que los sujetos totalmente sanos tiendan a no participar, lo que constituiría una considerable fuente de sesgo de selección. Es importante definir quién será incluido o excluido, y por qué. Los criterios de exclusión, ¿son los mismos que para los casos? (los controles no deben ser influenciados, positiva o negativamente, por la exposición investigada). Asimismo debe indicarse si los controles serán apareados con los casos (se aparea por un factor si éste estuviera asociado a la enfermedad y al factor de exposición estudiados; en la práctica, es usual aparear solamente por edad, sexo y raza). No por nada suele decirse que la selección de controles es una de las tareas más arduas en la arquitectura de los diseños de investigación. Algunos ejemplos de muestra: supóngase que se están seleccionando casos de pacientes con infarto de miocardio del servicio de cardiología de un importante hospital municipal, y se eligen como controles a pacientes sin infarto derivados por la guardia del mismo nosocomio. El sesgo está dado por el hecho de que el servicio de cardiología suele ser centro de derivación (y por tanto su ignota base poblacional probablemente esté representada por la población de toda la ciudad) en tanto el departamento de urgencia atiende a población del área de influencia del hospital. Por lo tanto en este ejemplo o bien los controles se seleccionan de todo el ámbito municipal o se excluyen los casos con infarto derivados de más allá de los límites del área de influencia del hospital. Considérese como segundo ejemplo un estudio en el que los investigadores estuviesen tratando de despistar el efecto de la ingesta de alcohol y el hábito de fumar sobre el desarrollo de cáncer pancreático. En un hospital gastroenterológico seleccionan casos de cáncer de páncreas y controles que son pacientes atendidos por el mismo médico, internados en el mismo hospital por condiciones diferentes de cáncer. Los investigadores hallan que, efectivamente, los casos tuvieron más exposición al alcohol y al tabaco. El sesgo está dado por el hecho de que muchos controles deben haber tenido enfermedades tales que contraindicasen la ingesta de alcohol o el hábito de fumar, como por ejemplo úlcera duodenal, gastritis, etc. (Citado por Dawson-Saunders y Trapp, 1997). Un tercer ejemplo está dado por los controles utilizados en el estudio de cáncer y hormonas esteroideas que trató de evaluar el riesgo de desarrollo de cáncer de mama, endometrio y ovario en pacientes que tomaban anticonceptivos orales. Los casos fueron todos los incidentes de mujeres entre 20 y 54 años residentes en ocho estados de EEUU durante el período en estudio, y los controles fueron elegidos de una muestra al azar de hogares a los que se llamó por teléfono, seleccionando mujeres de la misma edad que los casos. El sesgo obvio es que sólo se seleccionó a una base poblacional que tenía teléfono y probablemente de mejor nivel socioeconómico que al menos muchos casos, y por tanto es un sesgo de selección ya que las mujeres con o sin teléfono quizá difieran en otros aspectos, éstos sí vinculados a la exposición de interés. Recuérdese que muchas asociaciones reportadas en estudios tienden a ser exposiciones vinculadas a variables socioeconómicas y comportamentales que se relacionan ellas mismas a una miríada de enfermedades (Citado por Santos Silva, OMS, 1999).

3.1.2.4 Conducción del Estudio

1. ¿Cómo será recolectada la información?

- ¿por un cuestionario?

En este caso el cuestionario, ¿será administrado por un entrevistador o será autoadministrado? (considerar, por ejemplo, las dificultades impuestas por las desigualdades socioculturales y sencillamente la falta de comprensión absoluta de las preguntas)

- ¿a través de archivos médicos?

2. ¿Será necesario el uso de procedimientos médicos invasivos? En este caso, ¿serían éstos aceptables y justificables éticamente?

- Problemas en la medición de la exposición

Tendenciosidad (bias) del observador

1. Idealmente el investigador (entrevistador) no debería tener conocimiento de la hipótesis

a ser testeada, aunque en la práctica esto es muy difícil de obtener.

2. La información deberá ser obtenida de la manera más objetiva y neutra posible.

3. Los cuestionarios y procedimientos empleados deberán ser patronizados.

4. El mismo cuestionario y/o procedimiento deberá ser utilizado para casos y controles.

Tendenciosidad (bias) del entrevistado

1. Ni los casos, ni los controles, deberán tener conocimiento de las hipótesis que están siendo testeadas.

2. Ambos, casos y controles, deberán tener los mismos incentivos para recordar eventos pasados. Suele ocurrir sin embargo que los casos recuerdan mejor ciertas exposiciones que los controles (justamente se hallan *sensibilizados* ya que de hecho han enfermado, en tanto que el control no tiene motivos particulares para recordar exposiciones que no llevaron a nada). Esto suele denominarse *recall bias* y es una fuente importante de sesgo informativo.

3.1.2.5 Ventajas y desventajas de los estudios de casos y controles

Ventajas:

1. Relativamente baratos y rápidos (dan información mucho más rápidamente que otro tipo de diseños).

3. Permiten la investigación simultánea de una mayor diversidad de factores de riesgo.

4. Son útiles para el estudio de enfermedades o eventos de salud raros o inusuales.

5. Tomando en cuenta que el tamaño de la muestra es menor que en los estudios de cohorte, se pueden utilizar exámenes o tests caros o laboriosos.

Desventajas:

1. Posibilidad de sesgo o error (bias) en la selección de casos y controles o en la medición de la exposición. David Sackett comentaba que sólo conocía a media docena de personas capaces de llevar adelante adecuadamente un estudio de estas características como para creer las conclusiones. Justamente la rapidez en la realización y su aparente simplicidad dan pie a muchos investigadores noveles a sumergirse en estos diseños con consecuencias a veces funestas.

2. Imposibilidad de establecer una secuencia o temporalidad de eventos

3. No es posible estimar la incidencia de las enfermedades o eventos de salud estudiados.

3.1.2.6 Casos y Controles dentro de una Cohorte (anidados)

Una situación ideal y muy eficaz para el diseño de un estudio de casos y controles es aquella en que el estudio está incluido dentro de una cohorte que está siendo seguida. Los casos serían los *incidentes* durante el período de observación de la cohorte y los controles serían seleccionados aleatoriamente entre los restantes miembros de la cohorte (si bien en teoría puede decirse que todo estudio caso-control está anidado dentro de una cohorte, sólo que ésta es desconocida). Una gran ventaja de este diseño es permitir que la obtención de datos relevantes para la investigación de la hipótesis estudiada sea hecha solamente para los casos y controles (y no para toda la cohorte), reduciendo sustancialmente el costo del estudio, el trabajo y el volumen de datos para analizar.

3.1.2.7 Control de factores de confusión en estudios de casos y controles. Tipos de asociación

La mayoría de los estudios epidemiológicos trata de testear hipótesis relacionadas a la asociación entre un factor de riesgo y una enfermedad o evento de salud particular. Pero el hallazgo de una asociación entre el factor de riesgo y la enfermedad o evento estudiado puede ser debido a cinco razones diferentes:

a) Azar: una asociación puede ser observada simplemente por el azar, es decir, debido a una variación aleatoria. Un gran esfuerzo por parte de la teoría estadística se destinó a identificar y cuantificar el papel del azar. La probabilidad de que una asociación sea debida al azar se expresa por los valores de p (por ejemplo, cuando se nota $p < 0,05$, quiere decir que la chance de que el resultado obtenido pueda ser debido al azar es menor del 5%).

b) Sesgo o Error (bias): un diseño inadecuado en un estudio de casos y controles puede resultar en un sesgo de selección o de información. Por ejemplo, al aplicar un cuestionario el entrevistador pregunta a los casos: "Ud., ¿tomó medicamentos durante su embarazo, o no los tomó?", y a los controles " Ud. no tomó ningún remedio durante su embarazo, ¿no es verdad?". Así, la recolección de la información será sesgada, induciendo a casos y controles a responder en forma diferente. Tal procedimiento puede llevar a encontrar una falsa asociación entre la exposición y el problema de salud en cuestión.

La literatura de MBE en general presta gran atención al efecto de los sesgos, en estos estudios y especialmente en los ECR. Algunos más que interesantes, presentes en la obra de Sackett (y figuran al menos 35 diferentes), son los sesgos de derivación, o sesgo centrípeto, o sesgo del filtro de la derivación que causa que los equipos que trabajan en niveles terciarios especializados en ciertas patologías tengan resultados –enfermos– que no pueden ser razonablemente extrapolados a la población general –sólo a la población que acude y se trata en estos centros, y es altamente seleccionada, representando el polo más grave de la patología en cuestión. El deseo de aceptar a estos casos complicados o difíciles en desmedro de los menos graves o interesantes o espectaculares origina otro sesgo, de popularidad.

c) Confusión: que resulta de la presencia de una red compleja de relaciones entre variables diversas y una enfermedad o evento de salud específico. Una asociación espuria puede ser encontrada entre una exposición y una enfermedad, simplemente porque la exposición estudiada funciona como una marca de la presencia de la segunda exposición (la variable de confusión), que sería la causa real de la enfermedad. Por ejemplo, el hallazgo de una asociación entre el consumo de alcohol y cáncer de pulmón sería explicado por confusión; el alcohol no provoca el cáncer de pulmón, pero está asociado al hábito de fumar, que sí es una causa real de cáncer de pulmón.

d) Causalidad reversa: ésta es una situación que ocurre cuando la exposición sucede, pero es provocada por la enfermedad y no al contrario. Por ejemplo, el vómito reiterado es un efecto pero no la causa de la mola hidatiforme.

e) Causalidad: cuando la exposición estudiada tiene una relación causal verdadera con la enfermedad o evento de salud estudiado.

Estrategias para el control de la confusión

Hemos referido que el sesgo es introducido por inadecuaciones en el diseño o en la conducción de un estudio. La confusión existe a despecho del diseño, es real y no introducida artificialmente por el diseño del estudio. La confusión aparece cuando la asociación que existe entre la variable de confusión y la enfermedad en cuestión es transferida a la variable de exposición estudiada. Así, por ejemplo, la asociación entre el tabaco (variable de confusión) y el cáncer de pulmón (enfermedad) es transferida al alcohol (que es la variable de exposición definida en el estudio).

Es posible controlar la confusión en un estudio de casos y controles, tanto en el diseño cuanto en el análisis. La mayoría de los métodos existentes para controlarla requieren la identificación de las variables de confusión potenciales antes de iniciar el estudio.

Para preparar una lista de las variables que pueden ser de confusión en un estudio, se debe usar el conocimiento existente sobre la exposición y la enfermedad a ser estudiados, tanto lo que ya existe en la literatura, cuanto lo que pueda ser plausible biológicamente. La lista debe contener todas las variables que puedan estar asociadas con la enfermedad y las variables de exposición estudiadas.

La edad, sexo y nivel socioeconómico están asociados a tantas enfermedades y eventos de salud y a tantas variables de exposición que vale la pena siempre considerar la posibilidad de que sean de confusión.

Pueden ser usadas varias estrategias para controlar las variables de confusión en estudios de casos y controles. Básicamente se las puede controlar en el diseño (restricción), en el análisis (estratificación), o en el diseño y en el análisis (apareamiento).

Supongamos un estudio que quiera investigar el consumo de bebidas alcohólicas en el embarazo como causa de reducción de peso en el recién nacido. Imaginemos un estudio de casos y controles para investigar esa hipótesis: los casos serían las madres de niños nacidos con bajo peso; controles serían las madres de niños nacidos con peso normal. La variable de exposición es el consumo de alcohol durante la gestación; la enfermedad, el bajo peso al nacimiento. Vamos a imaginar asimismo que identificamos como variable de confusión principal el consumo de cigarrillos durante la gravidez, pero también la clase social y la edad de la madre. Consideramos estas variables como potenciales variables de confusión porque el conocimiento anterior, basado en la bibliografía, el sentido común y la fisiopatología de la enfermedad sugieren que las tres pueden causar bajo peso al nacer y que pueden también estar asociadas al mayor consumo de alcohol.

Vamos a usar este ejemplo para discutir los métodos de control de confusión en estudios de casos y controles; *restricción, estratificación, y apareamiento y regresión logística.*

a) Restricción: Es la manera más simple de controlar la confusión. Es usada en el diseño, y consiste en restringir el estudio a un nivel de las variables de confusión. En el estudio ya comentado, para controlar la variable de confusión *consumo de tabaco,* se podría restringir a casos y controles cuya madre no haya fumado durante su embarazo. O sea que la restricción controla la confusión a través del estudio de una población artificial, en la que la variable de confusión no es importante, porque *todos los casos* y *todos los controles* son homogéneos en cuanto a la ocurrencia y nivel de la variable de confusión. Pero existen problemas con la restricción; puede ser logísticamente difícil conseguir así el número necesario de casos y controles (ya que ¿cuántas personas beben pero no fuman?). No es posible generalizar el resultado hallado a los individuos que fueron excluidos del estudio por encuadrarse en forma diferente en cuanto a la variable de confusión considerada. Por último, la restricción puede no controlar completamente el efecto de la variable de confusión; es la llamada *confusión residual* que puede existir cuando persiste una variable de riesgo dentro de la categoría a la que el estudio fue restringido. Por ejemplo, un estudio en que la edad fuese la variable de confusión y el estudio fuese restringido al grupo etario de 25 a 30, podría tener una confusión residual si persistiese una variación de riesgo entre las edades de 25 a 30 años.

En el ejemplo anterior, la restricción fue aplicada solamente a la variable de confusión *hábito de fumar.* Pero, ¿cómo controlar las otras variables? Existen dos alternativas; o extender la restricción a todas las variables de confusión potenciales: los casos y controles serían las madres de entre 20 a 25 años, de una misma clase social, y no fumadoras durante su embarazo; o, alternativamente, aplicar la restricción a una variable de confusión (no fumadoras), y controlar el efecto de las otras variables de confusión en el análisis, usando la técnica de estratificación, apareamiento o regresión logística.

b) Estratificación: La estratificación puede ser usada en estudios no apareados. Consiste en asignar a los casos y controles en estratos, de acuerdo con los niveles de la variable de confusión en que se clasifican. Posteriormente se calcula el riesgo asociado a la exposición investigada para cada estrato de la variable de confusión. Cuando los riesgos hallados fuesen homogéneos para todos los estratos los resultados pueden ser combinados y sumarizados usando métodos estadísticos adecuados tales como el de Mantel-Haenszel.

Para que sea viable la estratificación en el análisis es necesario que sean recolectadas informaciones que permitan clasificar casos y controles en cuanto a la presencia y nivel de exposición de las variables de confusión. El número de variables de confusión que pueden ser controladas simultáneamente por estratificación es limitado. Cuando existe un número grande de variables de confusión es necesario usar la regresión logística.

La estratificación no funciona muy bien cuando la asociación entre las variables de confusión y la enfermedad o evento es muy fuerte, toda vez que la mayoría de los casos tendería a encontrarse en un estrato y la mayoría de los controles en el otro. En circunstancias como éstas podría ser necesario aumentar el tamaño de la muestra considerablemente. Ésta es una de las situaciones donde el apareamiento puede ser una alternativa mejor que la estratificación.

La estratificación puede verse, como dijimos, como una forma de restricción *post hoc*, realizada durante la fase de análisis más que sobre otras (por ejemplo diseño). La idea es que los resultados pueden estratificarse en función de la variable de confusión (conocida o putativa) y así calcularse resultados en forma separada. El procedimiento de Mantel-Haenszel combina luego los diferentes estratos y genera un estadístico resumen. Si luego el efecto ajustado difiere sustancialmente del efecto crudo, debe existir una variable confundidora. La confusión no siempre es intuitiva, y en ocasiones se presenta solapada o elusivamente.

Considérese el siguiente ejemplo. Dos mil mujeres se testean para comprobar la hipótesis de que el uso de DIU se asocia al desarrollo de salpingitis (basada en evidencia observacional). Se genera una tabla 2 x 2 que, analizando las proporciones de salpingitis evidencia un RR de 3 (con IC por encima de la unidad lo cual, como vimos, le confiere confiabilidad) para las usuarias de DIU, con lo que la causa parecería demostrada.

No obstante, al considerarse el factor *promiscuidad* operacionalizado bajo la variable número de compañeros sexuales, se generan dos tablas adicionales, mujeres con un compañero y mujeres con más de uno. En ambas el RR es igual a 1 con lo que el DIU, en verdad, no aparece como un factor de riesgo. Se evidencia sí una cantidad extraordinariamente alta de mujeres con más de un compañero que eligen usar DIU (700 vs. 300 mujeres) y, al mismo tiempo, el número de compañeros sí aparece vinculado al riesgo de salpingitis (esto es 6% de las mujeres con más de uno la padecieron contra sólo 1% de las mujeres con menos de 1 –RR= 6 [IC 95% 1.82 a 19.22]–). Volviendo a las tablas estratificadas por número de compañeros el RR ponderado de Manzel-Haenzel es asimismo 1 (0.5-3); como conclusión, el aparente riesgo triplicado de las mujeres con DIU se debe sólo a confusión siendo el verdadero riesgo el número de compañeros sexuales, que subyacía confundido.

*c) **Regresión Logística:*** Es un método iterativo que produce un modelo matemático, que permite describir la asociación entre la exposición y la enfermedad investigada, controlando las variables de confusión al mismo tiempo. La regresión logística funciona como estratificación con flexibilidad para acomodar simultáneamente muchas variables de confusión. La regresión logística puede ser usada en estudios apareados y no apareados. Sus desventajas serían: requerir el apoyo de un experto y de una computadora; asumir presupuestos sobre el comportamiento y la relación entre las variables estudiadas para acomodarlas al modelo estadístico y, finalmente, la poco clara visualización de los datos que limitaría nuestra

TODAS n=2000	SALPINGITIS +	SALPINGITIS -	TOTAL Y % DE PACS CON SALP
DIU SI	45	955	1000 (4,5%)
DIU NO	15	985	1000 (1,5%)
RR= 4.5/1.5 3 IC 95 1.7 - 5.4	P<0.001		

■ ***Figura 3.5.*** *Confusión entre usuarias de DIU con Salpingitis*

1 COMPAÑERO n=1200	SALPINGITIS +	SALPINGITIS -	TOTAL
DIU SI	3	297	300 (1%)
DIU NO	9	891	900 (1%)
OR= (1/1) 1			

■ *Figura 3.6. Discriminadas según factor promiscuidad (1 compañero)*

MÁS DE 1 COMPAÑERO n=800	SALPINGITIS +	SALPINGITIS -	TOTAL
DIU SI	42	658	700 (6%)
DIU NO	6	94	100 (6%)
OR= (6 /6) 1			

■ *Figura 3.7. Discriminadas según promiscuidad (más de un compañero)*

habilidad para juzgar la confiabilidad de las conclusiones presentadas en el estudio.

d) Apareamiento: Es la estrategia usada para lograr que los casos y controles tengan los mismos *niveles* de la variable de confusión, así como para evitar la asociación entre la variable de confusión y la enfermedad. En el ejemplo anterior, para cada caso (madres con niños de bajo peso) que haya estado fumando en el embarazo, sería seleccionando un control que también hubiese fumado; y para cada caso de no fumadora, un control que tampoco hubiese fumado durante el embarazo.

Es importante resaltar que cuando el estudio ha sido apareado el análisis también debe ser apareado. El apareamiento puede generar resultados espurios si el análisis no fuese apareado. Es especialmente eficaz para controlar la confusión causada por variables de confusión que son difíciles de precisar y cuantificar. Usando para el apareamiento variables como vecindad, ser amigo o nominado por el caso, ser socio del mismo club, miembro de la familia, etc., los casos y controles serían más semejantes con relación a factores tales como nivel socioeconómico, exposiciones ambientales, acceso a servicios de salud, hábitos de vida, factores genéticos, etc.

El apareamiento para las variables de confusión puede aumentar mucho el poder del estudio, mientras que el apareamiento para las variables que terminan siendo no de confusión disminuye muy poco el poder del estudio, principalmente cuando el OR es pequeño.

¿Por qué aparear? Para controlar la confusión y aumentar la eficiencia del estudio. En un estudio sobre cáncer, debido a la fuerza de la asociación entre cáncer y edad, si no hubiera apareamiento por edad, la mayoría de los casos tenderían a ser añosos y la mayoría de los controles jóvenes (especialmente en poblaciones de alta natalidad). El apareamiento aumenta la eficiencia de los estudios de casos y controles, especialmente cuando la variable de confusión está muy asociada con la enfermedad o evento de salud.

3.1.2.8 Consideraciones adicionales sobre saturación y dragado de datos, sesgo y confusión

El 4 de octubre de 2002 las mujeres que bebían de forma moderada tuvieron buenas noticias: su riesgo de cáncer de mama no estaba aumentado, de acuerdo a un reporte de *Lancet* que tuvo amplia repercusión en los medios ingleses. Por desgracia, también se decía que haber comenzado a fumar tempranamente sí se asociaba a riesgo incrementado de cáncer de mama. Luego de disfrutar sin culpa por beber, apenas unos días después, el 13 de noviembre, el mensaje súbitamente cambió: el alcohol sí incrementaba el riesgo de cáncer de mama después de todo, pero no así el humo del tabaco. La prensa generó titulares como "Alcohol, tabaco y cáncer de mama: la respuesta definitiva".

Ésta es una historia usual de desinformación y dramatismo médico; es usual en Inglaterra encontrar la "amenaza médica de la semana" que generalmente viene de la mano de algún reporte en las páginas del *Lancet* o del *BMJ*.

Se dice en broma que los estudios observacionales proponen y los ECR disponen. En efecto, la percepción generalizada de que muchos estudios epidemiológicos generan resultados o hallazgos confusos y a veces equivocados del todo se ha visto apoyada por muchos recientes ERC que no han podido confirmar siquiera hallazgos en apariencia robustos provenientes de estudios observacionales. Un ejemplo particularmente ilustrativo es el de la terapia de reemplazo hormonal. En 1991 un meta análisis de estudios epidemiológicos halló que el uso de tal tratamiento reducía el riesgo de enfermedad coronaria a la mitad y la evidencia estadística era concluyente y robusta (RR 0.50; IC 95% 0.43 - 0.56): "el peso de la evidencia da soporte a la idea de un efecto protectivo de los estrógenos que es poco probable que se explique por variables de confusión". Sin embargo, los resultados de diversos ECR fueron desalentadores y dinamitaron los hallazgos previos con un primer ECR que no evidenció beneficio, confirmado en dos ensayos posteriores, resultando todos en un OR agrupado de 1.11 (IC 95% 0.96 a 1.30).

Algo similar ocurrió con el beta caroteno, anunciado en 1981 en *Nature*, nada menos, bajo el prometedor título de "¿Pueden los beta carotenos reducir la incidencia de cáncer?" Específicamente se proponía la vitamina como un factor de protección contra el desarrollo de cáncer de pulmón. Sólo 4 años después ECR a gran escala mostraron algo asombroso: un *incremento* promedio del 18% (3 a 36%) en la incidencia de cáncer entre aquellos *que tomaban* beta carotenos. Y otro tanto ocurrió con la vitamina E, otrora panacea contra la enfermedad coronaria y luego defenestrada. ¿A qué puede atribuirse esta seguidilla de fracasos de la metodología epidemiológica o, al menos, en sus conclusiones?

La sobreabundancia –casi la saturación– y el consiguiente *dragado* de datos puede ser la respuesta: los epidemiólogos disponen de estudios con inmenso número de variables y pueden asociarlas a un amplísimo número de desenlaces, y al menos 1 en 20 será estadística –y falsamente– *significativa* y apta para ser publicada, ya que existe en definitiva una suerte de *idolatría por la **p** y la **significación*** (que lleva por ejemplo a pensar que un 0.05 es significativo y un 0.045 no). Cuando se ve un gran número de asociaciones en un grupo de datos con sólo unas pocas de ellas reales, un nivel de 0.05 se vinculará, mayormente, a falsos positivos. Esta falsa positividad es el producto más usual del dragado de datos, que resulta simplemente de mirar a muchas posibles asociaciones, quizá reales pero no causales –una primera salida rápida sería, por ejemplo, aumentar el nivel requerido a 0.01 o incluso 0.001– entre un factor no inherentemente causal pero sí vinculado a otros que lo son. En nuestro ejemplo de los estrógenos, las mujeres que usaron terapia hormonal, es probable que fuesen menos fumadoras o hicieran más ejercicio, quizá fueran pobres con menos posibilidad, y todos estos factores disminuyen la probabilidad de enfermedad coronaria. Las asociaciones reportadas en estudios observacionales y no confirmadas en ECR tienden a ser exposiciones vinculadas a variables socioeconómicas y comportamentales que a su turno se relacionan a una miríada de enfermedades.

La verdad no reconocida es que vivimos en un mundo *asociacional* por así decir. Un estudio apareó 133 exámenes físicos y análisis de laboratorio (8 778 correlaciones) derivados de un pool de 4 000 mujeres de edad. Esto hacía esperar 80 asociaciones *significativas* –sólo por azar– al nivel de 0.01; en realidad ¡se obtuvieron 3 000! En muchos sentidos ¡era más notoria y probable la asociación cuando la p **no** era significativa!

Para prevenir la confusión o tratarla, las asociaciones deberían replicarse en bases en las que la estructura potencialmente confundidora difiera del estudio inicial. En diferentes regiones o países, diferentes enfermedades pueden estar relacionadas de muy diversa manera a gran variedad circunstancias socioeconómicas o de comportamiento y reflejar a su turno patrones socioeconómicos –o de comportamiento– de enfermedad simplemente. Al comienzo del debate sobre terapia de reemplazo hormonal, se señaló con lucidez que este tratamiento protegía no sólo contra la enfermedad coronaria sino también contra *la muerte violenta o accidental* en estudios observacionales y ya que no había explicación biológica –o de ningún tipo– plausible para esta última, era muy probable que ambas observaciones estuvieran bajo el influjo de variables de confusión –lo que fue más tarde efectivamente confirmado por los ECR.

Estas observaciones no quieren defenestrar el dragado de datos ya que muchas asociaciones precisas están en su germen, *sino sembrar una suerte de sano escepticismo al respecto y a la creencia ciega y acrítica a los niveles de asociación estadística.* Recuérdese en este contexto que además de la *significación estadística* está la *significación clínica* –cuánto puede ser usado por el médico en la práctica corriente– y por fin la *significación personal,* valoración intransferible y única que hace quien en definitiva recibirá la intervención.

3.1.3 Diseño de cohortes (prospectivo)

Un estudio de cohortes es un estudio observacional analítico en el que se selecciona una población (cohorte remite a la milicia romana, entrenada para comportarse como una sola mente o una sola unidad) y se reúne información para determinar qué sujetos tienen alguna característica particular, que se sospecha relacionada a la enfermedad bajo estudio. Toda la población se sigue en el tiempo y se compara finalmente la incidencia de la enfermedad entre los expuestos contra la incidencia en los no expuestos. De alguna manera este diseño se parece a un estudio de intervención (experimental) en el hecho de que las personas *se seleccionan basándose en un criterio de exposición* y después se siguen en el tiempo, pero difieren en el sentido de que la asignación a los grupos *no está bajo control del investigador (que además no manipula ninguna variable).* Este diseño podría sintetizarse en la frase coloquial ¿qué me deparará el destino?

Es importante notar que en este diseño el estudio se inicia con un grupo de personas que posee una característica y otro que no (expuestos-no expuestos) y que la aparición de enfermedad es el desenlace o resultado buscado. En contraposición, los estudios de casos y controles se inician con personas que ya han desarrollado la enfermedad (enfermos-no enfermos) y se rastrea hacia atrás en el tiempo en busca de una característica del paciente; esta característica previa es el desenlace del estudio.

Al igual que con cualquier otro diseño, es esencial establecer una hipótesis clara antes del inicio del estudio, incluyendo una definición adecuada y concreta de las exposiciones y los resultados o desenlaces de interés. La elección de un grupo de individuos para un estudio de este tipo depende de las hipótesis a investigar pero puede ser un grupo de la población general, como los residentes de una comunidad o una población más específica que pueda identificarse y seguirse directamente (miembros de organizaciones profesionales, registros de médicos, empleados de alguna industria específica, etc.). Una cohorte poblacional general puede reclutarse de una zona geográfica definida.

3.1.3.1 Estudio de Framingham

El estudio más famoso de este tipo, que hace poco cumplió 50 años y es considerado un mojón epidemiológico, es el de Framingham. Todo lo que pueda decirse de Framingham parecerá poco; piénsese solamente en su dimensión epidemiológica y poblacional, que ha generado más de 1 000 artículos científicos en 50 años, identificado con claridad los principales factores de riesgo cardiovascular asociados a la enfermedad coronaria, creado una revolución en la estrategia de la medicina preventiva y cambiado por siempre la forma en que la comunidad científica y hasta el público general ven la génesis y el desarrollo de la enfermedad. Antes de Framingham, la noción de que los científicos pudieran identificar y modificar los factores de riesgo ([hacedores de riesgo] de paso, un término acuñado por el estudio) para tratar la enfermedad coronaria, la vascular cerebral y otras, no era parte de la práctica médica corriente.

Sus datos (transformados en una monumental base) se han utilizado además para estudios sobre accidentes vasculares cerebrales, demencia, osteoporosis, artritis, diabetes, enfermedades oculares, cáncer y evaluación de patrones genómicos de otras tantas enfermedades prevalentes.

Cinco mil residentes de la ciudad de Framingham (Massachussets, EEUU) se siguieron desde 1948 con el fin de evaluar una gran variedad de exposiciones usuales sobre el riesgo de enfermedad, principalmente cardiovascular. Desde el punto de vista logístico, varias razones influyeron en la elección de esta comunidad. En principio era una comunidad relativamente estable de 28 000 habitantes de los cuales 10 000 eran adultos cuyas edades oscilaban entre 30 y 59 años, con variedad de industrias y ocupaciones y bajo riesgo de emigración.

Al mismo tiempo, era lo suficientemente pequeña como para permitir que los residentes fueran a un único centro para los exámenes bienales de salud y sólo había un hospital importante. Tomando en consideración estas cuestiones se concluyó que una población de 30 a 59 años de edad sería la más indicada, estimándose que entre 5 000 personas dentro de este rango se desarrollarían aproximadamente 1 500 casos nuevos en un período de 20 años (esto equivalía a conseguir 6 500 personas dentro de este margen de edad para poder conseguir los 5 000 sin enfermedad). Como puede apreciarse en el diagrama, luego de la cohorte inicial se introdujo en 1971 una segunda cohorte de 5 000 pacientes adicionales

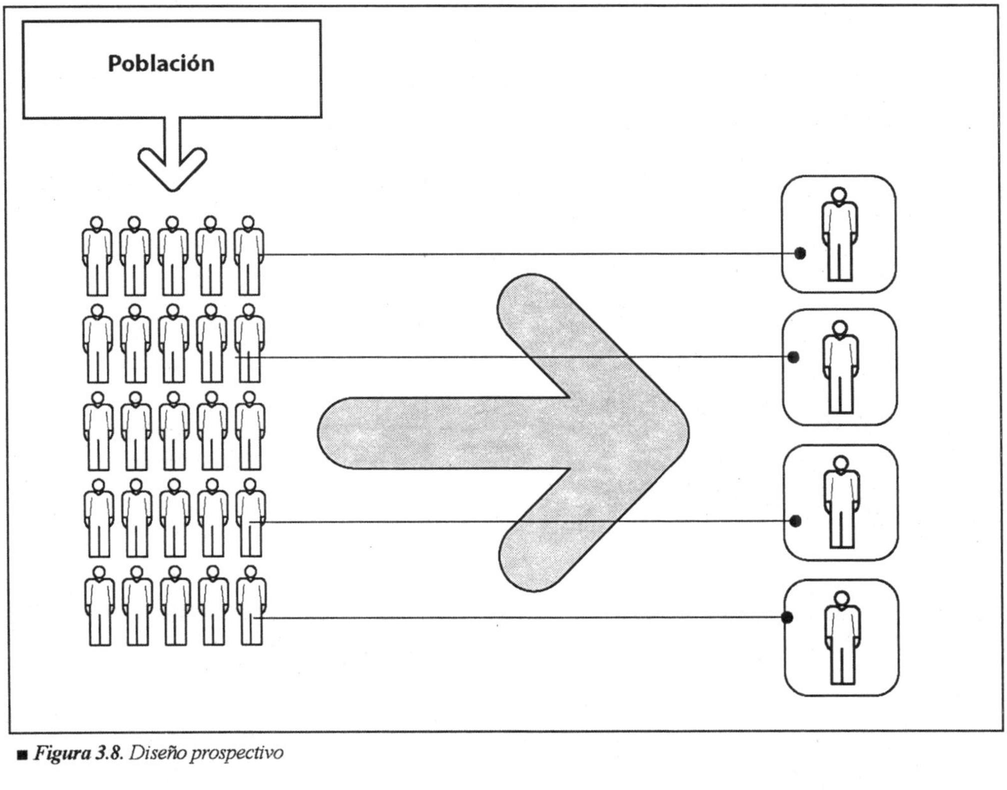

■ *Figura 3.8. Diseño prospectivo*

(*Offspring study*) descendientes de aquellos, y muy recientemente (2002) una tercera de 3 900 sujetos; se han efectuado análisis genómicos completos a una muestra de 1 800 sujetos de 336 familias, con lo que se cuenta con la fabulosa posibilidad de estudiar ciertas enfermedades (por ejemplo HTA) en una serie familiar completa de abuelos, padres e hijos. Mencionaremos que, si bien Framingham es el estudio más famoso de este tipo, hay otros pueblos convertidos en *laboratorios*, como congelados, recortados e introducidos en botellones, como Evans County vinculado a la Universidad de Carolina del Norte, o Alameda County por la UCLA, o Hagerstown por la Hopkins.

3.1.3.2. Pérdidas en el seguimiento

Comentaremos en este punto un tema importante resaltado por Sackett que se refiere al seguimiento de los pacientes. Sea un estu-

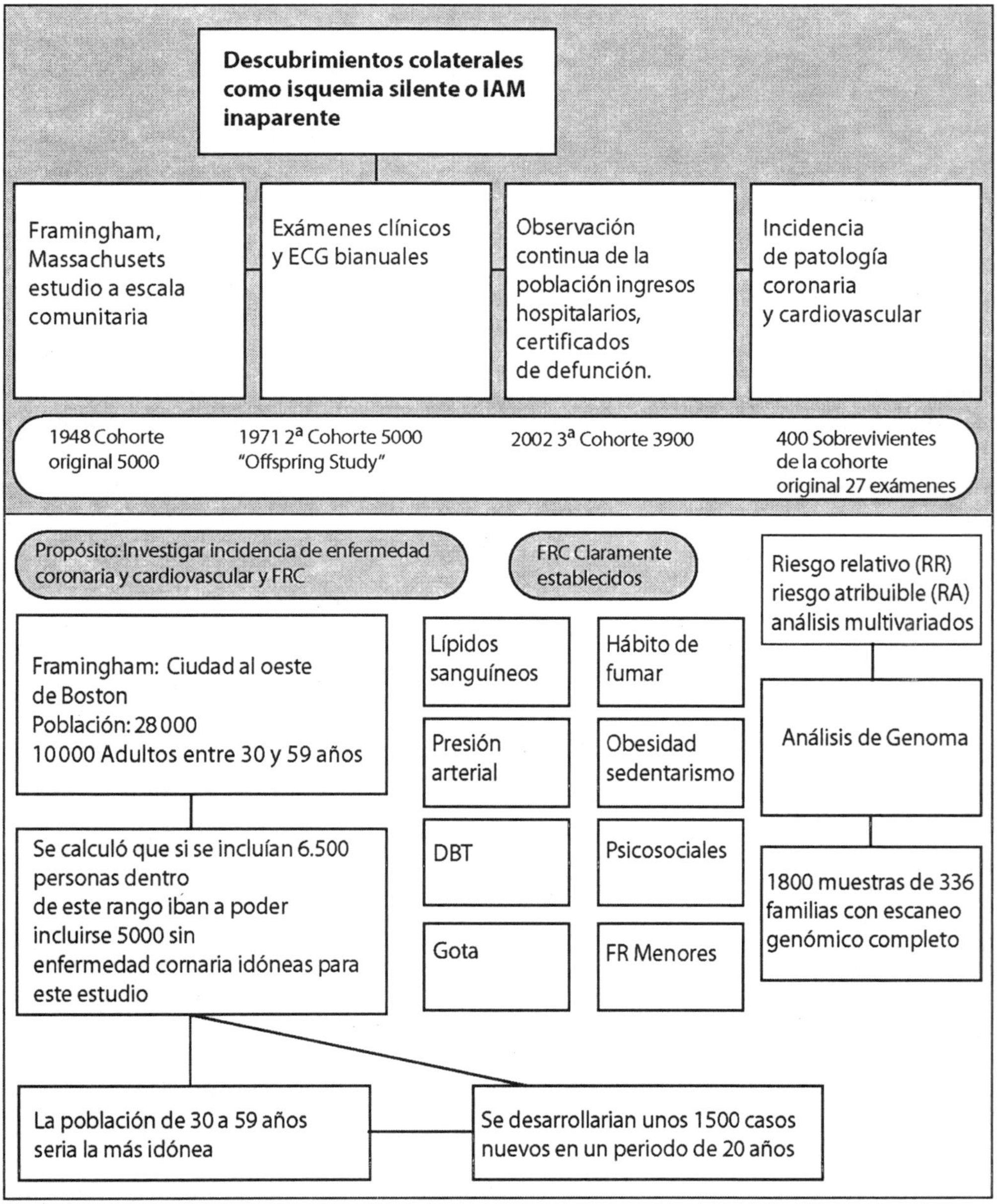

■ ***Figura 3.9.*** *Estudio de Framingham*

dio de seguimiento en el que se incluyen 100 pacientes, con cuatro muertes y 16 pérdidas de seguimiento. Un índice de mortalidad global contaría las 4 muertes entre los 84 sujetos con seguimiento completo, lo que daría 4,8%. Pero, ¿qué pasó con los 16 perdidos? En el peor escenario posible y si todos hubiesen muerto también la mortalidad sería de 20/100, es decir 20%, ¡lo que es 4 veces el número reportado! En el mejor de los escenarios, por otra parte, ninguno hubiese muerto, con lo que la mortalidad sería 4/100 ó 4%. Como regla práctica, se concluye que menos del 5% de abandono o pérdida de seguimiento probablemente produzca modificaciones despreciables en los resultados, en tanto que 20% o más es un porcentaje inaceptable.

En otras ocasiones y como alternativa logística puede preferirse tomar una cohorte a partir de un grupo socio profesional bien definido. Tal el estudio clásico de Doll y Hill en Inglaterra y Gales para evaluar los efectos sobre la salud del hábito de fumar, eligiendo a los médicos británicos. Comenzado en 1951, se envió un cuestionario por correo a todos los integrantes del registro de médicos británicos, obteniéndose un total de más de 33 000 hombres y 6 000 mujeres. Esta cohorte ha sido seguida desde entonces.

Una vez establecida la fuente de los expuestos, la siguiente es elegir un grupo de comparación adecuado de individuos no expuestos, siendo esta selección un aspecto crítico. Como en el diseño retrospectivo, este grupo debería ser lo más parecido al expuesto, respecto a la distribución de todos los factores que puedan estar relacionados con los resultados de interés. Así, si realmente no hubiera asociación entre enfermedad y exposición, las tasas finales de los dos grupos serían esencialmente las mismas.

Pueden utilizarse dos tipos de grupos de comparación: externos e internos. Por ejemplo, las cohortes de la población general tienden a ser heterogéneas respecto de muchas exposiciones y por lo tanto sus miembros pueden subclasificarse en diferentes categorías de exposición. Esto es que un determinado grupo de la cohorte con bajo o nulo riesgo de exposición puede usarse como grupo de comparación.

En un estudio de cohortes sobre trabajadores de la industria del solvente, por ejemplo, un grupo interno de comparación estaría dado por trabajadores de la misma industria no expuestos al factor en estudio. Ahora bien, si la cohorte es compactamente homogénea en relación con la exposición y no es posible a priori diferenciar un grupo menos expuesto o no expuesto, será necesario apelar a un grupo de comparación externo, que pueden ser empleados de otras industrias, retomando el ejemplo anterior, o en situación extrema la población general de la zona geográfica, en cuyo caso la aparición de enfermedad observada en la cohorte se compara con la aparición de enfermedad en la población general de la que ésta proviene.

En algún caso, incluso puede ser de utilidad tener múltiples grupos de comparación, en especial cuando no puede asegurarse que ninguno sea suficientemente similar al grupo expuesto en términos de distribución de variables de confusión.

La medida de la exposición de interés es un aspecto crucial en este tipo de diseño. Debe obtenerse información sobre la edad al inicio de la exposición, fechas de inicio y finalización de la exposición, dosis y patrón de exposición y cambios temporales. Existen dos tipos principales de estudios de cohortes definidos según el momento en el tiempo en que se obtuvo la información sobre la exposición: presente o pasado. Los estudios de cohortes prospectivos tienen los datos actualmente en el presente, una vez definida la población en estudio. Una alternativa muy útil para enfermedades crónicas o con períodos de inducción prolongados es confiar en las medidas de exposición efectuadas años antes del inicio del estudio y que pueden obtenerse a partir de registros médicos, ocupacionales o de otro tipo; éstos se denominan estudios de cohortes históricos.

Una limitación esencial y significativa, no obstante, de este tipo de ***sub diseño*** es que los registros del pasado suelen ser menos exactos y detallados que si se recopilan de manera prospectiva. Cabe mencionar otro sub diseño específico. Cuando en una cohor-

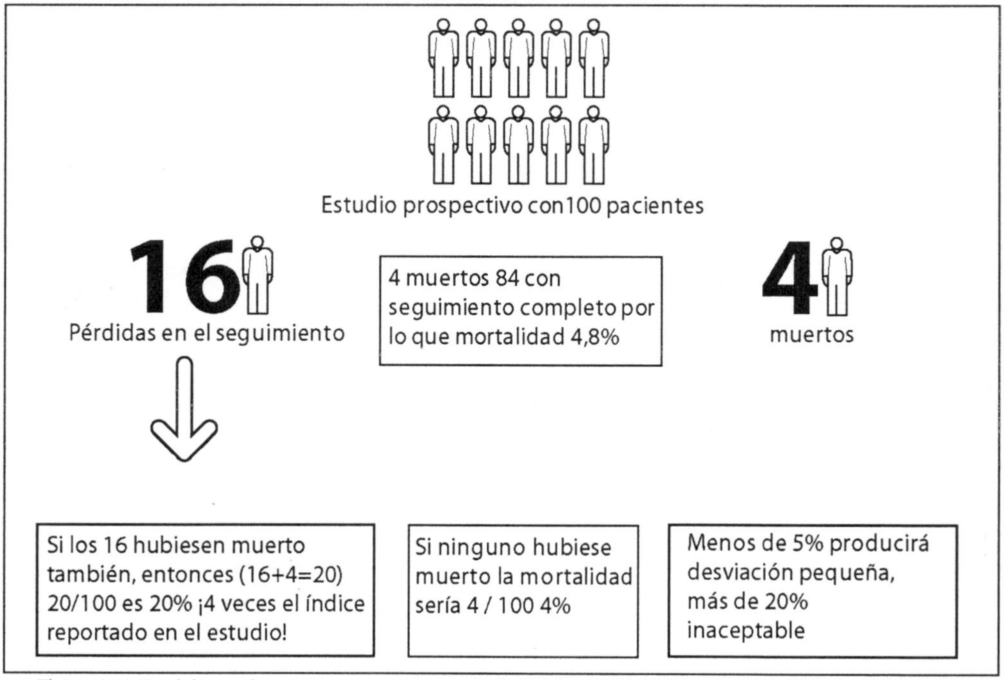

■ *Figura 3.10. Pérdidas en el seguimiento*

te seguida a través del tiempo pueden identificarse una cantidad adecuada de casos, éstos pueden analizarse detalladamente tomando como comparación una muestra de individuos no enfermos (controles) que provienen de la misma cohorte pero no son toda la cohorte. Este sub diseño se llama estudio ***caso control anidado***.

Asimismo, cuando se analiza un evento (como un brote de alguna enfermedad aguda) en el que se conoce a toda la población, es posible hablar apropiadamente de un estudio de ***cohortes retrospectivo***, tal como el famoso ejercicio docente de Epi_Info, Oswego, que analiza los avatares de una toxiinfección alimentaria en ocasión de una cena social en una iglesia, en 1940, en Lycoming, condado de Oswego (EEUU). Últimamente incluso se habla de diseños 1) casos cohorte, que sólo mencionaremos en este acápite, ideados específicamente en el contexto del estudio de enfermedades crónicas como el cáncer. Básicamente implican la detección de casos incidentes en una cohorte contra un grupo control de un porcentaje determinado de la misma cohorte, y 2) caso control alternante (*case crossover*) de diseño y conceptualización más complejo, que implica que cada paciente es su propio control al compararse los prolegómenos del desenlace contra otros períodos previos similares en los que el mismo no se produjo.

3.1.3.3. Pasos en el diseño de Cohortes

Los principales pasos a considerar en el diseño clásico son los siguientes:

a) Planteamiento de una hipótesis en forma precisa y operacional.

b) Definición de la variable independiente y de la exposición a la misma.

c) Definición y validación de los instrumentos destinados a medir la exposición y los efectos de interés.

d) Fuente y criterios de elección de las cohortes que se van a comparar.

e) Obtención de la información.

f) Determinación del tamaño muestral.

Repasaremos someramente cada una.

a) Planteamiento de una hipótesis en forma precisa y operacional.

Si bien la necesidad de una hipótesis etiológica es extensiva a todos los diseños analíticos, para un estudio de cohortes es imprescindible que los investigadores tengan un planteo explicativo hipotético de la o las causas del evento, basado en otros estudios epidemiológicos, para obtener una hipótesis operacional, es decir, poder caracterizar la exposición en términos concretos de productos y poblaciones expuestas en las cuales sea posible detectar la incidencia del evento de interés.

b) Definición de la variable independiente y la exposición a la misma.

c) Definición y validación de los instrumentos destinados a medir la exposición y los efectos de interés.

En un estudio de cohorte la validez depende en gran medida de la forma con la que se ha establecido la exposición durante el tiempo de observación de los sujetos y, consecuentemente, de los métodos utilizados para detectar la aparición del efecto o variable dependiente.

El monitoreo ambiental y biológico para el diagnóstico de la enfermedad constituyen elementos que se han de dejar claramente definidos y explícitos para permitir una apreciación justa de los resultados.

d) Fuente y criterios de selección de las cohortes que se van a comparar.

La fuente de los individuos que constituirán las cohortes depende del problema que se estudia: así, por ejemplo, si el interés radica en una exposición a sustancias de uso industrial, la fuente más adecuada son grupos de trabajadores que intervienen de alguna manera en la misma; si la exposición se refiere a determinados alimentos o a su forma de preparación, la fuente prioritaria son grupos seleccionados de la población general.

El primer criterio de elección es, obviamente, la ausencia de la variable dependiente. Se requiere que tanto expuestos como no expuestos se encuentren libres de la enfermedad. La aplicación de este principio puede tener limitaciones prácticas y éticas. En segundo lugar, como criterio de selección debe figurar la igualdad en expuestos y no expuestos en relación con variables de confusión. El estudio de cohortes es, dentro de los estudios observacionales, el más parecido a un estudio experimental, por lo que es imprescindible que los grupos comparados sean lo más semejantes posible; idealmente sólo debieran diferir en el grado de exposición a la posible causa.

e) Obtención de la información.

El objetivo fundamental en este aspecto es conseguir una información no sesgada de los diversos grupos que se estudian. Una vez definidos los instrumentos para determinar la exposición y para observar su efecto, se ha de establecer la periodicidad de las observaciones y la forma como se llevarán a cabo. Para evitar sesgos se recurre a la técnica de observación ciega: los investigadores que realizan los exámenes correspondientes desconocen a cuál cohorte pertenece cada individuo.

f) Determinación del tamaño muestral.

El investigador debe fijar el nivel de significación = α y la potencia de su estudio = I β. Debe además tener una estimación de la tasa de incidencia de la enfermedad en los no expuestos y, por último, determinar el Riesgo Relativo (RR) que es interesante desde el punto de vista de la salud pública.

3.1.3.4 Ventajas y desventajas de los estudios de cohortes

Dentro de los estudios observacionales, el diseño de cohortes es el que se asemeja en mayor medida a un estudio experimental; se explora la ocurrencia de una enfermedad a partir de grupos expuestos o no expuestos a la causa hipotética, por lo tanto, no hay dudas sobre la direccionalidad de los acontecimientos. Puede establecerse la tasa de incidencia de la enfermedad y calcularse directamente el Riesgo Relativo, el Riesgo Atribuible y las Mediciones de Impacto. La información sobre la exposición no está sujeta a la capacidad de recordar de cada individuo, ya que se recolectará prospectivamente.

Las desventajas, en especial para la investigación de patologías crónicas, implican requerir muestras numerosas seguidas durante mucho tiempo, lo que es costoso en todo sentido. Durante el período de seguimiento pueden perderse sujetos o producirse cambios en los niveles de exposición. A mayor período de seguimiento existe un aumento de estos problemas. En resumen, el diseño de estudio de cohortes rinde una de las más válidas respuestas acerca de la relación causal entre una variable independiente y una variable dependiente, dentro de los estudios observacionales. Sin embargo, su utilización debe estar reservada a aquellos problemas para los cuales hay acumulada una evidencia suficientemente fundada, ya que el diseño es de elevado costo y compleja ejecución.

3.1.4 Diseños transversales o de prevalencia

Los estudios transversales tienen como fin determinar la prevalencia de un atributo (exposición o evento de salud) en una población definida en un momento determinado del tiempo, más que seleccionar grupos de individuos de acuerdo a la presencia o ausencia de la exposición a factores de riesgo, o de acuerdo a la presencia o ausencia de enfermedad. En algún caso, pretenden ir más allá y sugerir factores de riesgo potencial, pero en general debe recordarse que el foco está centrado en la prevalencia y no en la incidencia ya que los desenlaces (la enfermedad) y los eventuales factores de riesgo son evaluados al mismo tiempo, por lo que no puede establecerse una relación temporal. Por ejemplo, supóngase que se encuentra que la obesidad es más frecuente en mujeres con artritis. ¿Fue el sobrepeso el que desencadenó la artritis o es que las afectadas de artritis se vuelven inactivas y obesas? Imposible contestar desde esta perspectiva metodológica. Los estudios de este tipo responden a la pregunta coloquial: ¿soy diferente a mis vecinos? Los datos obtenidos en un estudio de prevalencia pueden examinarse de dos maneras diferentes: las tasas de prevalencia pueden ser comparadas entre los grupos de expuestos y no expuestos o puede procederse a comparar las proporciones de expuestos y no expuestos entre enfermos y no enfermos.

Los principales puntos a considerar en el diseño de un estudio de prevalencia son:

a) Definir la población de referencia.

b) Determinar si el estudio se realizará sobre el total de la población o en una muestra.

c) Determinar el tamaño de la muestra poblacional y las formas de selección de la misma.

d) Elaborar y validar los instrumentos o técnicas mediante los que se determinará la presencia o ausencia de las variables independientes y de las variables dependientes.

e) Asegurar la comparabilidad (de la información obtenida en los diferentes grupos).

f) Determinar el tipo de análisis epidemiológico y estadístico de los datos.

g) Determinar la conducta a seguir con los casos detectados.

Este diseño nos permite establecer las tasas de prevalencia correspondientes a expuestos y no expuestos a la variable independiente o, como se ha indicado en otra sección, establecer la *carga total* de la enfermedad en la población, considerando casos antiguos y nuevos de la patología en estudio. Otra alternativa de análisis, utilizada con frecuencia, es la determinación de los porcentajes de exposición en enfermos y no enfermos. Se trata de un diseño cuya principal ventaja se encuentra en la utilización *administrativa* de sus resultados, porque el determinar la cuantía de la enfermedad prevalente en una comunidad, permite estimar la necesidad potencial de recursos humanos y físicos para su atención. La mayor desventaja, en relación con la investigación de causas, es la imposibilidad de establecer la direccionalidad de la asociación entre las variables independientes y dependientes, las que se han determinado simultáneamente. Puede darse la situación en que la que se considera una variable independiente de riesgo sea una consecuencia de la propia enfermedad.

Reporte de caso o de serie de casos

El reporte es el tipo más simple de investigación, fruto de mentes inquisitivas, que se limita a describir, a veces puntillosamente, un caso observado en el que no ha habido intervención. Son ejemplos la descripción de un efecto adverso raro o de un fenómeno inusual, como el desencadenamiento de un infarto miocárdico consecutivo a una picadura de avispa o los famosos artículos, que aún hoy aparecen en la literatura ***...a propósito de un caso...*** (recordemos el trabajo clásico de Gottlieb *et al.*, en 1981, sobre cuatro varones jóvenes con una forma rara de neumopatía que abrieron la senda para la investigación epidemiológica del SIDA). La descripción de un caso o serie de los mismos puede iluminar algún aspecto básico desconocido o que ha pasado desapercibido, mecanismo farmacodinámico o fisiopatológico; en cualquier caso no permiten hacer inferencias causales ni establecer temporalidad.

Los estudios correlacionales que tienen lugar al nivel poblacional más que individual se llaman estudios ecológicos y si bien suelen ser útiles para establecer hipótesis iniciales están sujetos a múltiples sesgos y falacias, principalmente a la derivación de un hallazgo del grupo al individuo (la llamada falacia ecológica).

3.1.5 Diseños de intervención (experimentales)

Características generales

El término experimento suele denotar coloquialmente el tomar una acción y después observar las consecuencias. Desde el punto de vista científico, la comprobación más concreta de la participación de una o más variables independientes en el desarrollo de una enfermedad, consistiría en poder exponer a un grupo de individuos a dichas variables y compararlos con un grupo idéntico no expuesto, controlando cualquier otro factor que pudiera distorsionar la asociación investigada. Esta situación es lo que en forma general se denomina un experimento, una interferencia buscada y planeada en el orden natural de los hechos.

Los diseños de intervención son los que más se aproximan a los análisis realizados por los científicos en el laboratorio. En este caso el investigador no es ya el observador pasivo de los diseños previos. Los ensayos clínicos son el estándar de oro o referencia en medicina, o sea, el diseño básico contra el que se juzgan los demás, debido a que proporciona la justificación máxima para concluir causalidad y está sujeto al menor número de problemas o sesgos.

El primer requisito en un experimento es la *intervención directa* de los *investigadores* sobre los sujetos observados, a través de la *imposición* de la variable independiente (es decir, el experimentador hace algo al menos a algunos sujetos del estudio). *Manipula* intencionalmente la variable independiente, que considera como posible causa de algo (o condición antecedente) para observar el efecto provocado (variable dependiente o consecuente).

Una segunda característica es su *naturaleza prospectiva, básicamente son cohortes* sobre las que se ha realizado alguna maniobra y en las que después de un cierto lapso se observa la aparición del o los efectos que se creen asociados a la variable independiente.

Por último, caracteriza a los estudios experimentales la *asignación aleatoria* al azar, randomizada de los individuos a la variable independiente que está bajo estudio. La randomización es en sí una medida de control (véase más abajo), introducida en 1940 por el brillante Ronald Fisher –que ha dejado un amplio rastro en la bioestadística– y cuyo propósito es dar al investigador la seguridad de que variables desconocidas no afectarán el resultado de su estudio. Es útil verla como una suerte de seguro (Cochran y Cox, 1992) en el sentido de que "...es una precaución contra interferencias que pueden o no ocurrir y que pueden o no ser importantes si ocurren. Por lo general es aconsejable tomarse el trabajo de aleatorizar aún cuando no se espere que haya un sesgo importante al dejar de hacerlo". Recordemos en este contexto que la variable independiente (variable explicativa, supuesta causa en una relación entre variables) se hipotetiza y se manipula y la dependiente (supuesto efecto o respuesta a explicar) se mide.

Asimismo, debe existir ***un control*** a la situación experimental. La palabra control posee diversas connotaciones. Una primera que adopta el texto clásico de Dawson-Saunders y Trapp se refiere a control como comparación con pacientes tratados de otra manera –usualmente la mejor alternativa disponible–; si éste no existe, muchas veces se concluirá que el procedimiento usado es el mejor, derivando en el problema concreto de recomendarse modos de tratamiento o estrategias diagnósticas cuya eficacia no se ha controlado (por lo tanto no se ha probado verdaderamente desde el punto de vista científico).

Los controles ideales son los controles concurrentes independientes; es decir, se tienen dos grupos simultáneos, uno sometido al procedimiento, estrategia o droga a investigar y otro asignado a placebo o tratamiento estándar, con trato semejante en el mismo período temporal, esto es un *control concurrente*; al mismo tiempo y para evitar que el experimentador vea lo que quiere ver, el análisis debe ser doble ciego: ni pacientes ni investigadores conocen qué se administra (nótese que esto es a veces imposible, como en el caso de asignación a una estrategia de tratamiento, como cirugía vs. tratamiento médico, que no puede ser desconocida al investigador ni al paciente). No obstante la fuente de controles puede ser, y de hecho a veces es, diversa. Por ejemplo, pueden utilizarse *controles históricos o medidas de la población general –controles externos al estudio–*, con los sesgos que esto implica. Otra manera de lograr control es el utilizar al mismo grupo de pacientes para ambas alternativas en forma secuencial. Por ejemplo, en un estudio famoso sobre dieta y enfermedad coronaria un grupo de enfermos coronarios fue evaluado basal y accesoriamente después de dos años de dieta vegetariana y otros tratamientos. Cada paciente es su propio control y el diseño se llama estudio con autocontroles; con todo, es un diseño poco robusto ya que muchas veces los enfermos cambian, sobre todo por la atención que reciben, o por saberse parte de un estudio más que por la intervención en sí (lo que se conoce como *efecto Hawthorne*, que también sería aplicable al caso de los diseños cuasi experimentales antes-después –véase más adelante). Una variante interesante del anterior es el diseño cruzado en que cada lote de pacientes es alternativa y secuencialmente caso y control, interpuesto un período de lavado de duración variable, como se esquematiza en la Figura 3.11.

En definitiva, las tres características distintivas del experimento son: ***manipulación***, ***control*** y ***aleatorización***.

El objetivo de un ensayo clínico randomizado (en adelante ECR) es evaluar uno o más tratamientos nuevos para una enfermedad u otro evento de interés. Ya que los ensayos que implican las más de las veces a personas enfermas se realizan en hospitales u otros centros asistenciales. Pero existen también ensayos clínicos de campo que tratan con sujetos no enfermos.

A pesar de ser la respuesta más válida acerca de la relación causal que puede existir entre los factores de riesgo y una enfermedad, existen razones de carácter ético que limitan, e incluso excluyen, la aplicación de este diseño de investigación. Sin embargo, el método experimental se aplica positivamente en estudios epidemiológicos de carácter preventivo y terapéutico. La imposibilidad de observar de modo directo el papel causal de algún factor, lleva al camino alternativo de analizar experimentalmente si la supresión o disminución de la exposición contribuye a eliminar o disminuir la incidencia de la enfermedad en los grupos. La experimentación de tipo terapéutico consiste en la evaluación de un tratamiento médico o quirúrgico, mediante un diseño que cumpla con las características generales antes enunciadas: existencia de grupos de comparación, asignación aleatoria y prospectividad de la investigación.

Para la situación especial de experimentos terapéuticos, se utiliza con frecuencia la expresión de ensayos clínicos controlados. Existe consenso en considerar al ensayo clínico controlado como la única estrategia científicamente válida para evaluar la eficacia de alguna acción terapéutica. Cualquier otra forma, que no respete los principios o cánones de un experimento, está sujeta a la posibilidad de distorsiones en sus resultados. La necesidad de la ejecución de estos experimentos controlados ha sido un fenómeno cada vez más acentuado y ha llegado a ser uno de los más importantes avances metodológicos asociado con las bases científicas de la terapéutica médica.

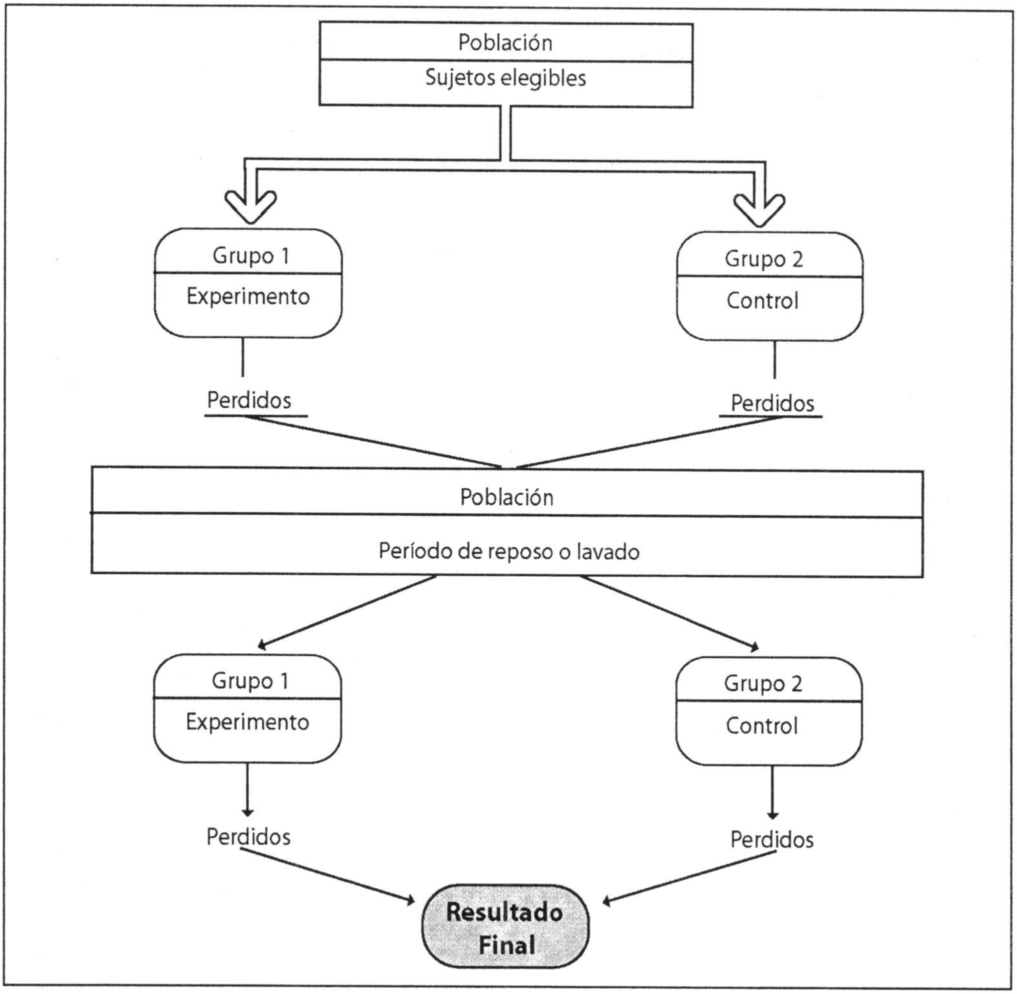

■ *Figura 3.11. ECR con diseño cruzado*

3.1.5.1 Requerimientos metodológicos del ensayo clínico controlado

El término controlado se refiere específicamente a la utilización de alguna clase de aleatoriedad en la asignación de los individuos al o los tratamientos que se desean evaluar. Cuando no existe un proceso aleatorio algunos autores utilizan la denominación de ensayo clínico no controlado; sin embargo, este último tipo de observación está fuera de la condición de experimento.

Cuatro requerimientos básicos distinguen a este tipo de investigación:

a) base racional; b) representatividad de la experiencia; c) replicabilidad y d) aleatorización

Los discutiremos someramente.

a) Base racional

La ejecución de un ensayo clínico controlado debe estar basada en la existencia de sólidas razones científicas, que justifican el estudio de un determinado tratamiento. A pesar de lo obvio de esta afirmación, sorprende la realización de experimentos terapéuticos injustificados, destinados muchas veces a responder preguntas intrascendentes. Un ensayo clínico controlado, en especial en ciertos campos como la oncología, debería poseer una hipótesis central que constituya el elemento sobre el que podría planearse el resto del diseño. La operacionalidad de la hipótesis consiste en la factibilidad de poder probarla y ello está fuertemente ligado a la formulación y clasificación de los elementos que servirán para su comprobación o rechazo.

b) Representatividad de la experiencia
La intención de quien ejecuta este tipo de estudio es obtener resultados que puedan ser generalizados a una población mucho más amplia que el conjunto de individuos que ha sido estudiado. La posibilidad de extrapolación se vincula a la representatividad que posee el grupo en estudio. En muchas circunstancias, los resultados positivos alcanzados en un ensayo clínico controlado no son corroborados cuando se repite el estudio en un grupo más amplio de pacientes. La situación inversa tampoco es infrecuente.

c) Replicabilidad
La necesidad de replicar o repetir un tratamiento en un número determinado de sujetos se deriva del hecho que sus efectos en un individuo no pueden predecirse con certeza, porque los pacientes no son exactamente iguales; el tratamiento no afecta a cada paciente de la misma manera y, en muchas ocasiones, no puede ser idéntico en todos, debido a los posibles efectos laterales que puedan ocurrir en algunos de los sujetos.

d) Aleatorización
La asignación al azar de los individuos a los diferentes tratamientos que se desean comparar es un requerimiento esencial en un ensayo clínico controlado. Al comentar los estudios epidemiológicos no experimentales, señalamos que su desventaja era la no comparabilidad intrínseca de los grupos, por ser construidos de una manera no experimental; con eso aludimos a este procedimiento aleatorio en la formación de los grupos en estudio. En esencia, la aleatorización consiste en utilizar un mecanismo de asignación de los tratamientos, independiente de la voluntad del investigador o del sujeto investigado. La aleatorización, por lo tanto, tiene como objetivo primordial evitar cualquier sesgo consciente o inconsciente de quienes intervienen en el experimento, si de ellos dependiera la elección de la maniobra.

Adicionalmente, se logra que los grupos *en promedio* sean comparables respecto a variables de confusión no controladas en forma explícita por algún procedimiento de emparejamiento.

Por último, la aleatorización valida las técnicas de análisis estadístico, aplicadas para determinar la probabilidad del azar en las diferencias entre los grupos en estudio.

La Figura 3.12 nos muestra la arquitectura ideal de este estudio. Sin embargo, se deben considerar algunos hechos que pueden conducir a resultados espurios o sesgos. Por ejemplo, no siempre el total de pacientes candidatos puede participar, por no desearlo o bien por no cumplir con todos los criterios de inclusión que se han fijado con antelación (y de paso, ¡éstos no pueden ser controles!). Una proporción de los que forman el grupo de estudio puede fallecer o retirarse antes de la asignación aleatoria, y finalmente ocurre que durante el período de observación se pierden algunos pacientes.

A lo largo de un ensayo clínico se producen alteraciones en la composición original de los grupos. Para evitar extraer conclusiones sobre grupos sesgados, se deben tener en cuenta para el análisis, las observaciones sobre los individuos que no aceptan el tratamiento y toda la información de los sujetos previa a su pérdida durante el seguimiento.

Uno de los aspectos clave para una ejecución exitosa de estos estudios, consiste en la elaboración de un protocolo de la investigación. El protocolo es el documento en el cual el investigador deja constancia de todos los elementos conceptuales en que se basa su ensayo clínico, ha dejado explícita(s) la(s) hipótesis por investigar, ha operacionalizado la forma (de observar los resultados) y ha establecido todos los aspectos prácticos de la ejecución. Este documento debe contener, además, todos los puntos que se refieren a los aspectos éticos de la experiencia. Las técnicas de análisis estadísticas y el manejo de datos deben estar estipulados en el protocolo. La omisión de aspectos relevantes y la imprecisión en el lenguaje son la causa de interpretaciones incorrectas o de errores en la ejecución, todo lo cual altera la calidad del estudio.

3.1.5.2 Problemas especiales en un ensayo clínico

c) Sesgos en la obtención de la información sobre los resultados de interés

Hemos discutido las ventajas de la aleatorización en este tipo de estudio, para evitar sesgos en la asignación de los sujetos a los diversos grupos. Pero además, se pueden utilizar algunas técnicas que evitan una tendenciosidad en la apreciación de los resultados finales. La medición del efecto del tratamiento por medio de algún examen objetivo (de laboratorio), cuando es pertinente, contribuye a evitar o disminuir las apreciaciones subjetivas. Las técnicas de observación en ciego simple o doble ciego, son de utilidad, aunque no siempre es posible aplicarlas de modo absoluto. Consisten en que el paciente, o bien, el paciente y el investigador desconozcan a qué tratamiento ha sido asignado cada individuo. En la misma línea de evitar sesgos (de la información), se inscribe la utilización de un placebo, sustancia inerte, igual en forma, color, sabor y modo de administración a la sustancia activa. En ocasiones la utilización de placebo es éticamente inaceptable, en otras, teóricamente es difícil lograr un igualamiento con el medicamento activo por lo que se restituyen las posibilidades de utilización de esta técnica.

b) Ensayos con voluntarios

La participación de voluntarios es una modalidad utilizada en especial para estudios experimentales etiológicos, como única vía de llevarlos a cabo. Sin embargo, los resultados obtenidos en este tipo de experiencias deben interpretarse con cautela, ya que los voluntarios son una población autoseleccionada (de hecho se habla del *efecto voluntario*). Las razones

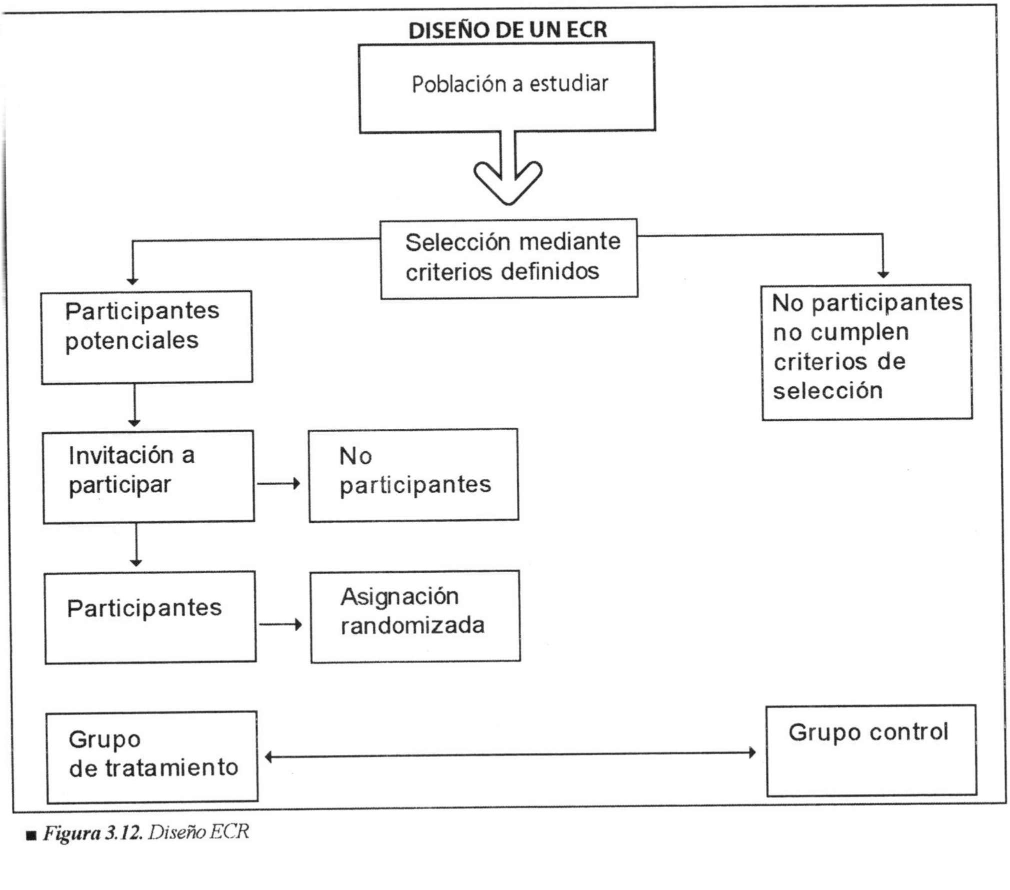

■ ***Figura 3.12.*** *Diseño ECR*

que motivaron su participación pueden estar en relación directa con los factores de éxito o fracaso de los tratamientos. La extrapolación de los resultados es prácticamente irrealizable. Al respecto, lúcidamente dice Sackett, refiriéndose a los voluntarios para catastro, que son un lote extraño (!) y saludable y no se puede generalizar a partir de ellos a nuestros otros pacientes.

c) Aspectos éticos

Las consideraciones sobre aspectos éticos son más importantes en este tipo de estudio que en cualquier otro y solo están justificadas en caso de incertidumbre, cuando existe una duda válida sobre el valor de una nueva intervención en cuanto a su relación ventaja / riesgo. Al designar los grupos de control, es imposible dejar a un grupo de enfermos sin un tratamiento que se sabe efectivo hasta el momento, o solo administrarle placebo. Por ejemplo, los pacientes coronarios del famoso CASS (Coronary Artery Surgery Study) fueron aleatorizados para recibir tratamiento médico o quirúrgico, pero ninguno quedó sin tratarse o recibió placebo. En este caso, el grupo control es, como se comentó, el mejor tratamiento disponible hasta la fecha, el estándar de referencia o estándar de atención.

3.1.5.3 Diseños experimentales especiales. Diseño factorial

Una técnica para mejorar la eficacia en los estudios de intervención es probar dos o más hipótesis de forma simultánea en los llamados diseños factoriales 2 x 2, en los que el sujeto primero se distribuye aleatoriamente a la intervención A o B para la primera hipótesis y después, dentro de cada grupo, se procede a una segunda aleatorización para las intervenciones C y D. Un ejemplo de este tipo de diseño fue el *Estudio Sobre la Salud de los Médicos*, ensayo clínico doble ciego, randomizado, controlado por placebo, realizado en EEUU para evaluar los efectos de la aspirina sobre la mortalidad cardiovascular total y del beta caroteno sobre la incidencia de cáncer, que incluyó a 33 000 médicos y duró de 1 a 6 meses, siendo los sujetos asignados a recibir aspirina, beta caroteno o placebo.

3.1.6 Diseños cuasi experimentales

En un diseño cuasi experimental se pierde algo del verdadero experimento, *bien la aleatorización o la presencia de un grupo control separado*; aún así, se incluye la manipulación de la variable independiente que es la intervención. Uno de los diseños más comunes de este tipo es el denominado diseño con grupo control no equivalente: utiliza dos o más grupos uno de los cuales sirve de control y en éste no se realiza ninguna intervención. Ambos grupos se observan antes y después de la intervención para determinar si ésta tuvo algún efecto (nótese que la calidad de cuasi experimental es que los grupos no fueron asignados o distribuidos al azar ni hay apareamiento); los grupos no son comparables entre sí y las eventuales diferencias en las pospruebas podrían atribuirse a la variable independiente pero quizá actúen otras razones diferentes que permanecen en la oscuridad. Recuérdese que el criterio de los experimentos verdaderos de mantener la igualdad de los grupos (salvo obviamente la variable independiente que está en estudio) también ha de aplicarse a los cuasi experimentos.

Otro tipo de diseño cuasi experimental muy conocido y usado es el llamado estudio o diseño **antes-después**. Usa un solo grupo (se lo llama también serie cronológica de un solo grupo) en el que se realiza una intervención; algunos lo consideran pre experimental más que cuasi experimental ya que no involucra ni randomización ni grupo control (pierde dos de las tres características del experimento). Debe tomarse muy en cuenta que no tiene punto de comparación (grupo control) y por lo tanto la interpretación del patrón que adopte la variable dependiente en respuesta [teórica] a la independiente debe analizarse o interpretarse con sumo cuidado (es decir, para estimar si no pudieron haber actuado otras causas diferentes de la variable independiente). También existen variantes de este diseño como las series cronológicas con múltiples grupos, con repetición de estímulo, con tratamientos múltiples, etc.

Aún con estas limitaciones es un diseño interesante en el contexto de la ISSS ya que a veces es el único posible para enfrentar situaciones problemáticas usuales del día a día. Por ejemplo, la sobre espera en la atención de consultorios o guardias es un problema cabalmente reconocido en muchas entidades proveedoras de servicio. Un hospital o servicio puede abocarse a la tarea de tratar de identificar causas de estas demoras y una vez definidas implementar mejoras, para lo cual el problema es monitoreado o reevaluado al cabo de un tiempo. En definitiva, puede ser apto para problemas de pequeña escala o relativamente sencillos y opera con una lógica de sentido común (que en realidad lo aparta aún más del experimento *stricto sensu*), si el problema es muy complejo (multifactorial) pierde utilidad y debe incluirse un grupo de control.

En todos estos casos se producen fuentes de invalidación interna del estudio (véanse, por ejemplo, Campbell, 1975; Babbie, 2001; Chistensen, 2000), esto es, la pérdida de la confianza absoluta de que los resultados del estudio sean válidos, que respondan a lo que suponemos responden; es decir, que lo único que operó fue la exposición a la variable independiente y no otra cosa. Se describen las siguientes fuentes de invalidación interna (Campbell, *op. cit.*):

• Historia: acontecimientos que ocurren durante el desarrollo del experimento y que afectan a la variable dependiente.

• Maduración: procesos internos y dinámicos de los participantes que operan como consecuencia

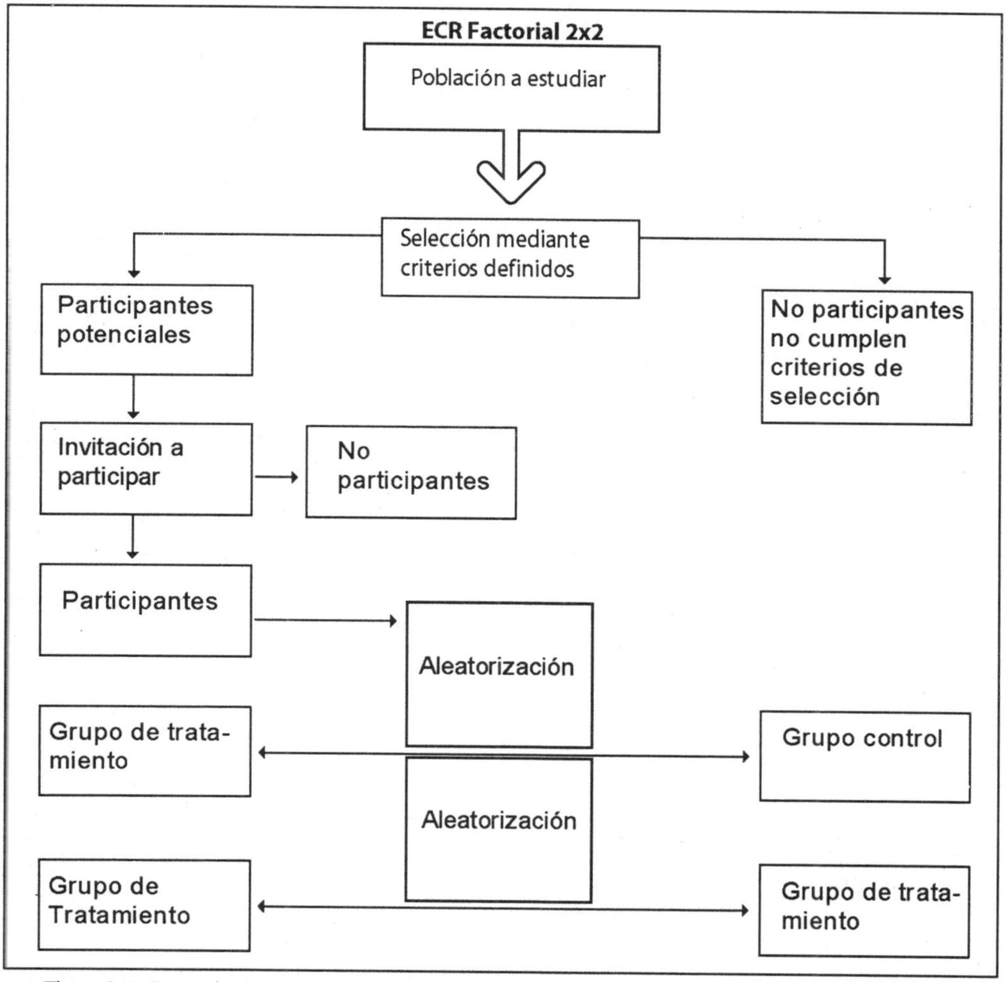

■ ***Figura 3.13.*** *Diseño factorial 2 x 2*

del tiempo y acostumbramiento o aprendizaje o aún en respuesta a condiciones del medio –en cierto aspecto se solapa con el anterior. Piénsese por ejemplo en los famosos experimentos Hawthorne, llevados a cabo por Elton Mayo, que dieron origen a la escuela de las relaciones humanas, que evaluaron una miríada de factores y fueron en verdad no concluyentes ya que, por ejemplo, no tuvieron suficientemente en cuenta ni los cambios dinámicos de los trabajadores ni los efectos sistémicos que sobre ellos tenía la depresión de los años 30.

- Inestabilidad: se refiere a la poca confiabilidad de las mediciones.
- Instrumentación.
- Regresión a la media.
- Selección.

David Sackett (2001) propone en su obra dos guías interesantes. La primera ilumina aspectos fundamentales a la hora de evaluar estudios clínicos, de cara fundamentalmente a aspectos pronósticos de nuestros pacientes, una preocupación constante, desde el abierto cuestionamiento del enfermo (¿Cuánto tiempo de vida me queda, doctor?, ¿quedaré bien después de esta cirugía? O ¿puedo morir en la cirugía o quedar con alguna secuela importante?, hasta las preguntas que nosotros mismos nos hacemos, como por ejemplo, decidir indicar una colectomía a un varón de 37 años, con colitis ulcerosa controlada, para prevenir un eventual cáncer de colon, o indicar cribado para aneurismas aórticos abdominales). Se mencionan aspectos más que interesantes sobre diversos sesgos (a lo largo de su obra Sackett encuentra 35 sesgos diferentes) a los que todos somos proclives en nuestra práctica. La segunda, cuyos puntos mencionamos abajo, se refiere a la evaluación de estudios individuales.

1- Los pacientes, ¿fueron asignados a un tratamiento aleatorizado? ¿Fue oculta la lista de aleatorización?

2- ¿Fue el seguimiento de los enfermos suficientemente largo y completo?

Considérese lo comentado *ut supra* sobre pérdidas tolerables (*withdrawals* o *drop-outs*). Sackett ubica este nivel máximo en el 20%, pero otros autores mencionan que si es mayor de 15%, las conclusiones del artículo deben tomarse con cuidado (Lang, Secic, 2001). En cualquier caso, raramente el seguimiento llegará al 100% de los pacientes.

3- ¿Se analizaron todos los pacientes en los grupos en los que fueron aleatorizados?

4- ¿Desconocían los pacientes y los médicos el tratamiento?

5- ¿Eran los grupos similares al comienzo del ECR?

6- ¿Cuál es la magnitud del efecto del tratamiento?

En este acápite entran las consideraciones hechas previamente en esta sección sobre las diversas medidas y su utilidad, p, RR RRR, RA y RRA, NNT y NND.

7- ¿Cuán exacta es esta estimación del efecto del tratamiento?

8- ¿Son los resultados de este estudio individual aplicables a nuestro paciente?

9- ¿Es nuestro paciente tan diferente de aquellos en el estudio?

Así, estratégicamente, Sackett sugiere plantear la pregunta de **modo reverso**, es decir, considerar si las características sociodemográficas o biopatológicas de nuestro paciente son **tan dife-**

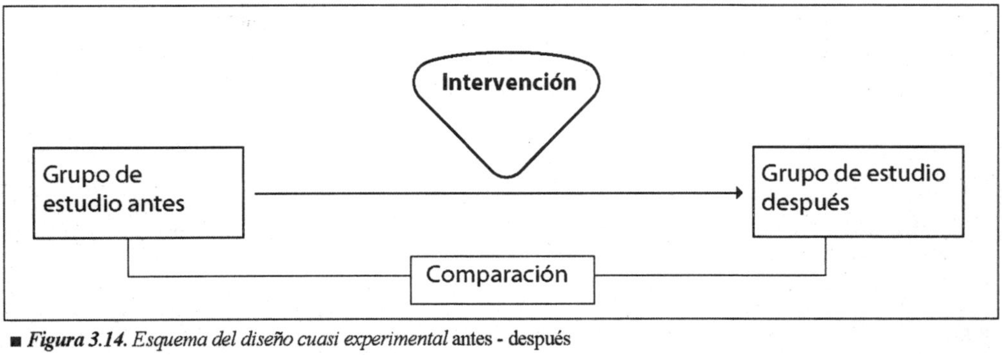

■ ***Figura 3.14.*** *Esquema del diseño cuasi experimental* antes - después

rentes de las de los del estudio que hagan inútil el intento de aplicación de los resultados o la evidencia a este caso concreto[1].

10- ¿Es el tratamiento **factible** en nuestro medio?

Esto incluye determinar si el tratamiento puede ser suministrado o pagado por el sistema sanitario –lo cual es un debate fundamental y pendiente en nuestro medio.

3.2 Investigaciones cualitativas

Históricamente, desde los años 50 y 60 el paradigma de investigación dominante en todos los países fue el modelo norteamericano y europeo, basado en el empirismo y el positivismo. La investigación clásica pues responde al paradigma empírico positivista y ha sido la más usada en el ámbito de la salud. Refiere Black (1994) que los métodos de investigación que se aplican en la actualidad en salud pública son casi exclusivamente de carácter cuantitativo y sólo los estudios cuyas conclusiones se apoyan en datos numéricos parecen gozan de respetabilidad. El resultado es una saturación de *cifras,* no siempre fidedignas, que raras veces se cuestionan y que llegan a convertirse en componentes integrales de nuestros conocimientos. Por ejemplo, *se sabe* que una de cada 10 parejas es estéril, que uno de cada 10 varones es homosexual y que la prevalencia de cardiopatía aumentó y ahora está disminuyendo. La base científica de todas estas afirmaciones es dudosa. Nadie discute el valor de la cuantificación en el análisis de los fenómenos que nos rodean. No obstante, la importancia que revisten los métodos cuantitativos es precisamente lo que obliga a tratar de mejorar su aplicación.

Muchos científicos desconocen la naturaleza exacta de la investigación cualitativa y piensan que se trata de estudios sobre calidad o de muestras demasiado pequeñas para someterlas a análisis estadísticos. La verdad es que la investigación cualitativa arroja luz sobre la naturaleza de las variables, su fuerza y sus interacciones. Al igual que los estudios cualitativos, sirve para examinar la causalidad de los fenómenos y depende de la observación o interpretación de los mismos, pero a diferencia de aquéllos, su objetivo es determinar *qué* ocurre y no *con qué frecuencia.* La simplificación y el reduccionismo son ajenos a su *modus operandi*, que consiste en una visión global de las cosas, sin despojarlas de su complejidad. Los métodos cualitativos –entrevistas, observación de actividades, interpretación de materiales escritos, etc.– rinden sus mejores frutos cuando las variables carecen de definición o no se pueden controlar. Estos métodos, que pueden aplicarse a un individuo, un grupo pequeño o una organización, revelan lo que está sucediendo sin tratar de determinar asociaciones o frecuencias.

Los métodos cualitativos cuando se combinan con los cuantitativos pueden ayudar a entender la forma en que éstos se generan y a formular hipótesis, explicar fenómenos sin aparente explicación y definir cuáles variables deben cuantificarse. En ocasiones, son los únicos que se prestan para investigar un fenómeno complejo, especialmente cuando las variables pertinentes no muestran una relación muy patente con un resultado determinado. En definitiva, el uso más frecuente de los métodos cualitativos mejoraría enormemente la calidad de los estudios epidemiológicos y de los servicios de salud.

Como bien expresa De Souza Minayo, es cuestionable (por redundante) la denominación *investigación cualitativa,* ya que sólo tiene sentido por oposición a *cuantitativa.* En rigor, cualquier investigación debería contemplar una característica básica de su objeto: su aspecto cualitativo. Esto implica considerar como sujeto de estudio a la gente, en determinada condición social, perteneciente a determinado grupo social o clase, con sus creencias, valores y significados. Implica también considerar que el objeto de las ciencias sociales es complejo, contradictorio, inacabado y en permanente transformación.

1- Se refiere al ejemplo de un residente que se negó a aplicar las conclusiones de un ECR a un enfermo concreto de 68 años ya que el estudio sólo incluía pacientes de hasta 65 años. ¿Era este paciente tan diferente?

Así, la gran cuestión en relación con la cuantificación se debería al riesgo de que un estudio de alta trascendencia, desde un punto de vista matemático o estadístico en que toda la atención se concentra en la manipulación sofisticada de los instrumentos de análisis, desprecie aspectos esenciales de la realidad. *Así muchas veces tendremos una* exacta respuesta *pero para preguntas* erradas o imprecisas.

Esta discusión de *cuantitativo* vs. *cualitativo* tendría su origen en las diferentes formas de percibir la realidad social. Los fundamentos de la investigación cuantitativa, en extremo, se basan en sostener que: a) todo opera con leyes causales, b) la realidad consiste en estructuras e instituciones identificables en cuanto a datos por un lado, y creencias y valores por otro, y c) lo *real* está dado por los datos brutos considerados datos objetivos; los valores y creencias son subjetivos y sólo pueden ser comprendidos por los datos brutos. El *lenguaje* de las variables cuantitativas permitiría expresar generalizaciones con precisión, objetividad y neutralidad.

La crítica a esta posición estriba no en la desvalorización de los instrumentos clásicamente considerados (medidas de ocurrencia, asociación y significancia), poderosas y reconocidas herramientas, sino en el hecho de restringir la realidad sólo a lo que puede ser observado y cuantificado. Esto puede llegar a *fetichizar* los datos y tornarse el propio método un fetiche en la medida que reduce la objetividad al método y no a su contenido. El procedimiento científico de aislar y separar (y reagrupar) es válido para analizar un sinnúmero de cuestiones, sólo que en ocasiones se apologiza y deifica y se lo acepta y piensa ontológicamente como una realidad en sí, esto es decir que el modelo es el mundo y no que el modelo sólo ayuda a entender el mundo o un aspecto de él.

Varios autores critican esta posición extrema, con el argumento de que: a) los abordajes cuantitativos sacrifican los significados en el "altar del rigor matemático", b) existiría una creencia ingenua de que las distorsiones pueden ser evitadas por la codificación (cuestionario vs. hombre común), c) existe evidencia de que los métodos cuantitativos simplifican la vida limitándola a los fenómenos que pueden ser enumerados, y d) cuando se hacen inferencias desde los datos, se trabaja apriorística y preconceptualmente, tomando como familiares los fenómenos que acontecen, porque ellos pertenecen a la misma sociedad que se está estudiando.

Fases en la Investigación cualitativa

En este contexto, la investigación cualitativa tendría:

- una fase exploratoria, que comprende la selección del tema a investigar, la delimitación del problema, la definición del objeto y de los objetivos, la construcción del marco teórico-conceptual, los instrumentos de recolección y de exploración del campo.

- una fase de trabajo de campo, que comprende la determinación espacial correspondiente al recorte teórico del objeto de la investigación. Por ejemplo, si se trata de entender las concepciones de salud-enfermedad de determinado grupo social; si se trata de entender las relaciones pedagógicas entre médico-paciente; si se busca comprender el impacto de determinada política pública para la población, cada uno de estos temas corresponde a un campo empírico determinado. Diversos *sujetos* de investigación, construidos teóricamente en cuanto *objetos* de estudio, forman parte en el *campo* de una relación de intersubjetividades, de interacción social con el investigador, dando como resultado un nuevo producto que confrontará tanto con la realidad concreta como con las hipótesis y presupuestos teóricos, en un proceso más amplio de construcción de conocimientos. Tiene dos categorías fundamentales:

  • la entrevista, nombre genérico en el que se pueden incluir diferentes abordajes, puede ser dividida en entrevistas abiertas (estructuradas, semiestructuradas), entrevistas a través de grupos focales e historias de vida. Forman parte de la relación más formal del trabajo de campo en el que intencionadamente el investigador recoge informaciones a través del hablar de los actores sociales. Tienen especial interés en este caso las representaciones sociales del proceso de salud-enfermedad en esos actores.

• la observación participante; momento que enfatiza las relaciones informales del investigador en el campo. Esta *informalidad aparente* se reviste de una serie de presupuestos, de cuidados teórico-prácticos, que pueden hacer avanzar o también perjudicar el conocimiento de la realidad propuesta.

- una fase de análisis o tratamiento del material; a partir de lo recogido en el campo se necesita analizar el material.

Este proceso tiene tres grandes obstáculos:

a) la *ilusión de la transparencia*, comprensión espontánea, como si lo real se mostrase nítidamente al observador. Es tanto más peligrosa cuanto mayor es la impresión de familiaridad con el objeto de estudio; es una lucha contra la ingenuidad y el empirismo, creyendo comprender las significaciones de los actores sociales apenas como proyección de la propia subjetividad.

b) la *ilusión de la magia de los métodos y las técnicas*, que no dejan ver lo esencial, en este caso lo fidedigno de las significaciones presentes en el material, referidas a relaciones sociales dinámicas.

c) la *ilusión de la facilidad de asociar las teorías con el material recogido*; en general, se hace dificultoso juntar teorías y conceptos abstractos con el material recogido en el campo.

Se buscan tres objetivos: superar la incertidumbre, enriquecer la lectura y la integración de los descubrimientos. Comprende: a) análisis del contenido (análisis de expresión, de relaciones, de evolución o representacional, de enunciación y temático); b) análisis de discurso (trata de dar cuenta del sentido a través de las condiciones de producción del lenguaje) y c) Hermenéutica-Dialéctica (presentada como un *camino de pensamiento* expresado como vía de encuentro entre las ciencias sociales y la filosofía. Según Habermas no determina técnicas de tratamiento de datos y sí una autocomprensión, en tanto que "comprender una manifestación simbólica significa saber bajo qué condiciones su pretensión de validez podría ser aceptada".

3.3 Addenda Guía para realizar una monografía

3.3.1 ¿Qué es una monografía?

Es importante diferenciar una monografía de una tesis de doctorado, de una *tesina* de licenciatura o maestría y de un *artículo científico*.

Una tesis presupone un trabajo de investigación en el cual el doctorando propone una hipótesis *original* e intenta corroborarla mediante una investigación que demuestre sus amplios conocimientos del tema. Es equivalente a la *obra maestra* de los tiempos medioevales y, precisamente, pretende mostrar que el candidato no sólo tiene licencia (es decir, es *licenciado*) para ejercer la profesión u oficio si no que, además, merece pertenecer al selecto grupo de los maestros de ese arte. El título de *doctor* es el máximo título académico otorgado por una universidad al que se puede aspirar.

Una tesina es un trabajo muy similar a la tesis en cuanto a estructura. La diferencia es principalmente cualitativa. Aquí no se pretende que el maestrando proponga una hipótesis con el grado de originalidad de una tesis ni tampoco que realice un trabajo de investigación tan exhaustivo. Las tesinas son requeridas para obtener el grado de *licenciado* y de *master* o *magister*.

Un artículo científico es la socialización, generalmente a través de su publicación en una revista científica, de una investigación que responde a un protocolo de investigación. Su estructura es bastante diferente al de una tesis, de una tesina y de una monografía.

Por su parte, una monografía es una obra de elaboración menor en la cual el autor debe exponer algunas ideas u opiniones originales y hacer el comentario de las mismas. Es decir, no se trata de una mera recolección bibliográfica sino que se ha de efectuar un análisis crítico de la misma proponiendo algunas ideas propias y/o realizando algunos comentarios tendientes a contrarrestar las críticas señaladas.

Pueden considerarse dos grandes formas de abordaje y exposición:

a) presentación de algún hecho nuevo que incremente el conocimiento en la materia en cuestión.

b) exposición de hechos conocidos pero interpretándolos de forma original.

Pero siempre debe haber algún aporte personal.

Una monografía es entonces un "trabajo escrito, que investiga de modo exhaustivo un tema claramente delimitado, desarrollándolo en forma lógica, y cuyo objetivo final es comunicar una interpretación personal del autor que permita una nueva o más completa descripción y/o explicación de los fenómenos analizados". Por lo tanto, una monografía tiene las siguientes características: tratamiento exhaustivo, tema limitado, desarrollo lógico y "aporte personal del autor".

En síntesis: no es una monografía una presentación en la que solamente se resume, clasifica y organiza la bibliografía sobre el tema. Es estrictamente necesario que la monografía, para ser considerada como tal, contenga al menos una opinión personal del autor.

Con respecto al tipo de tema a elegir, si bien no existe algo preestablecido sobre este punto, como se ha dicho, es recomendable no elegir un tema amplio o demasiado conocido pues su abordaje conllevaría una extensa bibliografía y un gran insumo de tiempo. Además, sería poco lo que se podría aportar de modo original. Lo más aconsejable es la elección de un tema puntual. Por ejemplo: en lugar de "Consentimiento informado" es preferible circunscribirlo a "Aspectos éticos del consentimiento informado para una práctica diagnóstica o terapéutica en medicina interna"; de esta manera se dejan de lado las consideraciones legales y el consentimiento informado en investigación clínica.

3.3.2 Estructura de una monografía

Las partes que componen una monografía son:

a) Carátula
b) Resumen y palabras clave
c) Índice
d) Introducción
e) Desarrollo
f) Conclusiones
g) Referencias y citas bibliográficas
h) Bibliografía
i) Anexos

Nos referiremos a cada ítem en particular.

La carátula incluye el título y eventual subtítulo, los datos personales del autor, datos de la institución de pertenencia, lugar y fecha. En general, las consignas para la carátula son establecidas por la institución en la que se presenta el trabajo.

El resumen no es obligatorio pero es aconsejable pues permite al lector una rápida visualización del contenido de la monografía para así poder decidir si es o no de su interés. El título y el resumen son entonces orientadores en ese sentido. Las palabras clave son palabras por las cuales se podrá identificar la temática de la obra. Su utilidad radica en que permiten crear ficheros (manuales o electrónicos) que ayudan a los lectores en la búsqueda de los trabajos de su interés. Por lo general, el resumen contiene de 200 a 250 palabras y las palabras clave son entre 3 y 7. Como su nombre lo indica, el resumen es un "resumen de toda la monografía", vale decir que debe contener los conceptos e ideas principales presentes en todo el trabajo, desde la introducción hasta las conclusiones. Las palabras clave usadas suelen buscarse entre los términos listados en el *Medical Subject Headings (MeSH)* del *Index Medicus*. En caso de términos de reciente aparición que aún no figuren en los MeSH, pueden usarse las expresiones actuales. El siguiente sitio URL ofrece mayor información al respecto: http://www.nlm.nih.gov/mesh/meshhome.html

El índice tiene como finalidad organizar el contenido interno de la monografía y permitir de este modo la búsqueda por página de un determinado apartado. Es sumamente útil en aquellas monografías extensas y/o con muchos subtítulos en el desarrollo.

La introducción debe incluir el planteamiento del problema a investigar, el objetivo general o propósito de la monografía, los objetivos específicos y la descripción de la forma en que se llevará a cabo la investigación para alcanzar dichos objetivos. No es necesario que estas partes de la introducción estén identificadas mediante subtítulos. Ejemplo:

El modelo de relación médico-paciente ha sufrido cambios significativos en las últimas décadas. La exigencia del respeto de la autonomía del paciente suele entrar en conflicto con los principios y valores transmitidos tradicionalmente en la enseñanza médica desde la medicina hipocrática [aquí ya se planteó el problema]. *El propósito de esta monografía es justificar desde una perspectiva ética la necesidad de obtener el consentimiento informado para cada práctica diagnóstica en medicina interna. Nuestros objetivos son describir los antecedentes históricos y filosóficos de esta regla bioética, explicitar la forma en que debe redactarse un consentimiento en general y, finalmente, aplicar estos conocimientos a la medicina interna* [aquí se plantearon el propósito y los objetivos específicos]. *Para ello realizaremos una búsqueda bibliográfica... encuestaremos y entrevistaremos a médicos clínicos...* [aquí se está explicitando la metodología a seguir]".

El desarrollo es el cuerpo principal de la monografía. Puede no contener ningún subtítulo pero lo habitual es que sí los posea con el propósito de ordenar los contenidos. Esto es particularmente importante en el caso de las monografías extensas. La cantidad y calidad de los subtítulos depende de la extensión y del tema desarrollado. Durante el desarrollo, el autor va realizando sus propios comentarios intercalándolos con la exposición y análisis de la bibliografía.

Las conclusiones deben estar en relación con los objetivos planteados en la introducción y con los comentarios propios vertidos en el apartado anterior. Pueden redactarse siguiendo el mismo estilo narrativo o bien mediante una enunciación taxativa (Ejemplo: *... en vista de las consideraciones precedentes, se concluye que: 1)..., 2)..., 3)..., 4)..., 5)...*

Es menester diferenciar entre *nota, referencia bibliográfica, cita bibliográfica* y *bibliografía*. Una nota es generalmente una aclaración sobre lo que se viene diciendo o información añadida que, de ser escrita en el texto principal, podría distraer la atención del lector. No es una información esencial, de modo que el lector puede omitirla sin demasiado perjuicio de la comprensión del texto. Las notas suelen colocarse a pie de página o, sin son muchas, luego de las conclusiones, ya sea en un apartado independiente o junto con las referencias y citas bibliográficas. En el texto principal se indican con numeración correlativa.

Las referencias y citas bibliográficas se ubican en el mismo apartado luego de las conclusiones. Están vinculadas al texto principal por números. La numeración puede ser correlativa o no de acuerdo a las normas seguidas. En los trabajos médicos es frecuente seguir las normas Vancouver (ver URL: http://www.nlm.nih.gov/bsd/uniform_requirements.html).

A los fines prácticos, una referencia y una cita son casi lo mismo. Pero en realidad hay una diferencia entre ellas. En la cita, como su nombre lo indica, se cita textualmente un párrafo de otro texto. Por tal motivo, debe ir entre comillas y, habitualmente, se escribe con márgenes izquierdo y derecho por dentro de los márgenes del texto principal y con un tamaño de letra menor. Finalizadas las comillas se coloca el número de cita correspondiente. Hacerlo de este modo es importante para evitar incurrir en plagio. Es lícito citar hasta 3 000 palabras pero no más, excepto que la antigüedad del texto sea mayor de 50 años, en cuyo caso se pude hacer una cita más extensa sin incurrir en plagio. Ejemplo:

"En todos los aspectos relevantes, los seres humanos deben ser considerados y tratados de igual manera, es decir, de una manera uniforme e idéntica, a menos que haya una razón suficiente para no hacerlo".[11]

Por su parte, en una referencia bibliográfica no se copia textualmente sino que se parafrasea el texto pero la idea expuesta no es de quien escribe sino de otro autor. Entonces no es necesario usar comillas aunque sí es obligatorio referir la fuente de donde se extrajo esa idea. La razón de esta exigencia es doble: por un lado, se hace conocer el verdadero autor de los conceptos parafraseados y, por otro, se permite al lector identificar la fuente en caso que quiera consultarla directamente, tanto para corroborar como para ampliar lo que el autor de la monografía está diciendo.

La bibliografía es el último apartado. Se enuncia por orden alfabético siguiendo el apellido del primer autor y sin citar ninguna página pues no es propiamente una referencia sino un listado de las obras consultadas. Incluye la referencia bibliográfica de todos los libros o artículos consultados. Es decir, muchos de ellos ya estarán presentes en el apartado anterior pero otros no, de modo que la bibliografía siempre será más extensa que las citas y referencias bibliográficas.

Algunas monografías pueden incorporar un apartado de anexo. En él pueden ubicarse fotos, dibujos, figuras (cuando éstos no han sido incluidos en el cuerpo principal) o bien fichas de recolección de datos si, por ejemplo, se realizaron encuestas o entrevistas como parte de la metodología seguida. Las tablas, gráficos e ilustraciones siempre deberán tener su correspondiente epígrafe aclaratorio.

Un tema que suele preocupar a quien debe enfrentar el desafío de realizar una monografía es la extensión de la misma. Como es de prever, la respuesta es que lo más importante es la calidad, es decir, lo que está expresado más que la cantidad de páginas que ocupe. Sin embargo, en líneas generales diríamos que una monografía tipo ocupará una extensión mínima de unas veinte páginas excluyendo la carátula, el índice y los anexos si los hubiera.

Otras cuestiones menores tienen que ver con el tipo de letra, el espaciado de líneas, los márgenes, etc. Estas indicaciones suelen ser suministradas por la institución que exige la presentación de la monografía.

3.4 Artículo científico

Una vez que el protocolo de investigación ha sido redactado, corregido y aprobado, el próximo paso de la tarea científica consiste en la *ejecución* del proyecto. El fruto de esta ejecución consistirá en la obtención de resultados, es decir, de datos que deberán ser interpretados y comparados con los de otros investigadores que abordaron el mismo tema. Nos resta entonces *comunicar* a la comunidad científica nuestras conclusiones. Esa comunicación se lleva a cabo mediante la redacción y publicación de un *artículo científico.*

Recuérdese que la información suministrada a la comunidad científica debe ser *confiable.* Para que lo sea debe cumplir con tres condiciones: coherencia lógica (interna y externa), conexión (todas las partes del artículo deben estar conectadas y relacionadas entre sí) y verificabilidad.

Veremos a continuación cuáles son las partes constitutivas de un artículo científico.

Título: el mismo del protocolo que dio origen al artículo. Debe ser corto, específico y claro. Es conveniente que no contenga más de 10 a 12 palabras ó 90 letras. De alguna manera debe ser sintetizador del trabajo, es decir, tiene que orientar acerca de lo que el trabajo trata. Si es necesario, se puede agregar un subtítulo más largo donde se aclaren conceptos.

Autores: el autor principal se ubica en primer o en último lugar y, con una llamada a pie de página, se indica su dirección y teléfono a fin de que el lector pueda efectuar las consultas sobre el trabajo que considere pertinentes. Sólo los autores que han tenido real participación en el proyecto deben figurar. Aquellas personas que han colaborado pero cuya participación no ha sido sustancial pueden ser mencionadas en un ítem de *agradecimientos.*

Resumen: por lo general comprende unas 100 palabras (algunas revistas permiten 200). Debe ser conciso pero completo, es decir, debe transmitir al lector una idea acerca de qué se investigó, cómo se investigó y a qué conclusión se llegó. Se realiza en el idioma original y en inglés. (Valen las mismas consideraciones que para la monografía.)

Palabras clave: tres a siete palabras en el idioma original y en inglés que permitan una ubicación temática del trabajo. (Valen las mismas consideraciones que para la monografía.)

Introducción: generalmente su extensión oscila entre media y una carilla tamaño carta escrita a doble espacio. En ella se plantea el *problema* que ha motivado la investigación y, por lo tanto, de qué manera la información que se posee hasta el momento entra en contradicción con una observación, o resulta insuficiente para explicar un determinado fenómeno.

Luego se explicita la *hipótesis* que se ha pretendido corroborar durante la investigación.

Aquí se establecen también los *objetivos* que los autores se han propuesto alcanzar con la investigación (ver "protocolo de investigación").

Material y métodos: Aquí se describen, en forma pormenorizada, las características de todos los materiales que se emplearán en la investigación. Por ejemplo, si se trata de drogas, el nombre comercial y el farmacológico, la forma farmacéutica, la dosis, el momento de aplicación del tratamiento, etc. Si se trata de aparatos, especificar la marca, el modelo, etc.

También se especificarán los métodos de determinación de las variables relevantes y los valores de las mismas que el investigador considerará como normales. Por ejemplo, si medimos la glucemia, deberemos especificar cuál será el método y el valor normal para ese método.

Además, se explicitará el momento de recolección de datos así como el número de mediciones y cualquier otro dato que se considere de interés. Por ejemplo, si una de las variables es la presión arterial, se describirá el momento del día en que se realizará la medición, si bastará una sola determinación o si se realizarán tres, por decir un número, y se tomará el promedio.

Si tenemos variables intervinientes bajo control, especificaremos los procedimientos a emplear para controlarlas.

Recuérdese que todas las variables deben ser operacionalizadas.

Por último, se describirán la técnica y el instrumento de recolección de datos (por ejemplo, planilla, ficha, etc.) adjuntando un modelo.

Reparos éticos: todo proyecto de investigación que involucre seres humanos ha de ser evaluado por un comité independiente de ética en investigación. Dicho comité evaluará, entre otras cosas, el consentimiento informado, la relación riesgo-beneficio y la equidad en la distribución de riesgos y beneficios. Debe tenerse en cuenta que no sólo las investigaciones biomédicas sino también las epidemiológicas y las psico-socio-antropológicas requieren esta evaluación. Las ciencias humanas suelen recurrir a entrevistas y encuestas como instrumentos de evaluación, y esta práctica no está exenta de riesgos. El riesgo es la probabilidad de daño y el daño no puede entenderse sólo en sentido biológico (muerte, lesión física o mental, discapacidades, etc.). Para algunas personas, el riesgo de daño legal o social (aislamiento del grupo, discriminación, pérdida del empleo, etc.) es aún mayor que el de daño biológico.

Los comités de ética evalúan el cumplimiento de los requisitos éticos en base a documentos de aceptación internacional como el código de Nuremberg, la Declaración de Helsinki, las normas de CIOMS (Consejo de Organizaciones Internacionales de las Ciencias Médicas), etc. Cabe consignar que las normas de CIOMS 1991 se refieren específicamente a los estudios epidemiológicos y humanísticos que hemos mencionado.

Resultados: se informan los datos obtenidos *en forma precisa evitando comentarios.* Si se han efectuado pocas mediciones se informan los datos directamente y, de preferencia, ordenados en una tabla. Si los datos son muy numerosos resulta demasiado engorroso informarlos del modo anterior; entonces es conveniente agruparlos de algún modo, usando tablas o informando los parámetros estadísticos (por ejemplo: media y desvío estándar, rango, mediana, modo).

Discusión: en este apartado, se comentan los resultados, se los compara con los obtenidos por otros autores, se realizan *especulaciones* y se formulan *conjeturas* que podrán ser motivo de investigaciones posteriores. También se comentan los inconvenientes, si es que los hubo, qué suscitó el método de investigación aplicado, el uso de algún aparato o droga, etc.

Conclusiones: es un apartado netamente diferenciado del anterior. Las conclusiones deben dar respuesta al problema planteado en la introducción y deben estar conectadas con los objetivos. Se expresan en forma escueta y ordenada. Se diferencian de las especulaciones porque son afirmaciones que están sustentadas por la evidencia empírica que se ofrece en el trabajo.

Referencias bibliográficas y notas: estos ítems pueden ir juntos o separados. Si el número de notas es muy importante, conviene separarlos. Recordemos que una nota es una aclaración o un comentario que se desea introducir en la redacción para una mayor comprensión pero que, en alguna medida, se aparta de la idea directriz que se está desarrollando, de modo que a fin de no *distraer* con ella al lector, se la coloca al final del artículo.

Al igual que en una monografía, una referencia bibliográfica es una referencia explícita a un autor (por ejemplo, Pérez, AD *et al.* sostienen que...) o la copia textual de un parágrafo (por ejemplo, "...la publicación de una investigación debería obedecer a un sólo motivo: comunicar información que pueda ser empleada por todo científico..."). En ambos casos, luego de citar al autor o de transcribir el párrafo, se coloca un número, que luego se refiere, el ítem que estamos describiendo, donde se especifica la fuente de información bibliográfica.

Como se aprecia en el ejemplo, cuando se trata de una trascripción literal va entre comillas y, si el párrafo no comienza y no termina en la trascripción que se lleva a cabo, se lo inicia y se lo termina con puntos suspensivos.

Si bien existe la posibilidad de ordenar alfabéticamente las citas bibliográficas, lo habitual (y más cómodo) es hacerlo por *orden de aparición* en el texto. La forma en que se refieren las fuentes varía de acuerdo a cada publicación. Aquí presentamos una posibilidad pero sólo a modo de ejemplo:

• Si la fuente es una revista científica, se informará del siguiente modo:

Nº de referencia / Apellido de los autores, iniciales de los nombres. Entre uno y otro autor se coloca una coma. Si son más de tres autores (algunos dicen seis) se cita sólo al primero y se coloca "y col." o *et al.* Luego, dos puntos / Título completo del trabajo, en idioma original y respetando la puntuación. Se termina con una coma / Nombre de la revista completo o siguiendo las abreviaturas internacionales. Se termina con una coma / Volumen de la revista. Se termina con dos puntos / Primera y última página. Coma / Año de publicación, sin punto final.

Cabe consignar que "y col." y *et al.* no son sinónimos. La traducción de *et al.* es *y otros*. Como se advierte, *y otros* no es lo mismo que "y col." (colaboradores). Ser colaborador significa no estar al mismo nivel que el autor principal mientras que la expresión *y otros* implica una participación casi en un plano de igualdad.

Ejemplo:

1. García, LM *et al*: Influencia de las vitaminas en el crecimiento del lactante, *N Engl J*, 27:45-48, 1991.

• Si la fuente es un libro o una monografía, se procede así:

Nº / Autores igual / Título del libro si el autor citado es el autor principal o título del capítulo si fuera de él. En este caso, seguido de *En:* y el título del libro precedido del nombre del autor principal / número de edición, si es más de una/ número de tomo / primera y última página anteponiendo *pp* / Editorial / lugar / año.

Ejemplo:

1. Stalling, SL: La crisis de la Medicina en nuestro tiempo, 2ª ed., pp 24-38, EUDEBA, Buenos Aires, 1990.

• Si se trata de una tesis: todo igual hasta el título, luego la indicación *Tesis*, ciudad, año,

Imp o Dactil, según que la tesis esté impresa o dactilografiada.

• Si se trata de una conferencia: todo igual hasta el título, luego "Presentado en..." (si no está impreso en actas) o "Actas del..." (si lo está) denominación del Congreso, ciudad, año, pp de las actas, editor.

• Si se trata de trabajos de un investigador citados por otro investigador: todo igual hasta el título, seguido de "citado por..." continuar igual que en los casos anteriores según se trata de revista, libro, etc.

• Si se trata de un texto aún no publicado: nombre: título, seguido de "texto aún no publicado" o "en prensa" (si ya ha sido aceptado para la publicación).

Cuando se vuelve a citar autor o una obra se usan las siguientes abreviaturas: *op. cit.* (*opera citata*), *ob. cit.* (obra citada), *Ibid.* o *Ibidem* (en el mismo lugar), *Loc. cit.* (*loco citato*: en el lugar citado). Cuando se desea que una afirmación sea comparada con la de otros autores se suele usar la abreviatura Cf (*conferas*: comparar).

Agradecimientos: a aquellos que, sin ser co-autores, han participado de alguna manera en la realización del trabajo, por ejemplo, facilitando instalaciones, realizando dibujos, etc.

Diseño y Conducción de una Investigación Operativa

Contexto General

En líneas generales en cualquier tipo de investigación científica, operacional o incluso relativa a hechos de la vida diaria, aquélla debe reunir una serie de características:

• Requiere objetivos claros y un plan, lo que excluye una búsqueda a la deriva.

• Requiere un planteamiento adecuado del problema, una duda real que conmociona al investigador, una duda probablemente verdadera y probablemente fructífera, en otro contexto, una duda contestable, al decir de Sackett.

• La preparación previa de lo que se necesitará para resolver el problema.

• La búsqueda de los elementos que se requerirán para resolverlo.

• La interpretación de los datos.

Agregaríamos que:

• Se construye sobre un cuerpo de conocimiento existente.

• Los datos nuevos deberían recolectarse sistemáticamente para contestar los objetivos originales de la investigación.

Mucho se ha hablado y en otra parte de esta obra consideramos las diferencias, características y la dicotomía histórica entre investigación cuantitativa e investigación cualitativa, habiendo establecido que mucho de esta diferencia responde a ideas preconcebidas sobre la supuesta superioridad de un enfoque sobre otro cuando en verdad ambos enfoques debieran utilizarse complementariamente (véase Sección 3); ya en este sentido decía Einstein –nada menos– *no siempre lo que cuenta se puede contar ni lo que se puede contar cuenta.* Esta dicotomía remite a la propia de las ciencias duras y las blandas o a la investigación académica y la técnica –véase Sección 2– o bien a la división propuesta por Rickert [que influyó en Popper, Weber, Habermas y otros] entre ciencias nomotéticas (universalizadoras o buscadoras de leyes) e idiográficas (consagradas a lo individual e irrepetible) y, en este sentido, las ciencias naturales serían nomotéticas en tanto las sociales serían idiográficas e históricas; dicotomía ésta apenas sostenible hoy ya que todas las ciencias son a un tiempo nomotéticas e idiográficas. De hecho, todas buscan patrones subyacentes y ocultos, todas explican los singulares en términos de universales y emplean particularidades para conjeturar y verificar generalidades (Ángel, 1961; Trigger, 1978). Al decir de Mann (1986), la sociedad humana es un *desorden pautado* más que un caos [si bien un sistema caótico, como globalmente matematizable pero impredecible en lo individual, parece muy cercano a este desorden pautado], vale decir una combinación –sutil– de ley y accidente, lo mismo que parece ser la evolución biológica. En términos de Levins y Lewontin (1985): "las cosas son similares, esto hace posible la ciencia; las cosas son diferentes, esto hace necesaria la ciencia" –citado por Bunge, *op. cit.*–. Las diferencias entre las ciencias con respecto al uso de conceptos y proposiciones generales es de grado y no de especie. En cualquier ciencia, el estudioso se concentra tan pronto en lo general con aspecto de ley como en lo particular. Hace lo primero al buscar patrones, hace lo segundo cuando da cuenta de hechos individuales en términos de esos patrones (Wallerstein, 1991). La diferencia o antinomia entre ciencias duras y blandas (naturales y sociales) ha sido puesta seriamente en tela de juicio a raíz de estudios como los de Berkeley en 1970 (especialmente el de Knorr Cetina) en los que científicos sociales se introdujeron en laboratorios *duros* para estudiar a los científicos en su lugar de trabajo, y que evidenciaron que "...el estudio de los laboratorios hizo evidente el espectro completo de actividades implicadas en la producción de conocimiento mostrando que los objetos científicos no son solo fabricados técnicamente en los laboratorios sino que están inextricablemente construidos simbólica y políticamente" (Knorr Cetina, citado por Kreimer, 2005).

La ISSS tiene dos propósitos mayores: generar investigación básica, necesaria para producir conocimientos nuevos y la investigación aplicada (investigación-acción) necesaria para identificar y definir problemas prioritarios y para idear políticas y programas que reporten los máximos beneficios. Los procedimientos de investigación han avanzado sustancialmente en los últimos decenios concentrándose en los aspectos de gestión, adquiriendo sinonimias como in-

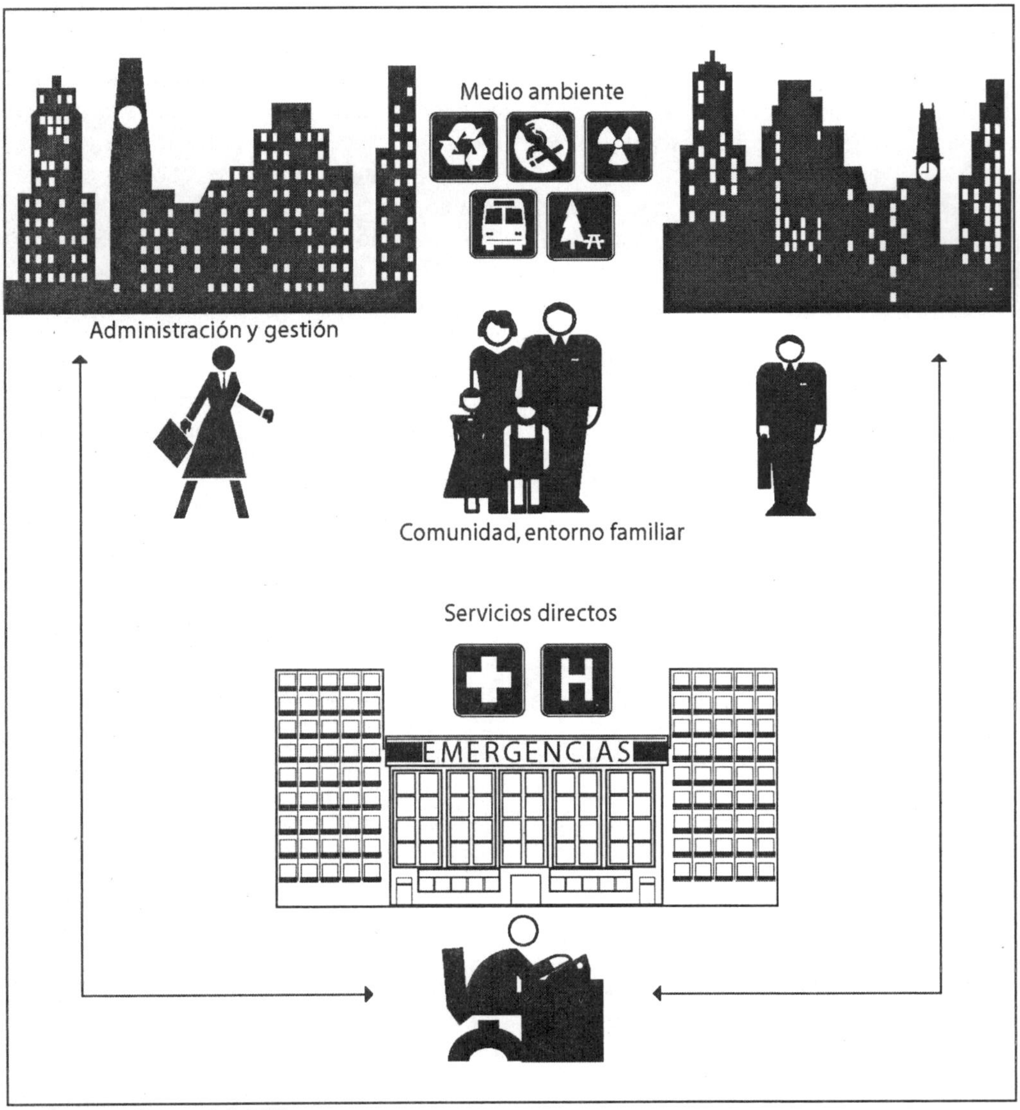

■ ***Figura 4.1.*** *Campos de la ISSS*

vestigación operativa, ISSS, investigación aplicada, etc. En última instancia, las ISSS se interesan por mejorar la salud de las poblaciones perfeccionando la eficacia y eficiencia del sistema y/o los servicios de salud.

Las dimensiones cualitativas y cuantitativas representan diferentes momentos o ángulos en el conocimiento del objeto, no queriéndose significar que la investigación cuantitativa sea una fase filogenéticamente más evolucionada. En ocasiones, investigaciones cuantitativas detectan nuevos fenómenos o súbitos cambios de tendencia, fracturas, discontinuidades o artefactos que estaban escondidos dentro de otros supuestamente conocidos y este fenómeno abre paso a una investigación cualitativa. No obstante, debe tenerse precaución ya que los sistemas sociales (ámbitos propios de la investigación cualitativa) tienen a veces propiedades contraintuitivas y se comportan de modo imprevisto y hasta perverso (Bunge, 2001). Así... "la exigencia de que los modelos de las ciencias sociales sean entendibles por la generalidad (Schutz, 1967) garantiza la producción de perogrulladas en grandes cantidades..."(Bunge, *op. cit.*); agregaríamos que, no obstante, esto también se aplica al ámbito de lo cuantitativo, basta ver la producción circular y *ad infinitum* de muchas prestigiosas revistas de epidemiología con sus célebres trabajos, que encuentran asociaciones y factores de riesgo putativos de lo más extraños –contraintuitivos, imprevistos y hasta perversos usando los calificativos de Bunge– muy poco trasladables a la práctica usual, y que dudosamente signifiquen un aporte relevante al conocimiento.

En lo concreto, como queda expresado en el diagrama, la ISSS se relaciona ya con la provisión directa de servicios y su administración y gestión (política inclusive) ya con el medio ambiente, como catáfilas concéntricas a partir del entorno individual, familiar y comunitario.

La investigación en sistemas de servicios de salud es por naturaleza multidisciplinaria ya que es evidente que en salud muchas cuestiones están interrelacionadas e interactúan con acciones intersectoriales como producción, educación y factores que atañen al medio ambiente. Las habilidades y *expertise* necesaria deben ser por lo tanto multidisciplinarias en esencia; incluso la investigación *sencilla* que se efectúa al nivel operativo (o quizá por esto mismo) es probable que exija pericias de investigación que proceden de diversas disciplinas.

Últimamente se ha planteado como molde para fusionar los enfoques cuali y cuantitativo la combinación de metodologías (tal que se puedan reflejar adecuadamente fenómenos y variaciones debidas al objeto de estudio más que al método en sí). Así, se ha tomado de lo militar, pasando por las ciencias sociales el concepto de triangulación, cuyo remoto origen se encuentra en el principio geométrico básico según el cual distintos puntos de vista permiten una mayor precisión en la observación (o en la acción inclusive). En este contexto recordemos a Robert Hooke, pionero en la investigación con microscopios, quien ante las divergencias en las observaciones entre diversos autores (por ejemplo, los ojos de una mosca podían verse como una red con agujeros bajo cierta luz, o como una superficie sembrada de conos con otra, o aún como una superficie con pirámides bajo una tercera), parametrizó la técnica de observación bajo tres condiciones diferentes y complementarias de luz (convencido de que aquellas divergencias provenían de artefactos en la iluminación) logrando que esta multiplicidad de puntos de vista aclarase el problema. De la misma manera, Leonardo da Vinci decía que la comprensión de la estructura profunda de algo no era posible hasta tener perspectivas múltiples, desde tres puntos de vista al menos y hasta que esto no se lograba ni siquiera existía una base para la comprensión (prefigurando así el concepto de triangulación). Hasta los ojos operan según este principio por el que dos imágenes diferentes pero complementarias se fusionan para lograr sensaciones como profundidad, etc. Volviendo a la geometría, si se conocen tres medidas relacionadas de un triángulo, por ejemplo, dos ángulos y la distancia entre los mismos, es posible calcular las otras distancias y ángulos, ya que los ángulos interiores suman 180°, y conociendo la suma de dos se puede calcular el tercero. La esencia de la triangulación radica en que:

- las mediciones sean correctas y
- las medidas conocidas estén interrelacionadas.

En la literatura de métodos de investigación social existe una larga tradición que preconiza el uso de técnicas de triangulación o *validación convergente* de los resultados obtenidos durante el trabajo de campo (Jick, 1979). El fundamento de estas técnicas subyace en la idea de que cuando una hipótesis sale airosa a la confrontación de distintas metodologías tiene un grado de validez mayor que si proviene de una sola de ellas. De hecho, los científicos sociales consideran que la utilización de un único método o enfoque de investigación puede dar lugar a sesgos metodológicos o de otro tipo (Oppermann, 2000). Así, se afirma que los resultados obtenidos mediante un único método de investigación *están bajo sospecha* a no ser que sean *triangulados* con otros métodos en una interpretación plausible (Paul, 1996). El análisis de sistemas organizativos complejos requiere, por lo tanto, diversidad en los métodos de recogida de datos para reflejar la complejidad que están tratando de describir. Lo fundamental, al margen de esta aproximación metodológica, es superar la oposición cuanti-cualitativo que trae ecos de antinomias clásicas, como subjetivo-objetivo y otros.

4.1 Directrices para la investigación

La ISSS, cuando menos:

1. debería concentrarse en problemas prioritarios.
2. debería orientarse a la acción, esto es, a formular soluciones.
3. la participación de todos los involucrados en el problema es un elemento central.
4. debería hacer hincapié en diseños de investigación relativamente sencillos y a corto plazo que es probable produzcan resultados prácticos con rapidez.
5. debería basarse en criterios de costo efectividad ya que el manejo de programas tendría que focalizarse en estudios de bajo costo que puedan ser llevados a cabo cotidianamente por el personal que trabaja en salud y con los recursos disponibles de ordinario (si bien eventualmente pueden necesitarse estudios complejos y costosos que requieran financiamiento especial).
6. los resultados deberían presentarse en formatos útiles para administradores y tomadores políticos de decisiones (¡no olvidemos los mapas inteligentes y la tecnología de la georreferencia!).

4.2 La ISSS paso a paso

Cualquier tipo de investigación es un problema permanente y constante, infinito casi (como la vida misma, la *semiosis ilimitada* de Peirce), sin solución de continuidad, que no obstante admite en un determinado momento una resolución transitoria (nunca definitiva y en verdad, siempre y hasta cierto punto, hipotética) pero con el estatus de verdad necesario como para emprender una acción determinada. En cualquier caso la investigación se desenvuelve en una serie de pasos que analizaremos a continuación.

Antes que nada y como esquema general presentamos un mapa de las etapas de la ISSS, en que notamos que algunos pasos son comunes a los diseños (estrategias) puramente cuantitativos (por ejemplo, trabajo científico clásico de molde positivista como estudio caso control o ECR) o a los propios de la ISSS, más orientados a lo cualitativo, a la investigación acción, divergiendo luego este tronco común; en nuestro diagrama una línea punteada separa estas dos vertientes *puras* señalándose otro elemento común a ambas que es el del financiamiento, necesidad compartida por cualquier emprendimiento. Destacamos asimismo que el resto de la sección responde a un enfoque eminentemente práctico o diagramático dejándose ex profeso de lado discusiones epistemológicas o teóricas profundas (o inclusive conceptos supuestamente conocidos o que están más allá del alcance de esta obra) que pueden consultarse de forma adecuada en textos más apropiados.

Debe considerarse, además, que el nuestro es un esquema diagramático pasible de ser modificado y que pareciera reflejar una linealidad inexistente en la realidad.

Efectivamente, éstas son etapas lógicas más que cronológicas, si bien muchas veces el orden temporal y el lógico se corresponden. Una imagen más feliz para esta sucesión-conjunción serían los *corsi e ricorsi* de Giambattista Vico, como las olas moribundas en la playa que van y vienen; en cualquier caso, parafraseando a Donabedian, debe pensarse en este mapa como una guía orientadora pero no como una camisa de fuerza o como anteojeras que limiten la visión del investigador. Se ha omitido asimismo y ex profeso la etapa de construcción de objeto que fue considerada en la Sección 2 a la que remitimos al lector. Sólo recordaremos aquí, para contextualizar, que la así llamada construcción de objeto tiene que ver con la decisión intelectual de limitar concep-

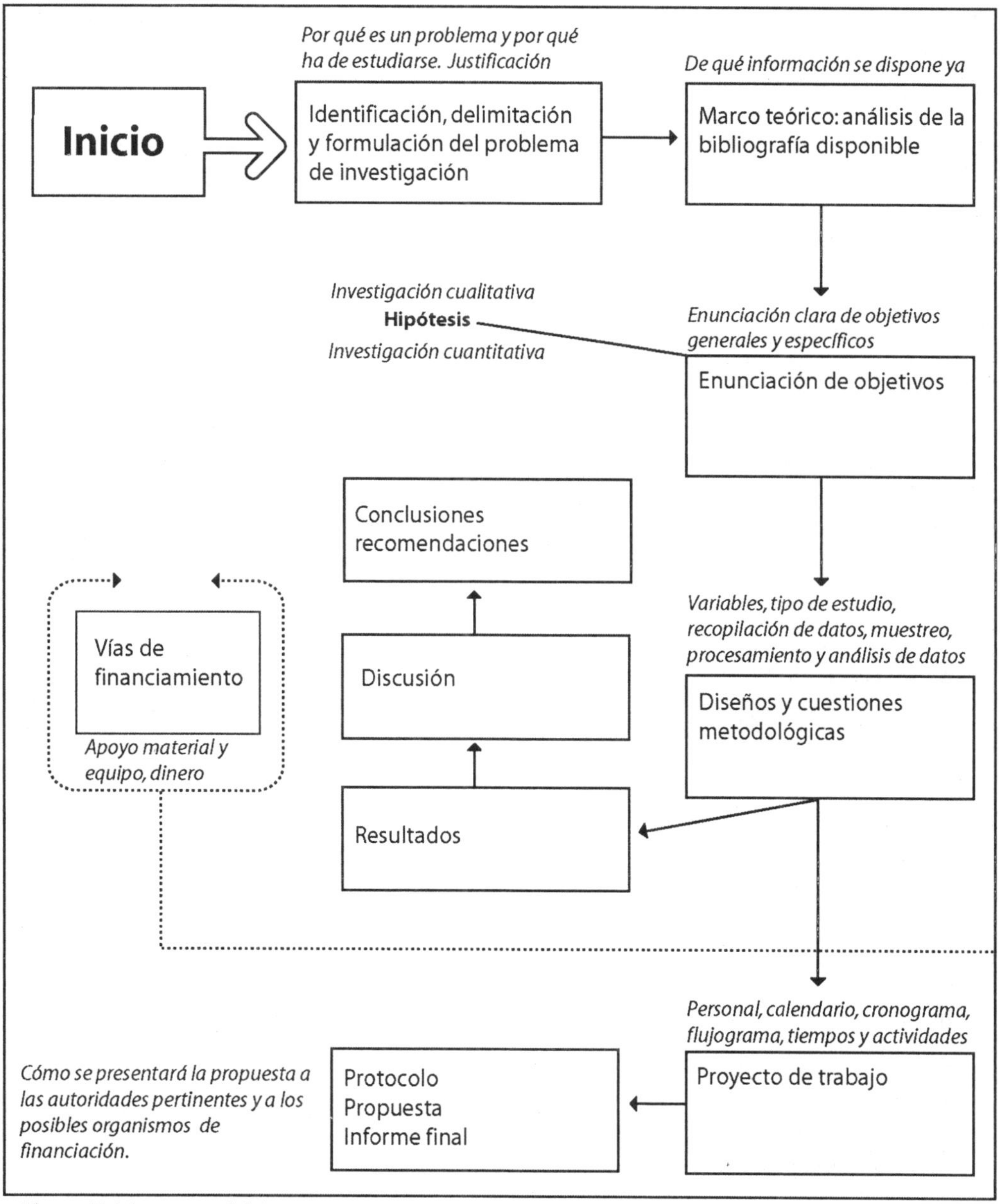

■ ***Figura 4.2.*** *Marco general de la investigación*

tualmente y caracterizar el objeto de estudio que en muchos casos no es un objeto real, con existencia propia. Así, el objeto de estudio de un anatomista serán los cuerpos y su conformación, que tienen existencia real, pero el objeto salud pública no tiene existencia ontológica y es por tanto sólo un objeto de conocimiento científico.

Sea como fuere, diremos que estas etapas, encastradas unas en otras, están, a su vez, inmersas en una matriz que se corresponde con tres momentos básicos de la investigación: el epistémico, el técnico metodológico y el teórico, según se ve en la siguiente figura. A grandes rasgos, las etapas primeras hasta la formulación de objetivos inclusive estarían dentro del primer momento, la metodología y análisis de datos dentro del segundo y el resto de las etapas (interpretación y discusión, conclusiones, extrapolación, etc.) dentro del tercero.

4.3 Diversas cuestiones relacionadas al problema de investigación

Cualquier investigación parte del interés de solucionar o encontrar respuestas a un problema o bien del deseo o necesidad de avanzar en el conocimiento de un tema. Si el problema se desconoce o más frecuentemente no se tiene claro, es imposible avanzar o comenzar siquiera –o en todo caso el avance será a tientas y tórpido–, ya que, parafraseando a Lewis Carrol, "...si Ud. no sabe adónde va, cualquier camino lo llevará...", o al decir de Bunge, "no hay artillería metodológica eficaz si se desconoce al enemigo". Una situación problemática requerirá investigación si reúne al menos las siguientes tres condiciones:

1. Debe existir una diferencia o discrepancia entre la realidad y la situación ideal o prevista.
2. No se ven claramente los motivos de esta diferencia (por lo que tiene sentido formular una pregunta de investigación), y
3. Debe haber más de una respuesta posible a la pregunta o solución del problema.

Según dice Mancuso en su excelente libro, las siguientes técnicas pueden ayudar a la problematización del problema de investigación, aunque sin asegurarla (Mancuso, 2004):

1. Criticar las soluciones o respuestas clásicamente aceptadas casi por principio, esto es, generar una atmósfera saludablemente escéptica, ya que toda teoría o argumentación humana es en algún punto conflictiva o permanece irresuelta.
2. Aplicar respuestas aceptadas o reconocidas a situaciones desconocidas.
3. Ampliar la aplicación de problemas reconocidos.

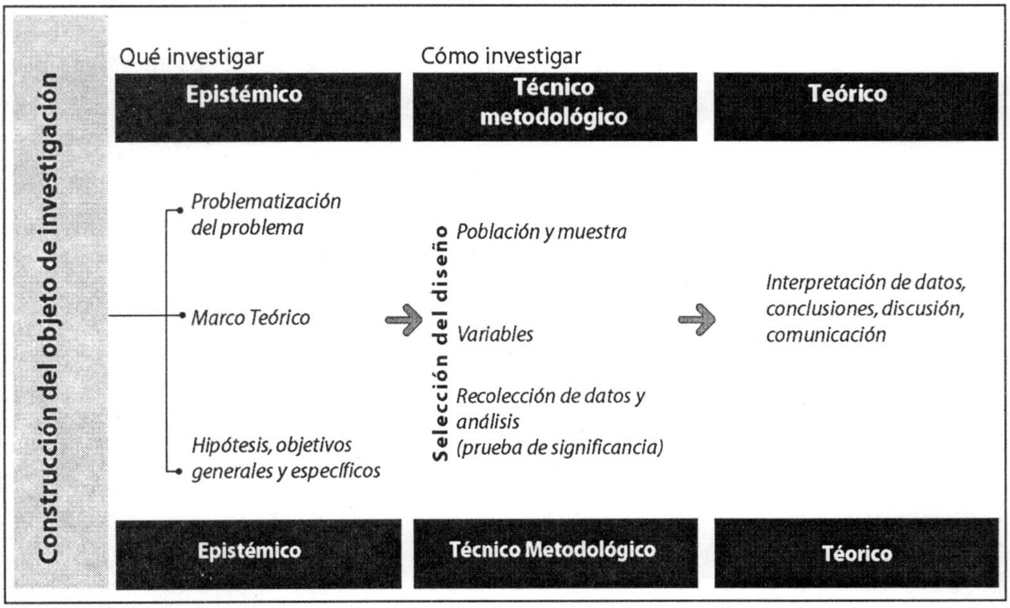

■ *Figura 4.3. Momentos de la investigación*

4. Relacionar problemas y soluciones de otras disciplinas o campos de conocimiento. Viene a la mente el recuerdo de Julio Palmaz, creador del primer stent comercialmente viable, quien tomó la idea del dispositivo de un trozo de manguera de plomero caído en el garaje de su casa.

Recuérdese en este contexto que de acuerdo a Wasenberg la emergencia de ideas en ciencia procede de diversas vertientes como:

- la ruptura, esto es pensar algo de forma completamente diferente a como ha sido pensado hasta ahora –ruptura de límites o de conformismo;
- la inconciencia, esto es poner a la mente en un estado apto para ser impregnada por las nuevas ideas, como le ocurrió a Kekulé con la estructura del benceno;
- la analogía, o la capacidad de tomar prestadas ideas de otros campos –como el stent de Palmaz;
- la combinación, es decir, la posibilidad de armar y juntar piezas procedentes de diversas ciencias;
- y la paradoja, esto es la capacidad de tomar y emplear nociones contraintuitivas, sosteniendo mentalmente el conflicto hasta que algo nuevo se genere.

4.3.1 Criterios para seleccionar un problema de investigación

Este paso se refiere a la búsqueda de un tema sobre el cual accionar y por definición es una duda que no se resuelve automáticamente y requiere por tanto una intervención activa.

Existen en salud al menos *cuatro áreas sensibles* a la hora de efectuar análisis, esto es, áreas en las cuales los cambios en el proceso pueden llevar a mejorías sustanciales y que tienen, agregaríamos, un interés casi magnético (Berwick 1993). Éstas son:

1. Desenlaces del proceso de atención

2. El proceso de la atención en sí

3. El costo global del cuidado y de la enfermedad

4. Cuestiones de justicia social y equidad en salud

Es deseable que el problema, cuanto menos:

I. Represente un ***impacto importante*** en salud, lo que supondrá un aumento en la morbimortalidad si el cuidado deja que desear.

II. Afecte a ***gran número*** de personas.

III. Exista ***evidencia disponible*** sobre cuidados apropiados.

IV. Esté respaldado por razones suficientes para suponer que ***el rendimiento actual puede mejorarse.***

Es interesante comparar estos puntos con aquellos establecidos en su momento por la *OPS/OMS como criterios para seleccionar un tema de investigación* (Varkevisser, Pathmanathan, Brownlee, 1995). Recordémoslos brevemente:

- ***Pertinencia:*** el tema debe ser un problema prioritario, es decir, ¿a cuántos afecta? ¿A quiénes afecta? Y, ¿cuánto cuesta en términos monetarios? Ya que no todos los temas pueden tratarse simultáneamente, los más relevantes servirán de eje. Un criterio de priorización podría ser (Paganini, Capote Mir, *OPS*, 1992): lo más frecuente sobre lo menos frecuente, lo más fácil sobre lo más difícil, lo que va en aumento sobre lo estático, lo modificable sobre lo no modificable, lo más relevante sobre lo menos relevante.
- ***Ausencia de duplicación:*** el tema no es ya objeto de otros estudios; si no es así, el estudio propio debe al menos enfocar un aspecto novedoso o que ha quedado sin respuesta.
- ***Viabilidad:*** el problema puede abordarse con los recursos disponibles.
- ***Asentimiento político:*** deberían abordarse temas en los cuales las autoridades estén interesadas.
- ***Posibilidad de aplicar resultados y recomendaciones***
- ***Urgencia en la necesidad de datos***
- ***Asentimiento moral***

4.3.2 Pasos en el análisis del problema

a) Conocer el punto de vista de los administradores, de los trabajadores de salud y de los investigadores en relación con el problema.

b) Especificar con detalles el núcleo del problema.

Debe tratar de identificarse el núcleo del problema y cuantificarlo. La **naturaleza** del problema por un lado, esto es, la distancia entre *lo que es* y lo que se preferiría que la situación fuera; recuérdense los momentos de la planificación según OPS (Paganini, Capote Mir, *OPS*, 1992): **explicativo** –lo que la situación fue, es y tiende a ser sin intervención–, **normativo** –lo que se quiere que la situación sea–, y **estratégico**, que articula a los anteriores; la **distribución** del problema –quién está afectado, cuándo, y dónde–; y la **magnitud** e **intensidad** del problema –¿está extendido?, ¿cuál es su gravedad?, ¿cuáles son sus consecuencias?

4.3.3 Exposición del problema

Puede parecer obvio pero una clara exposición del problema:

- Constituye la base del desarrollo ulterior de la investigación.
- Facilita la búsqueda de información.
- Permite indicar fácilmente el motivo por el que desea realizarse la investigación y lo que espera lograrse con las conclusiones del estudio.

4.4 Revisión de la bibliografía sobre el tema y elaboración del marco teórico

Una vez explicitado el problema, el siguiente paso consiste en sustentar teóricamente el estudio, esto implica la revisión de las teorías y enfoques teóricos, las investigaciones y los antecedentes que se piensen válidos para encuadrar el estudio.

¿Cuál es la importancia de la revisión de la literatura disponible cuando se prepara una propuesta de investigación? Básicamente:

- Evita o minimiza la posibilidad de duplicación –de trabajo que ha sido hecho con anterioridad.
- Ayuda a "experimentar en cabeza ajena", por así decir –se aprovechan las lecciones de otros investigadores.
- Ayuda a familiarizarse con las aproximaciones metodológicas ya ensayadas y que podrían ser utilizadas en el estudio propio.
- Orienta sobre cómo podría realizarse el estudio, evaluando qué tipos de estudio se han efectuado ya y cómo se ha tratado el problema en general.
- Eventualmente inspira nuevas líneas directrices de investigación.
- Provee un marco de referencia para interpretar los resultados del estudio.

La elaboración del marco suele implicar al menos la revisión de la bibliografía disponible sobre el tema, apelando a: a) fuentes primarias (libros, artículos, tesis, etc.), b) secundarias (compilaciones, resúmenes, etc.) y aún terciarias (boletines, páginas web, compendios de revistas y otras publicaciones periódicas). También es posible –quizá hasta recomendable– iniciar la búsqueda a través de la consulta con un experto. No obstante, las fuentes más consultadas, de tipo primario, son libros, revistas científicas, ponencias o trabajos presentados en congresos y eventos similares, entre otras cosas por ser las que mejor sistematizan la información.

La revisión de la literatura puede revelar:

- Que existe ya una teoría desarrollada y con apoyo empírico que se aplica a nuestro problema.
- Que hay varias teorías.
- Que hay piezas y trozos de teoría con moderado apoyo empírico que se aplican a nuestro problema.
- Que hay algunos descubrimientos interesantes, pero no una teoría global.

Recordemos en este momento que *teoría* es un concepto relleno de diversos contenidos, queriendo significar desde las ideas o concepciones que una persona tiene sobre nociones cotidianas, pasando por el pensamiento de algún autor, hasta una especie de esquema conceptual, connotando un conjunto de conceptos relacionados que reflejan la naturaleza de la realidad (Ferman y Levin, 1979).

Kerlinguer por su parte, dice que una teoría es "...un conjunto de constructos, definiciones y proposiciones relacionados entre sí, que dan una visión sistemática de fenómenos específicando relaciones entre variables, con el propósito de explicar y predecir fenómenos..." (Kerlinguer, 2002). Daft agrega a su vez que la teoría es una descripción que explica cómo ciertos conceptos o variables están interrelacionados, siendo esta descripción un conjunto formal de enunciados basado en nuestros conocimientos actuales de un tema dado y en nuestros supuestos acerca de las variables mismas que nos permiten deducir proposiciones lógicas que pueden probarse en el campo o en laboratorio. Hasta las organizaciones tienen teorías, que reflejan el entendimiento que se posee acerca de cómo funciona la organización, aunque quizá éste sea intuitivo (Daft, 1999).

La utilidad central de las teorías sería la ayuda que proporcionan a la hora de organizar los conocimientos en una configuración de relaciones entre los acontecimientos observados, proveyendo una estructura o soporte al entendimiento –una especie de andamiaje intelectual o conceptual diríamos.

Al respecto es interesante recordar que Bunge da como rasgo del conocimiento científico, entre otros, su cualidad de sistemático, diciendo que la ciencia no es un agregado amorfo o inconexo de ideas sino un sistema de ideas caracterizado por un conjunto básico de hipótesis peculiares entrelazadas, que dan forma justamente a las teorías; al mismo tiempo la ciencia no se preocupa por los hechos aislados, sino que el hecho singular cobra vida, por así decir, en la medida en que se vuelve miembro de una clase o caso de una ley, es decir, hasta que no se lo pueda incluir en piezas de estructuras teóricas –como libros [los hechos] en una biblioteca [el andamiaje teórico]– buscando así los universales que se esconden en los singulares, o la unidad bajo la diversidad (Bunge, 1957, 1958, 1959). Cuando un hecho es inserto en un corpus teórico, cuando pasa a ser miembro de una clase, cuando se sumerge en una teoría, el enunciado dado es "apoyado o aplastado por toda la masa de saber disponible" (Bunge, *op. cit.*).

Así, las teorías ayudan a relacionar diversos hallazgos de manera que podamos concentrarnos en las principales relaciones y no perdernos en detalles. Una teoría "nos permite manejar grandes cantidades de datos empíricos con relativamente pocas proposiciones". Una buena teoría no es solamente un marco de referencia formal, abstracto y académico. Explica el comportamiento de sucesos o de organizaciones reales. Como decía Kurt Lewin, "No hay nada más práctico que una buena teoría". Y, ¿qué es una buena teoría? Kaplan comenta en detalle los criterios para evaluar la utilidad o racionalidad de una teoría formal. Pueden mencionarse cuando menos cinco de dichos criterios:

- Consistencia interna. ¿Están libres de contradicción las ideas y relaciones inherentes a la teoría? ¿Son lógicas?
- Consistencia externa. ¿Son las relaciones de una teoría acordes con las observaciones de la vida real?
- Parsimonia científica. ¿Contiene la teoría sólo aquellos conceptos necesarios para apoyar las conclusiones o para explicar las relaciones? La simplicidad es siempre mejor a menos que una mayor complejidad enriquezca las conclusiones de la investigación.
- Posibilidad de generalización. Para que una teoría sea útil, debe ser aplicable a una amplia gama de situaciones u organizaciones.
- Verificación. Una teoría válida puede probarse. Si no tenemos la capacidad para hacer operativas las variables y para someter una teoría a pruebas en campo o en laboratorio, no podremos determinar su exactitud o utilidad.

Si una teoría satisface estos requisitos se incrementará su utilidad para los investigadores y gerentes. Una última función que podríamos agregar a su capacidad explicativa sería la capacidad predictiva, esto es, hacer inferencias a futuro sobre cómo se va a manifestar u ocurrir un fenómeno dadas ciertas condiciones. En este sentido, la teoría proporciona conocimiento de los elementos que están relacionados con el fenómeno sobre el que se habrá de efectuar la predicción. Si hubiera una teoría adecuada sobre los temblores, se sabría qué factores provocan un sismo y cuándo es probable que ocurran, y en el caso de que se observase que estos factores se presentan, podría predecirse el fenómeno.

La investigación cuantitativa se basa en la teoría desde el inicio del estudio, generando hipótesis con variables mensurables que se someten a prueba, utilizándose la teoría y la literatura de forma deductiva. La investigación cualitativa por su parte emplea literatura y teoría de manera inductiva y no requieren hipótesis rigurosamente construidas para empezar a trabajar, surgiendo la claridad de los conceptos importantes de la recolección de los datos en el campo o el contexto de interés.

4.5 Objetivos de la investigación

Los objetivos sumarizan lo que se quiere lograr con el estudio. Deben estar claramente vinculados con el planteo del problema y dan respuesta a la pregunta coloquial: ¿para qué se hace?

Existe un objetivo general que establece qué se quiere lograr en términos generales, pero es aconsejable desagregar este objetivo en partes más pequeñas llamadas objetivos específicos, que deberían enfocar los varios aspectos del problema tal como se han definido; deberían especificar qué se hará en el estudio, dónde y con qué propósito.

La formulación de objetivos ayuda a:

- Focalizar en lo esencial
- Evita la recolección de datos que no son estrictamente necesarios
- Organiza el estudio en segmentos claramente definidos y lógicamente articulados.

Los objetivos del estudio deberían idealmente:

- Considerar los diferentes aspectos del problema y sus factores contribuyentes de un modo coherente y secuencialmente lógico;
- Ser precisamente expresados –claros y concisos– en términos operacionales especificando qué se hará, cuándo y para qué propósito y evitando formulaciones retóricas o abstractas;
- Ser realistas en relación a las coordenadas locales de contexto, esto supondrá su viabilidad (al igual que las normas, deben adecuarse al sitio en que se empleen);
- Ser pertinentes, es decir, coherentes con el problema planteado;
- Usar verbos de acción en infinitivo lo suficientemente específicos para ser evaluados, por ejemplo, comparar, verificar, calcular. Al mismo tiempo deben evitarse verbos vagos como comprender, estudiar, etc. (Kerlinguer,1981).

Téngase presente que, al igual que en la programación, cuando un proyecto se evalúa, los resultados se confrontarán con los objetivos.

4.6 Hipótesis de investigación

Probablemente haya pocos términos científicos que hayan sido objeto de tanta ambigüedad como el de hipótesis. En general, suele aceptarse que una hipótesis es una propuesta de que se admita algo como verdadero y, en este sentido, está inherentemente impregnada de provisoriedad. De alguna manera también, la hipótesis sirve de modelo (sosteniendo que sería útil ordenar las cosas de cierto modo) y su utilidad estará dada por la ayuda que nos da para comprender las cosas de modo que auxilia al pensamiento o ejercita la imaginación. En el tema específico que nos atañe, de la investigación en servicios, en algunos casos puede ser posible la formulación de una hipótesis, entendida como la predicción de una relación entre uno o más factores que tienen que ver con el problema (o, en términos más sencillos y menos académicos de Bunge, una sospecha, una conjetura, una corazonada...) y que puede ser verificada (o refutada en términos popperianos). Suele confundirse la hipótesis con la generalización inductiva, ya que se admite que las hipótesis serían construidas a partir de un cúmulo de datos provenientes de la experiencia, de modo que la hipótesis sería una observación resumida (de alcance universal) que generalizaría sobre un conjunto de hechos u observaciones y que se basaría en algún rasgo, propiedad o relación que se hubiese advertido como invariante en tal conjunto. No obstante, este empirismo positivista soslaya el hecho de que no son las experiencias individuales –al menos no totalmente– las que generan perceptos y constructos sobre esas experiencias sino más bien al revés, que esas experiencias se insertan en una matriz social que les da sentido y a la vez la condicionan (Mancuso, 2004).

En efecto, suele decirse que no hay percepciones puras sin teorías: "no hay hechos puros sino interpretaciones previas", queriendo significarse que toda observación está siempre condicionada –se enmarca en y está determinada por– por diversidad de hechos, históricos, culturales, etc.

En este momento deben notarse al menos dos cuestiones importantes. En primer lugar, no es menester que todos los estudios tengan una hipótesis explicitada en el sentido clásico. Por un lado, es a menudo frecuente que la investigación cualitativa carezca de hipótesis. Por otro, mucho trabajo operativo concreto en instituciones de salud, que requieren de amplio bagaje técnico y teórico incluso no admite como *core* la exposición de una hipótesis clásica (por ejemplo supóngase, retomando el ejemplo de la Sección 2, el replanteo de turnos médicos en una institución tal que se optimice el tiempo de atención en relación al recurso humano disponible y siguiendo y aprovechando líneas circadianas de utilización y se eviten por caso cuellos de botella y congestión en ciertas horas del día o la semana).

El no reconocimiento de este punto hace que muchas veces trate de forzarse el modelo y se planteen hipótesis que son desde el vamos incomprobables o indemostrables (o irrefutables) y permanecen lógicamente incomprobadas o indemostradas (o irrefutadas si cabe el término) ya que su lógica interna inherente no permite esta operación. Agregaríamos que también tiene lugar, y es más grave aún, el no reconocimiento de esta falla lógica por parte de docentes, maestros, tutores o directores de tesis que obstinadamente se empeñan en tratar de llevar al alumno o maestrando a una resolución académica de un problema que es práctico u operativo en los términos que estamos considerando.

Si recordamos el diagrama de Frenk de la Sección 2, se están utilizando raciocinios y herramientas propios de la investigación biomédica o clínica –individual– en la investigación en salud pública –colectiva o comunitaria– y, dentro de ésta, en la investigación en organización de sistemas de salud –nivel de análisis micro– y dentro de ésta propiamente en las ISSS.

Si bien esto es cierto, iremos un poco más allá de nuestra argumentación planteando que nada impide, por otra parte, que la investigación operativa, participativa, cualitativa en estos términos clásicos sea enriquecida –véase Sección 3– con el aporte del análisis *cuantitativo*, por ejemplo, comparación de proporciones con chi2, o de medias con la prueba de t, niveles de significación de p, intervalos de confianza, etc. Esto permitirá una mejoría sustancial sobre las técnicas cualitativas puras. En el ejemplo anterior del análisis de la utilización de turnos y la propuesta de optimización, podría enriquecerse el análisis evaluando la media de espera por paciente antes y después de la implementación del cambio a través de una prueba de t –un análisis antes-después, como se comentó en la sección correspondiente.

Hipótesis nula e hipótesis alternativa

En cualquier caso, suele ser imposible desde el punto de vista práctico comprobar la mayoría de las hipótesis de manera concluyente, por lo que es una posibilidad lógica más simple rechazar una hipótesis que demostrarla o comprobarla. Esto se conoce en lógica como *modus tollens* y en epidemiología como **hipótesis nula (H0)** que expresa la verdadera hipótesis por su negativa. Por ejemplo, si (llevado al terreno del absurdo) un investigador supusiera que existen chinos rubios, su hipótesis no se expresaría así sino por el contrario: **no** existen chinos rubios. De este modo se *invita* al investigador a derribar esta hipótesis nula para hacer prevalecer la verdadera hipótesis del estudio **(hipótesis alternativa)**. La presencia de un solo chino rubio derribaría la H0 de que no existen chinos rubios y daría pie justamente a lo que quería demostrarse. Análogamente sería imposible demostrar que todos los chinos tienen el pelo negro ya que no importa cuántos chinos se examinaran –diez, cien, mil o millones– siempre existiría la posibilidad de que al fin uno no tuviera el pelo negro –inclusive deberían considerarse todos los chinos que han existido y los que existirán en el futuro, con lo que los límites del análisis se vuelven inabarcables.

Así, ninguna hipótesis es comprobable en sentido lógico, pero sí refutable. Justamente a Popper se atribuye la llamada **corrección falsacionista** que resumidamente planteada establece que una hipótesis sólo se eleva a la categoría de científica si es posible refutarla, ya que no podemos estar seguros nunca de la verdad, sólo del error. Que sea refutable o falsable, en palabras de Popper, es decir, que debe existir alguna alternativa en el mundo real que, de darse, derribaría la hipótesis en estudio; en este punto la ciencia, invitando permanentemente a los investigadores a la falsación, pero resistiéndose a ella al mismo tiempo, se diferencia del dogma, el sentido común o especialmente la seudociencia.

Considérese por ejemplo la astrología: si se supone que su base se asentaría en que los planetas ejercen una determinada influencia en la vida y el destino de las personas, no importa lo que pase, todo estará siempre determinado por los astros. No existe nada en el mundo que de ser cierto pudiera derribar esta hipótesis o planteo general fundamental. Alan Chalmers cuenta cómo Popper llegó a desencantarse con la idea de que la ciencia puede derivarse de hechos y cuantos más mejor; recelaba de la manera en que freudianos y marxistas parecían fundar sus teorías apelando a un amplio rango de ejemplos de la conducta humana (y no tan amplio a la luz de los ensayos que vemos hoy) o del cambio histórico, suponiendo así que estos hechos daban soporte a las teorías. Éstas no podían aparentemente equivocarse porque eran lo suficientemente flexibles como para acomodar y hacer compatibles con ellas cualquier ejemplo de conducta humana o de cambio histórico. En verdad, decía Popper, no eran capaces de explicar nada porque no eran capaces de excluir nada, a pesar de que parecían teorías poderosas, *confirmadas* por gran cantidad de hechos. Se caricaturizaba la situación con el siguiente ejemplo: un principio fundamental en la teoría psicológica de Adler es que todos tenemos un profundo sentimiento de inferioridad y que buena parte del desarrollo está relacionado a tramitarlo. Imagínese que un hombre, parado a la vera de un río, ve a un chico ahogándose: su decisión puede ser tirarse a salvarlo, o no tirarse. Si se tira, un adleriano supondrá que debe hacerlo para superar su sentimiento de inferioridad. Si no se tira, supondrá que no pudo vencer ese sentimiento. La teoría permanece incólume y ningún hecho observable de la realidad puede contradecirla, en verdad está formulada para ser inaccesible, está formulada en términos dogmáticos –pase lo que pase, esto será siempre así. En cambio, la hipótesis "los planetas giran en órbitas elípticas alrededor del sol" es científica justamente porque está excluyendo la posibilidad de que giren en órbitas circulares o de que no giren en absoluto, hechos que de darse en la realidad derribarían absolutamente la teoría previa (Bunge, 2001). Esta teoría es claramente falsable (invita a que se suponga que no es cierta y hasta imagina condiciones que podrían violarla) pero se resiste obstinadamente a ser falsada.

En cualquier caso, de existir una hipótesis en arenas puramente cuantitativas, ésta:

- Debería poseer términos comprensibles, precisos y lo más concretos posible.
- Tener una correlación entre variables clara y verosímil.
- Los términos de la hipótesis y la relación planteada entre ellos deben ser observables y mensurables.
- Debería estar relacionada con técnicas disponibles para probarlas.

4.7 Aspectos metodológicos Abordaje y métodos

Hay diversas concepciones sobre qué es diseño epidemiológico y qué etapas deben subsumirse en el mismo. El siguiente es un planteo ecléctico que proponemos. Podría decirse como concepto preliminar que diseño metodológico es la descripción o estructuración de cómo se va a realizar la investigación. Deben considerarse los siguientes aspectos:

4.7.1 Variables

Sumariamente, llamamos variable a una característica de un sujeto de estudio, objeto o fenómeno que puede tomar varios valores, sea en formato numérico (edad) o no numérico (sexo). Algunas variables pueden expresarse en categorías y son llamadas categóricas. Las variables numéricas por su parte pueden ser continuas o discretas.

1. Continuas. Admiten mediciones cada vez más exactas de acuerdo al instrumento utilizado, por ejemplo, una longitud puede ser 2,5 cm ó 2,546 cm o 2,5463215 y así sucesivamente.
2. Discretas. Sólo pueden adoptar valores enteros, por ejemplo, número de consultas por año, número de hijos, etc.

Las variables categóricas, a su vez, pueden ser ordinales o nominales.

1. Ordinales. Son variables agrupadas que se ordenan o ranquean en sentido creciente o decreciente.
2. Nominales. Los grupos o categorías no tienen orden o ranking específico, por ejemplo, sexo, estado civil, etc.

Si bien pueden fácilmente determinarse los diversos valores de muchas de las variables, en el caso de algunas resulta a veces imposible encontrar categorías que tengan sentido, a no ser que las variables se hagan operables con uno o más indicadores específicos. Hacer que las variables sean operables equivale a hacerlas *mensurables.*

Si imaginamos una variable putativa que podríamos llamar *nivel de conocimientos*, está claro que ésta no puede medirse como tal, y debe buscarse un indicador apropiado para medirla. La operacionalización de las variables, es decir, el proceso de señalar cómo se tomarán las medidas empíricas, no es un procedimiento exclusivamente técnico, carente de teoría. Sin la teoría, la descripción y, por lo tanto, la técnica misma no tienen sentido. En algunos casos las variables que aparecen enunciadas en los objetivos y en el marco teórico no ofrecen mayor dificultad en cuanto a su descripción, definición y medición (edad, ingreso, años de escolaridad, número de hijos). Sin embargo, es frecuente que se incluyan variables de mayor complejidad que tienen que ser definidas claramente para entender su significado y para llegar a su medición. Ejemplos de este tipo de variables serían: marginación socioeconómica, satisfacción con un programa educativo, accesibilidad a los servicios de salud, calidad de la atención brindada, etc. Cada persona podría tener una idea distinta de lo que significan estos términos y si tratamos de ponderar estas variables antes de haberlas conceptualizado y definido claramente, llegaríamos sólo a obtener información poco válida y poco confiable. Los conceptos en los cuales se interesa el investigador deben ser traducidos en fenómenos observables y mensurables. Previo al planteamiento del proceso de operacionalización de variables, se hace necesario discutir acerca de su conceptualización.

Para asegurarse de que todos (el investigador, el recopilador de los datos y, finalmente, el lector del informe de la investigación) comprendan exactamente lo que se ha medido y estén seguros de que las mediciones se han realizado sistemáticamente, es necesario definir claramente las variables (y los indicadores de las variables). Por ejemplo, para definir el indicador *tiempo de espera* es necesario decidir lo que se considerará como punto de partida del período de espera, es decir, si es el momento en el que el paciente pasa por la puerta delantera o el momento en que ha confirmado su turno y recibido una tarjeta o un vale.

Pero con algunas variables puede ser imposible definir inmediatamente la variable o el indicador, puesto que para este fin se requiere más información. En algunos casos, puede ser necesario consultar la opinión de *expertos* o de miembros de la comunidad o de los dispensadores de atención de salud para definir la variable o el indicador.

Variables dependientes y variables independientes

Dado que en la investigación sobre sistemas de salud se desea frecuentemente obtener una explicación causal, es importante distinguir entre variables dependientes y variables independientes. La variable dependiente es el objeto de interés que varía en relación con algo, la respuesta a explicar. Las variables que se utilizan para describir o medir los factores que se supone son la causa, o por lo menos influyen en el problema –la intervención o lo que está siendo aplicado–, se denominan variables independientes o explicativas; así si una variable cambia en respuesta a otra, decimos que la variable dependiente es la que varía en respuesta a la variable independiente (véase también la sección de diseño).

Por ejemplo, en un estudio de la relación entre fumar y el cáncer de pulmón, la presencia de cáncer de pulmón es la variable dependiente, y fumar es la variable independiente (pudiéndose incluso a posteriori estratificar la muestra de acuerdo a la cantidad de atados diarios –menos de 1, entre 1 y 2 y más de 2.

Las variables no son intrínsecamente dependientes o independientes sino que la exposición del problema y los objetivos del estudio determinan este punto. Por consiguiente, es importante que al diseñar un estudio se indique claramente cuáles son las variables dependientes y cuáles son las independientes. Así, si un investigador busca la causa de que la gente fume, *fumar* es la variable dependiente y *la presión que ejerce la publicidad para fumar* podría ser una variable independiente, en tanto en el estudio de cáncer de pulmón, *fumar* era la variable independiente.

4.7.2 Diseño

Remitimos al lector a la sección correspondiente para consultar los principales diseños de investigación, esto es, las estrategias para manejar y tratar los hechos. Como es habitual, la selección de las estrategias más adecuadas –también en el campo de la investigación–, depende en buena medida de los objetivos que se quieren alcanzar y surgen de un diálogo imaginario (o no tanto) entre el sujeto que investiga (sujeto individual o colectivo) y el objeto investigado (Lazarte, 2003). En un sentido más comprensivo el objetivo de la investigación es la producción de conocimiento y las metodologías son sus herramientas. La frecuente inversión de esta ecuación podría ser explicable ya que, como la producción científica pretende validarse a sí misma, en ocasiones una investigación puede esconder falta de ideas tras el uso de métodos rigurosos. Esto se ha agravado en un contexto de estímulos productivistas a la investigación científica como aliciente económico atado a número de investigaciones o publicaciones en revistas con referato, que ha generado fenómenos tales como investigaciones que se fragmentan para producir más publicaciones o investigaciones que son publicadas más de una vez en formatos diferentes, o bases de datos que se explotan hasta el cansancio con diferentes hipótesis, etc. Sir Richard Doll, preclaro epidemiólogo que demostró la asociación entre cigarrillo y cáncer de pulmón, decía: "Me gustaría que hubiera menos investigaciones y más ideas" (Congreso de Epidemiología del Cáncer, Buenos Aires, 1980).

Deseamos sin embargo presentar un diagrama muy interesante que pertenece a Dalmeida filho, reiteradamente citado en esta obra, y que revisita la metodología científica y epidemiológica clásica. El esquema pretende clasificar las principales estrategias según algunas polarizaciones fundamentales y fundacionales: control-descontrol, artificial-real, cerrado-abierto, fragmentado-totalizado. Con la noción de tendencia a la profundidad (la línea llena en la parte superior del diagrama) se pretende resumir las cualidades de apertura, descontrol, totalización, realidad del proceso de aprehensión del objeto de investigación, e inversamente la tendencia a la generalidad sintetiza las cualidades de cierre, control, artificialismo y fragmentación del polo opuesto, tales que permiten formulaciones generalizables, esto es universales, sobre el objeto científico.

En verdad, ninguna investigación es completamente abierta o completamente controlada. Si no hubiera ningún control, nada de artificial, con completa apertura, esta estrategia o diseño no podría llamarse científica. En el diagrama de Dalmeida, la historia de vida que trabaja con un único caso sería la estrategia más próxima al abordaje total del objeto. Existe en ella poco o ningún control sobre las circunstancias. Única en cuanto caso es por ende totalizada al límite, real (una verdad, una fuente única de información) y casi completamente abierta, por no fijar límites a la profundidad del abordaje. La segunda estrategia es la del estudio de casos. La tercera consiste en el estudio de grupos o subgrupos tendiendo a la profundidad, a que poseen algún elemento común, sea éste una identidad cultural o un mismo proceso mórbido. La tercera estrategia consiste en el estudio de grupos y subgrupos. Este tipo también se denomina estudio de casuística o de serie clínica. El repertorio de la epidemiología convencional engloba estudios ecológicos, encuestas tipo corte transversal, estudios de casos y controles y estudio de cohorte. Esos diseños corresponden al área central del esquema. Quizá el estudio ecológico tiene tendencia a un abordaje macro, una aproximación más totalizada, abierta, real y descontrolada que la de los otros. Investigaciones que producen un abordaje *instantáneo* de la situación de salud de un grupo o comunidad, como los estudios seccionales o de corte transversal, se ubican en el centro del esquema. La Epidemiología valoriza el diseño de cohorte como el único capaz de producir estimaciones de incidencia, al tiempo que, para estudiar las asociaciones entre enfermedades raras y determinados atributos, utiliza el estudio de casos y controles. Un estudio de casos y controles, por definición, se limita a los sujetos participantes y busca un grupo control para sus casos, mientras que un estudio de cohorte se restringe a los subgrupos expuestos y no expuestos. Tales restricciones apartan los estudios longitudinales del polo de la realidad, al alejarlos de una población de referencia, fragmentándolos por un atributo que se llamará variable dependiente, distinguiendo grupos de enfermos y grupos de sanos. En esa estrategia de investigación, otras variables serán controladas por diseño o por análisis, y con ello el estudio se torna, hasta cierto punto, cerrado. En comparación, estudios ecológicos o de prevalencia, relativamente más superficiales, se basan en una población que está en su ambiente.

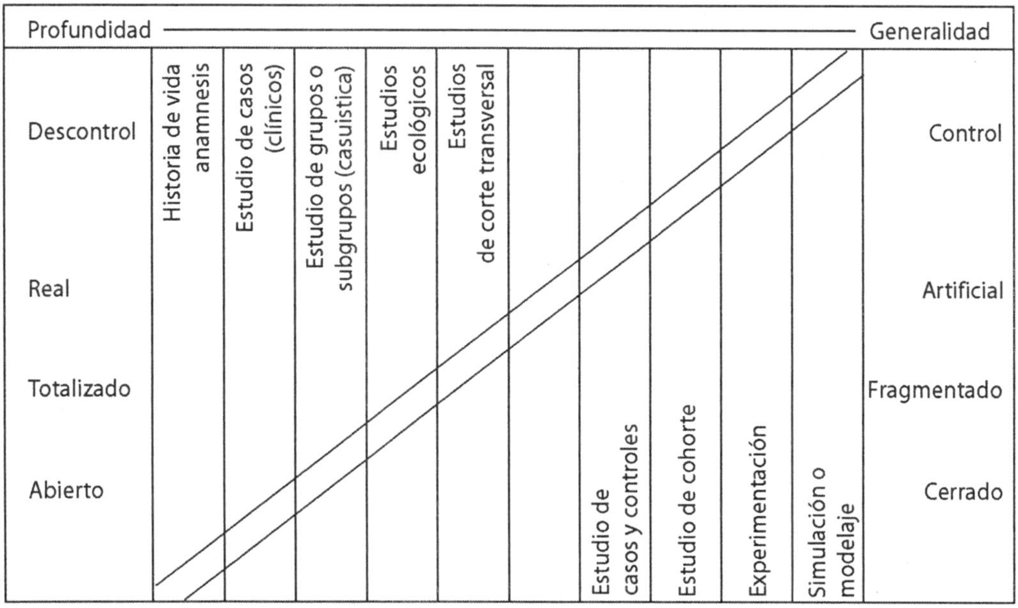

■ ***Figura 4.4.*** *Diseños de investigación según Dalmeida Filho*

4.7.3. Recolección de datos

Población y Técnicas de Muestreo

La mayoría de los conocimientos actuales, tanto científicos como técnicos, están basados en estudios realizados en un número relativamente reducido de observaciones efectuadas en repetidas ocasiones, a partir de las cuales se generaliza una teoría: este proceso se basa en la inferencia estadística, que pretende estimar el comportamiento de una variable en una población determinada, a partir de un número reducido de observaciones. Asimismo, la mayor parte de los estudios epidemiológicos requieren ser realizados mediante muestras, ya que, la mayoría de las veces, sería imposible efectuarlos sobre toda una población. Es por ello que gran parte de la validez de estos estudios dependerá del rigor con que hayamos seleccionado esa muestra.

Es decir, hay que decidir si se estudia a todas las personas de la población objetivo o bien se toma una muestra de ella (población bajo estudio). Una muestra seleccionada correctamente tendrá características muy similares a las de la población objetivo. Todos creemos en el muestreo, aunque no nos demos cuenta; por ejemplo, probamos la cantidad de sal de la sopa tomando una cucharada solamente. Usualmente hacer un muestreo es más barato y más rápido que chequear a toda la población, pero debe tenerse cuidado con los errores, es decir, las diferencias entre los resultados arrojados por la investigación y las cifras reales en la población. Una población bajo estudio no necesariamente está constituida por personas. Si la investigación del riesgo se efectúa analizando registros médicos, entonces la población bajo estudio son los registros de las personas elegibles. Si se está interesado en comunidades enteras, entonces las comunidades componen la población en estudio.

Llamamos población al conjunto de todas las posibles observaciones de la variable en estudio o todas las unidades que se puedan observar, mientras que muestra sería el subconjunto de observaciones obtenidas de la población escogida; éstas últimas deben ser representativas de la población y tener un tamaño suficiente. La metodología utilizada para obtener la muestra de la población de referencia es el llamado método de muestreo y al conjunto de técnicas conocidas se le denomina técnicas de muestreo.

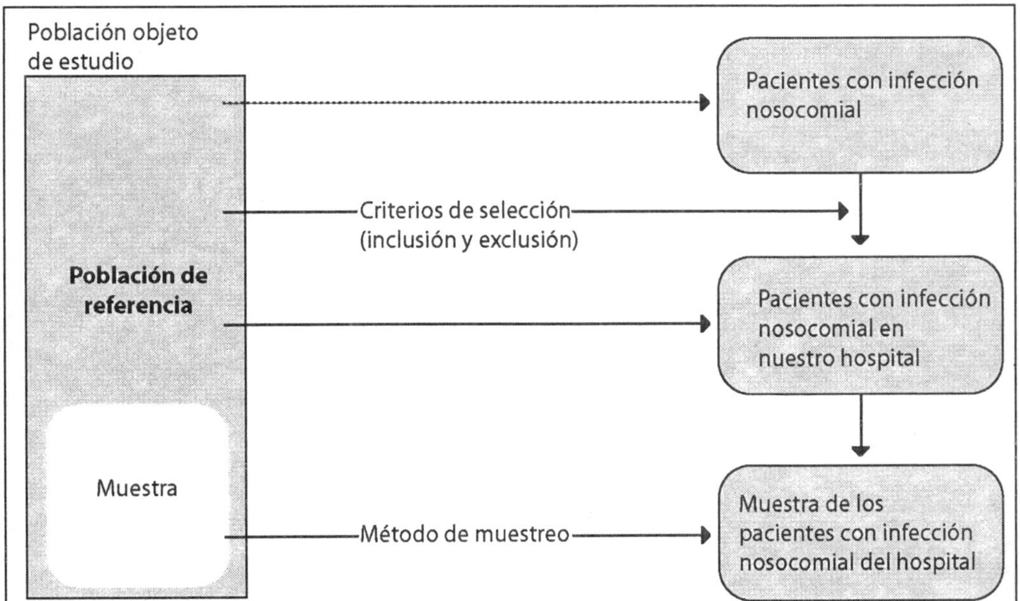

■ *Figura 4.5. Muestreo*

Los métodos se pueden clasificar groseramente en dos tipos: probabilístico y no probabilístico cuyas características se exponen en la siguiente tabla.

La decisión de utilizar un sistema u otro dependerá del diseño del estudio, del que nos proporciona una mayor precisión de estimadores según el tipo de unidades de muestreo definidas y de cuál sea el más factible, de acuerdo a los medios que tengamos a nuestro alcance.

Se puede hacer una correspondencia entre los tipos de estudios epidemiológicos y las posibles estrategias de muestreo:

Tipo de estudio

Estrategia de muestreo

A. Descriptivo

muestra representativa de toda la población

B. Analítico

tipo casos y controles

muestreo separado de casos y controles

estudio de todos los casos y toma de una muestra de los controles

tipo prospectivo o cohorte

muestreo de expuestos y no expuestos separadamente

muestreo de toda la población y luego clasificación en expuestos y no expuestos

estudiar todos los expuestos y muestreo de los no expuestos

En todo caso se debe procurar realizar el proceso de muestreo con el mayor rigor posible, puesto que en la selección de la muestra es donde se produce la mayor parte de los sesgos, y de ellos dependerá la validez del estudio epidemiológico.

Pueden ser:

- *Probabilísticos:*

* Aleatorio Simple; si cada posible caso tiene un determinado número, y cada número es seleccionado al azar con tablas de números al azar o por computadora.

* Sistemático; si existen listas de casos (por ejemplo, numeración de historias clínicas consecutivas, pacientes por orden de ingreso, etc.) y se toman al azar una de otra separadas por un número constante (cada 5, 10, 20, etc.), pero este método tiene el inconveniente de que debe evitarse en casos que tengan probables patrones cíclicos.

* Aleatorio Estratificado; se utiliza para tener en cuenta subgrupos (edad, raza, peso, etc.) que conformarán *estratos de muestreo*.

Según las diferencias de tamaño de los estratos se harán las muestras para cada uno.

* Por Conglomerados; un conglomerado puede ser una manzana, escuela, municipio, etc., elegi-

Tipo	Subtipos	Ventajas	Requerimentos
Probabilístico	Aleatorio simple	Fácil de hacer	Marco de muestreo (tiene cierta ineficiencia)
	Sistemático	Fácil de hacer	Marco de muestreo sin tendencia
	Estratificado	Asegura representación de subgrupos estimaciones precisas	Estratos homogéneos número suficiente de elementos de cada estrato
	Conglomerados (racimos, clusters)	Estudios de todos los elementos de los grupos	Mayor variación intragrupal
	Polietápico		Dificultad de manejo estadístico de los estimadores obtenidos
No probabilístico	Estudios con voluntarios (selección sin criterio previo) estudios de población accesible		

■ ***Figura 4.6.*** *Tipos de muestreo*

dos por los métodos anteriores. Luego se aplicará –en una segunda etapa– un aleatorio simple o estratificado a los casos dentro de cada conglomerado.

- *No Probabilísticos* (no se puede calcular errores de muestreo).

* Secuencial: se toman muestras a medida que llegan (por ejemplo, pacientes, patologías, accidentes, etc.) al sitio de recolección.

* Por Cuotas: abrevia el estratificado y se usa en encuestas poblacionales; cada entrevistador tiene un número de casos de cada categoría y estrato.

- *Error* (Bias)

Puede ser por:

* No representatividad de la muestra; error aleatorio o de muestreo (disminuye al aumentar el tamaño de la muestra y es influenciado por la prevalencia). Se puede estimar o medir.

* Error sistemático o sesgo; es la diferencia sistemática que existe entre la población objetivo y la muestra, producida por un error técnico en la selección de personas o en la recolección de los datos. No se puede estimar o medir.

* Sesgo por falta de respuesta de los encuestados; se pueden reemplazar los no hallados o quienes no responden, pero es una fuente de error importante (por algún motivo no responden o no son hallados).

Es conveniente siempre consultar a un profesional en estas técnicas, a menudo complejas, y –en su caso– utilizar paquetes informáticos (Epi Info o Epidat).

En general la selección del tamaño de la muestra dependerá del fin que se persigue con los resultados del estudio. La muestra debe ser lo suficientemente grande para permitir sacar conclusiones válidas relacionadas con la hipótesis. El que esto sea factible con una hipótesis determinada y con cierto tamaño de muestra depende, básicamente, de dos factores, de los cuales sólo uno de ellos es controlable; el *grado de confianza que se desea tener en los resultados,* mientras que el otro se refiere a la *variación de los factores que serán medidos en la población.*

El problema del tamaño de la muestra puede resolverse en general por las fórmulas:

Estudio de una sola proporción (para la prevalencia o incidencia de un factor de riesgo o una enfermedad).

Estimación previa de la prevalencia %	**Tamaño de la muestra: 50**		**100**		**200**		**500**		**1000**	
	Probable rango de la prevalencia estimada									
1	—	—	0	5	0.1	4	0.3	3	0.5	2
5	—	—	2	11	2	9	3	8	4	7
10	3	22	5	18	6	15	7	13	8	12
20	10	34	13	29	15	26	16	24	18	23
30	18	45	21	40	24	37	26	35	27	33
40	26	55	30	50	33	47	35	45	37	43
50	36	64	40	60	43	57	45	55	47	53
60	45	74	50	70	53	67	55	65	57	63
70	55	82	60	79	63	76	65	74	67	73
80	66	90	71	87	74	85	76	84	77	82
90	78	97	82	95	85	94	87	93	88	92

■ ***Figura 4.7.*** *Estimaciones y rangos de prevalecia según tamaño muestral*

a) Estimación previa

$$n=t^2\ (p.q)/d^2$$

Donde:
n: estimación previa
t: confiabilidad
p: proporción de población en la que se mide la característica
q: 1-p
d: precisión
b)Tamaño definitivo de la muestra

$$nd= n/1 + n/N$$

Donde:
nd: tamaño definitivo de la muestra
n: estimación previa
N: tamaño del universo
Ejemplos
Primero: Se determina la proporción, p = 0,20.
Segundo: Se determina el nivel de confianza deseado, en general de 95%, de modo que t = 1,96.
Tercero: Se desea que la precisión sea de + 0,05 (Error Estándar de la precisión 0,025, porque d = 0,05)

$$\text{Cuarto: } n = \frac{(1{,}96)2\ (0{,}20)\ (1 - 0{,}20) = 246}{(0{,}05)\ 2}$$

Es decir que la proporción buscada está en algún punto entre 0,15 y 0,25 con un nivel de confianza de 95%, y la muestra tiene que tener un mínimo de 246 observaciones.

El Error Estándar de la proporción (EEP) necesario para calcular d no se conoce en este caso porque no se tiene el número de observaciones (n), que es lo que se desea obtener, ni el valor exacto de p. Por lo tanto, este valor debe estimarse sobre la base de las hipótesis y de la información obtenida por referencias bibliográficas. En aquellos casos en que se desconoce totalmente el valor de la proporción se puede tomar 0,50 como el valor más conservador. En este caso la varianciа es 0,25 (0,5 x 0,5). Vaughan y Morrow proponen un esquema que rápidamente permite saber si se gana en precisión y costo/beneficio al aumentar el tamaño de una muestra para determinada prevalencia.

Así por ejemplo, si la probable tasa de prevalencia esperada de una determinada condición es de 40% aproximadamente, entonces la prevalencia para una muestra randomizada de 50 personas, es probable que sea entre 26 y 55%. Si examinamos ahora un rango de 200 sujetos este rango cae a un 33 y 47% respectivamente. Claramente habría un significativo beneficio en cuanto a precisión yendo de 500 a 200, pero no se ganaría más si examináramos muestras de 500 sujetos.

Supongamos que se realiza una muestra para saber cuanta gente tiene perros en sus casas, y se obtiene un valor de 40%. Si bien el resultado es innegable para la muestra, intuitivamente parece poco probable que para la población general exactamente un 40% de las casas tenga un perro. El valor calculado para un 95% de confianza es 37 a 43%, que se expresa 40 +- 3 (más – menos 3%) y significa que hay un 95% de probabilidades de que la proporción de hogares entre la población general que tiene un perro esté entre 37 y 43%[1]. Las muestras grandes tienen menos errores de muestreo y por lo tanto intervalos de confianza más estrechos que las muestras estrechas. Considérese la siguiente tabla:

50	26-54%	(+-14)
100	30-50%	(+-10)
200	33-47%	(+-7)
400	35-45%	(+-5)
1000	37-43%	(+-3)
2000	38-42%	(+-2)
4000	38-42%	(+-2)

1- Recuérse que el intervalo de confianza IC95% da una idea del rango real en que se encuentra el parámetro en la población.

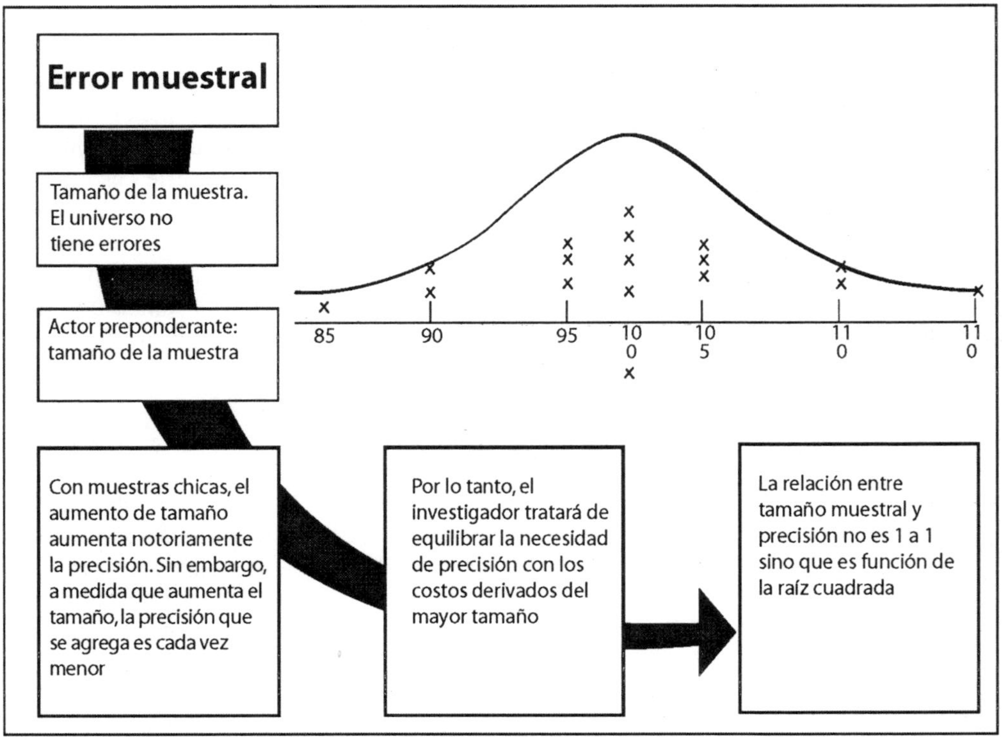

■ ***Figura 4.8.*** *Error muestral y su dependencia al tamaño de la muestra*

El tamaño de la muestra debe cuadruplicarse (50 a 200, 100 a 400 y así sucesivamente) para reducir el error de muestreo a la mitad; la tasa de mejora del error de muestreo disminuye conforme el tamaño de la muestra aumenta pero el error de muestreo nunca desaparece completamente a menos que se haga un censo o algo cercano. Deben seleccionarse con sumo cuidado las circunstancias en las que valga la pena pasar de una muestra de 1 000 a 4 000 para ganar un 1,5% de precisión en los resultados. En el campo, por ejemplo, de la investigación de mercados casi todos los estudios usan muestras de entre 200 y 1 000, siendo este nivel de precisión adecuado para la mayoría de las decisiones de negocios. Aun los servicios de evaluación de televisión y las encuestas políticas rara vez usan muestras mayores de 1 500 personas ya que no se justifica el costo adicional.

Se basa en el cálculo del error estándar de la diferencia entre dos proporciones lo cual depende a su vez de las dos tasas de prevalencia y de los dos tamaños muestrales.

La recolección de datos es una etapa fundamental en la planificación e implementación de un estudio, ya que si ésta ha sido superficial o sesgada o aún incompleta, los análisis de tales datos se dificultan y el resultado del análisis será de baja o dudosa calidad. Debería enfatizarse por tanto el desarrollo de herramientas apropiadas y probarlas varias veces. De acuerdo al tipo de estudio en ISSS se combinarán técnicas según el principio de la triangulación ya mencionado. Las principales técnicas de recolección se muestran en la tabla de la página siguiente.

4.7.4 Análisis de datos

En el caso del análisis cuantitativo el comienzo es generalmente una descripción de datos para cada variable de todas las unidades de estudio incluidas en la muestra. El proceso de los datos puede tener lugar durante la propia recolección o una vez que ésta ha finalizado; la descripción y el análisis se realizan después que el trabajo de campo se ha completado. En

Procedimientos	Ventajas	Inconvenientes
Uso de la información disponible	• De poco precio porque ya se dispone de los datos • Permite examinar tendencias del pasado	• No siempre se tiene acceso fácil a los datos • Pueden surgir problemas de índole ética respecto de la confidencialidad • La información puede no ser precisa o ser incompleta
Observación	• Proporciona información más detallada y relacionada con el contexto • Permite recopilar la información sobre hechos no mencionados en el cuestionario • Permite someter a prueba la fiabilidad de las respuestas a cuestionarios	• Pueden surgir problemas de índole ética relativos a la confidencialidad o al carácter privado • Puede presentarse la parcialidad del observador (el observador puede anotar únicamente lo que le interesa) • La presencia del recopilador de datos puede influir en la situación observada • Se necesita instruir a fondo a los ayudantes de investigación
Entrevistas	• Es conveniente para ser utilizado con analfabetos • Permite aclarar las preguntas • Proporción más elevada de respuestas que en el cuestionario escrito	• La presencia del encuestador puede influir en las respuestas • Los informes acerca de los sucesos pueden ser menos completos que la información obtenida a base de observaciones
Entrevista flexible de pequeña envergadura	Permite recopilar información más seria y explorar las observaciones espontáneas de los interpelados	• El encuestador puede influir sin advertirlo en los interpelados • Es difícil analizar los datos en respuestas flexibles
Entrevista predeterminada de gran envergadura	Fácil de analizar	Puede perderse información importante debido a que no se registran o se exploran las observaciones espontáneas de los interpelados
Cuestionarios por escrito	• De menos precio • Se presta al anonimato y puede llevar a respuestas más honestas • No se requieren ayudantes de investigación • Se elimina el sesgo debido a que se redactan las preguntas de forma distinta para diversos interpelados	• No puede utilizarse con personas analfabetas • Frecuentemente la proporción de respuestas es muy baja • Pueden interpretarse erróneamente las preguntas

■ *Figura 4.9. Instrumentos de análisis*

el caso del análisis cualitativo se trata más de interpretar los datos obtenidos para cada unidad de estudio (o por cada grupo de unidades de estudio). En este caso el investigador puede comenzar el análisis mientras recolecta los datos de modo que lo que quede sin contestar, o nuevas cuestiones que surjan, lo pueda ser antes de terminar el trabajo de terreno.

Existe una cierta ambigüedad sobre si la interdisciplina –paradigmática como dijimos de la ISSS– consiste en contar sistemáticamente con un profesional de cada profesión o especialidad convocado por la necesidad de utilizar una técnica que es propia del ámbito, o en construir transversalmente con instrumentos de diferentes orígenes el herramental apto para abordar un objeto complejo. A pesar que estas dificultades y situaciones dilemáticas no están resueltas, según algunos autores parece observarse un incremento, en los últimos tiempos, de la preferencia por el uso de técnicas cualitativas provenientes de las humanidades y las ciencias sociales en las investigaciones y en los trabajos académicos (véase por ejemplo Lazarte, 2001), que incluso sería más notorio en el caso de los alumnos de los diferentes postgrados del área de Salud Pública, en sus trabajos y presentaciones y, muy especialmente, en la preparación de sus tesis. Así "...siendo tesis individuales, realizadas por profesionales que provienen mayoritariamente del campo de la salud, crecientemente se verifica que sus objetos de estudio les requiere utilizar un instrumental que se encuentra bastante alejado de su formación de grado. El resultado es que las tesis se esmeran en la rigurosidad de los datos hallados y en la construcción de marcos teóricos que hacen referencia al objeto de estudio pero no siempre son igualmente rigurosas en el encuadre metodológico y con frecuencia no contienen precisiones sobre el origen de las herramientas aplicadas, lo que reduce su comparación con otras tesis, con su posible aplicación en otras regiones o incluso la comparabilidad del mismo objeto consigo mismo en el tiempo" (Lazarte, *op. cit.*).

4.7.5 Instrumentos tradicionales de medición epidemiológica

Los administradores de servicios y de sistemas locales de salud recurren a la epidemiología para "resolver el tipo y cantidad de servicios a ofrecer a la población objetivo y determinar su efecto", es decir, utilizan principios, métodos y técnicas epidemiológicas a fin de identificar problemas de salud, establecer prioridades y evaluar servicios. Para ello utilizan las mediciones epidemiológicas, lo que supone la construcción de tres tipos de medidas: ocurrencia, asociación y significación estadística, producidas por fuentes de información y mecanismos de recolección, como los registros, encuestas y técnicas participativas.

4.7.5.1 Medidas de ocurrencia de eventos o problemas de salud

Comprenden las medidas de tendencia central (media, mediana y modo), las frecuencias (absolutas y relativas), los coeficientes y las proporciones y tasas.

Ésta última medida nos interesa particularmente, habida cuenta que una tasa mide un riesgo de salud a través de un cociente. Es simplemente la expresión matemática de la relación entre el numerador y el denominador con una especificación de tiempo (1).

Son ejemplos de tasas:

* Tasa de Mortalidad; número de muertes ocurridas en un año dividido la población total.

* Tasa de Mortalidad por causa específica; número de muertes debidas a una enfermedad específica dividido por la población en riesgo de contraer esa enfermedad

Las tasas se deben utilizar e interpretar con ciertas precauciones, entre las que se cuentan:

a) la falacia ecológica; generalizar los datos recogidos en un área en particular a todos los que viven en dicha área;

b) la variación de base: se debe especificar siempre sobre qué base se ha expresado la tasa;

c) la falsa asociación: dos tasas sobre problemas diferentes pueden pertenecer a dos grupos diferentes de personas y no poder asociarse;

d) los pequeños denominadores: con bajas poblaciones no se pueden usar cantidades fijas con fines comparativos.

Las tasas pueden ser:

1) Crudas: cuando toman todos los casos de muerte por una causa o un grupo de causas pertenecientes a una población total, en un lugar y período determinado (por ejemplo, tasa de mortalidad).

2) Específicas: cuando toman, tanto para el numerador como para el denominador, una limitación dada por un carácter particular (por ejemplo, tasa de mortalidad infantil).

3) Ajustadas: cuando permiten comparar dos poblaciones con características relevantes disímiles (edad, sexo, clases sociales, ni-

(1)

$$\frac{\text{Cantidad de Hechos (casos, defunciones o servicios) en un período específico de tiempo}}{\text{Población expuesta a riesgo de sufrir un hecho (caso, defunción o servicio)}} \times 10^{n}$$

veles de necesidades básicas insatisfechas, etc.). Para ello se deben *ajustar* las tasas crudas y específicas para hacerlas comparables. Este ajuste se puede realizar con el

• método directo: útil cuando se estudian dos grupos de una población o cuando se valoran los cambios temporales de una sola población (por ejemplo, para intervalos de edad).

$$\text{Tasa ajustada} = \frac{E\, t_x .\ Pm}{PM}$$

donde:
tx: tasas a ajustar; Pm: población y PM: población total

• método indirecto: que compara una muestra especial que se está estudiando con la población general. Mediante este método se compara el número de sucesos observado en la muestra de interés con el número de sucesos que serían de esperar si la muestra estudiada tuviese la misma distribución de edad que la población general. Cuando la muerte es el desenlace de interés, el método indirecto permite calcular una razón conocida como Razón Estandarizada de Mortalidad (2).

La REM es un instrumento útil para comparar una muestra extraída de una población de interés con la población general. Sin embargo, cuando se interpreta esta razón es importante recordar que a menudo no se espera que una población especial en estudio tenga la misma tasa de mortalidad que la población general. El programa epidemiológico EPI-DAT, entre otros, permite el ajuste de tasas.

4) Particulares: Comprenden:

a) la frecuencia o incidencia: índice al que las personas sin padecimiento presentan la enfermedad durante un lapso específico. Es el número de casos nuevos de una enfermedad (o evento relacionado con la salud) en una población en un período determinado (3).

Es el correspondiente numérico del concepto de riesgo (equivalente a medida de probabilidad de enfermar para los miembros de una comunidad dada, bajo determinadas condiciones). Mide la aparición de la enfermedad, problema o evento de salud. Manifiesta únicamente el índice con que ocurre una enfermedad. Un cambio en la frecuencia significa que hay cambio en el equilibrio de factores etiológicos ya sea que consista en alguna fluctuación natural, o posiblemente en la aplicación de un programa preventivo eficaz. Tiene importancia para el epidemiólogo que busca la etiología de un problema.

b) la Prevalencia: proporción de casos de una cierta enfermedad (o evento relacionado con la salud) en una población delimitada, en un tiempo determinado. Mide la existencia de problema de salud (4).

Puede ser instantánea (o de punto), cuando se marca un momento preciso en el tiempo; periódica, cuando se define un período de tiempo; o del tiempo de vida, cuando el pe-

(2)

$$\text{Razón estandarizada de mortalidad} = \frac{\text{N° observado de muertes}}{\text{N° esperado de muertes}}$$

(3)

$$\text{Incidencia} = \frac{\text{N° de Casos nuevos en un lapso dado}}{\text{Población con riesgo de desarrollar la enfermedad}}$$

(4)

$$\text{Prevalencia} = \frac{\text{Total de casos de una enfermedad en un tiempo}}{\text{Población total}}$$

ríodo engloba toda la existencia de los sujetos de la población. Es también posible calcularla por la fórmula (5):

Por eso: 1) mejoras en el tratamiento sin restablecimiento, en una enfermedad, paradójicamente la aumentan, 2) el acortamiento de la duración o restablecimiento más rápido o muerte más temprana, paradójicamente la disminuyen. Tiene importancia para la Planificación, pues mide la necesidad de recursos físicos y humanos, etc. y es más fácil de medir (estudios transversales).

Además de las tasas de incidencia y prevalencia es necesario definir una tercera medida de ocurrencia útil para caracterizar la historia natural de la enfermedad (6).

A diferencia de las tasas de incidencia, la letalidad está influenciada por los éxitos de las intervenciones médicas destinadas a curar las enfermedades. La letalidad es útil para valorar el pronóstico, porque mide la probabilidad de no sobrevivir una vez iniciada la enfermedad. La letalidad durante un período tiene una relación importante con las tasas de mortalidad de una enfermedad determinada (número de defunciones debidas a una enfermedad por persona-año).

Tasa de Mortalidad = Tasa de incidencia x letalidad

Asimismo es necesario definir la *Razón de mortalidad proporcional* (RMP) (7), que mide la probabilidad de que una defunción se deba a una causa determinada y es una herramienta útil para determinar cuáles son las causas de muerte más frecuentes, pero no informan sobre la probabilidad de morir.

Capítulo aparte, por su actual trascendencia en el estudio de la mortalidad, merecen dos procedimientos para medir empíricamente el Exceso de Mortalidad, a través de dos indicadores:

a) Razón Estandarizada de Mortalidad (REM): la correspondiente a todas las edades se obtiene dividiendo el total de defunciones observadas por el total esperado (como se ha visto); la correspondiente, por ejemplo, a la mortalidad previa a los 65 años está restringida a la razón de defunciones observadas y esperadas por debajo de esa edad.

b) Razón de Años de Vida Potencialmente Perdidos (RAVPP): en este caso los AVPP observados y esperados se calculan multiplicando (ponderando) estos AVPP específicos por edad por defunción por el número de defunciones observado y esperado, respectivamente, y sumándolos para todos los grupos de edad hasta 65 años exclusive.

4.7.5.2 Otros métodos de información sobre ocurrencia

a) Extrapolación: para aquellos casos en que se tienen datos de algunos períodos pero faltan en otros, o se quiere saber qué se puede esperar. Se puede cuantificar los faltantes o los posibles con métodos de regresión simple, algunos programas epidemiológicos hacen gráficos de tendencia automáticamente.

b) Anecdótica: datos que recuerdan profesionales o miembros de una población, basados en impresiones y, en general, no en hechos o cifras. La información puede ser útil pero debe ser interpretada con precaución. Even-

(5)

$$\text{Prevalencia} = \text{Incidencia x duración media de la enfermedad}$$

(6)

$$\text{Letalidad} = \frac{\text{N° de personas fallecidas por una enfermedad durante un período}}{\text{N° de personas diagnosticadas de la enfermedad en el período}}$$

(7)

$$\text{RMP} = \frac{\text{N° de individuos fallecidos por una enfermedad}}{\text{N° de individuos fallecidos por todas las enfermedades}}$$

tualmente sirve para constatar si datos formales son confiables.

c) Inferencias de otra información: se trata de inferir la magnitud de algunas tasas no disponibles basada en información disponible relacionada.

d) Método Delphi: consiste en una agrupación y análisis organizado de opiniones informadas sobre una terna. Se pregunta cierto dato a diez personas expertas, la estimación resultante se vuelve a repreguntar y luego se hace una estimación final por consenso.

e) Encuestas rápidas: se realizan encuestas que dependen de la memoria, en general no más allá de tres años, a través de listas de verificación muy simples.

4.7.5.3 Medidas de asociación o riesgo

Remitimos al lector a la sección de diseños de investigación.

4.7.5.4 Medidas de Significación Estadística

Habida cuenta de que las investigaciones se realizan sobre una porción menor o subpoblación (muestra) de un grupo mayor de individuos que pudieron haber sido incluidos, es usual que los investigadores se planteen la pregunta de si hubiesen encontrado los mismos resultados con otro grupo o entre la población total, o bien si el azar pudo haber desempeñado algún papel en los resultados obtenidos. Las llamadas pruebas de significación estadística cuantifican y ponderan a partir de los datos del estudio la posibilidad de obtener un resultado igual o aún más extremo si no existiera asociación entre los factores, es decir, sólo por azar.

Las pruebas de significación se basan en la premisa de que sólo hay 2 órdenes de relaciones: dos factores, hechos, circunstancias o variables están asociadas o no lo están (otra discusión es que esta asociación sea causal). En realidad el determinismo sostiene que no existen hechos aislados en la realidad concreta pues las cosas están objetivamente interconectadas, pero aún cuando esta vinculación se produzca con precisión y regularidad esto no significa que cuanto hay en el mundo esté vinculado con todo lo demás y en todos los aspectos, ni afirma tampoco el determinismo causal de que todo está causalmente vinculado a todo lo demás (véase Bunge, 1959). Como hemos visto, las pruebas comienzan con la formulación de una hipótesis de no ocurrencia (H0). Si sólo existe una pequeña probabilidad de obtener los resultados que se observaron si la H0 fuese verdadera, entonces ésta puede rechazarse, quedando por eliminación o por descarte su única alternativa, la de una asociación no azarosa (hipótesis alternativa o HA), idealmente causal. La mayoría de los estudios considera suficiente para rechazar la H0 un nivel de 5% o menor. Trataremos de clarificar esto con un par de ejemplos:

Supóngase un estudio científico que trata de evaluar un nuevo tratamiento (trat N) para el cáncer de cuello uterino –comparado con el tratamiento convencional o trat C– con metástasis, siendo el punto final duro la supervivencia al año. Al cabo de un año se encuentran los resultados diagramados en la Figura 4.10

La hipótesis obvia del estudio (aunque no se conceptualice así) es que el tratamiento N es superior al tratamiento C –por eso los investigadores lo aplican. Esto se expresa como hipótesis nula (H0 o *modus tollens*) → no existe diferencia entre ambos tratamientos. Tras especificar la H0, ¿cuál sería la probabilidad de llegar a un resultado como el obtenido,

	VIVAS	MUERTAS	TOTAL
TRAT N	68	40	108
TRAT C	45	65	110
63% vs 41%	$p < 0.001$		

■ ***Figura 4.10.*** *Análisis de chi cuadrado para supervivencia* esto es, una diferencia de 63% vs. 41%? Bien, si la H0 fuese verdadera, es decir, si no existieran diferencias entre ambos tratamientos C y N, la probabilidad de hallar un resultado de 63% vs. 41% sólo debido al azar (un resultado así de amplio) sería menos de 0.001 (lo que se nota $p<0.001$). Es decir, que un resultado así se daría sólo por azar en menos de un millar de veces –no imposible pero sí muy improbable verdaderamente–. Como el nivel es menor del 5% se rechaza la H0, aceptándose entonces que existen diferencias significativas entre ambos tratamientos (N es superior a C) –el nivel de <0.001 es considerado altamente significativo. Se prueba pues la hipótesis del estudio.

Un segundo ejemplo que se cita a menudo (véase por ejemplo Santos Silva, *OPS*, 1999; y sobre todo Riegelman & Hirsch, *OPS* publicación científica 531, 1992, para una excelente revisión de estos temas) es el siguiente:

Un investigador supone (tiene una teoría o una hipótesis) que nacen más varones que niñas entre mujeres fecundadas por fertilización *in vitro*. Se pregunta: ¿hay más niños que niñas? Su H0 (recuérdese, inversamente planteada) es afirmativa: Hay una misma proporción de nacimientos de varones y mujeres entre los nacidos por FIV. Para demostrarlo (o refutarlo en verdad) toma una muestra de 5 historias clínicas (simplificado al absurdo y sólo con intencionalidad docente) de un centro especializado en este tema y examina las proporciones. Son todos varones.

¿Qué confiabilidad tiene este resultado?

Si la H0 fuese cierta –esto es si naciera la misma cantidad de niños y niñas [y uno esperara intuitivamente la mitad de HC de cada sexo]–, la probabilidad de hallar este resultado –todos varones– sería de 0.03, menor de 5%, y si éste es el nivel de significación aceptado (reténgase que también podría ser 1% o $1_{0/00}$), se rechaza la H0 y se acepta la HA de que efectivamente nacen más niños que niñas.

¿Qué nos dice p en este contexto?

El valor de p puede considerarse como una medida de la consistencia del resultado observado con la H0; cuanto menor sea el valor

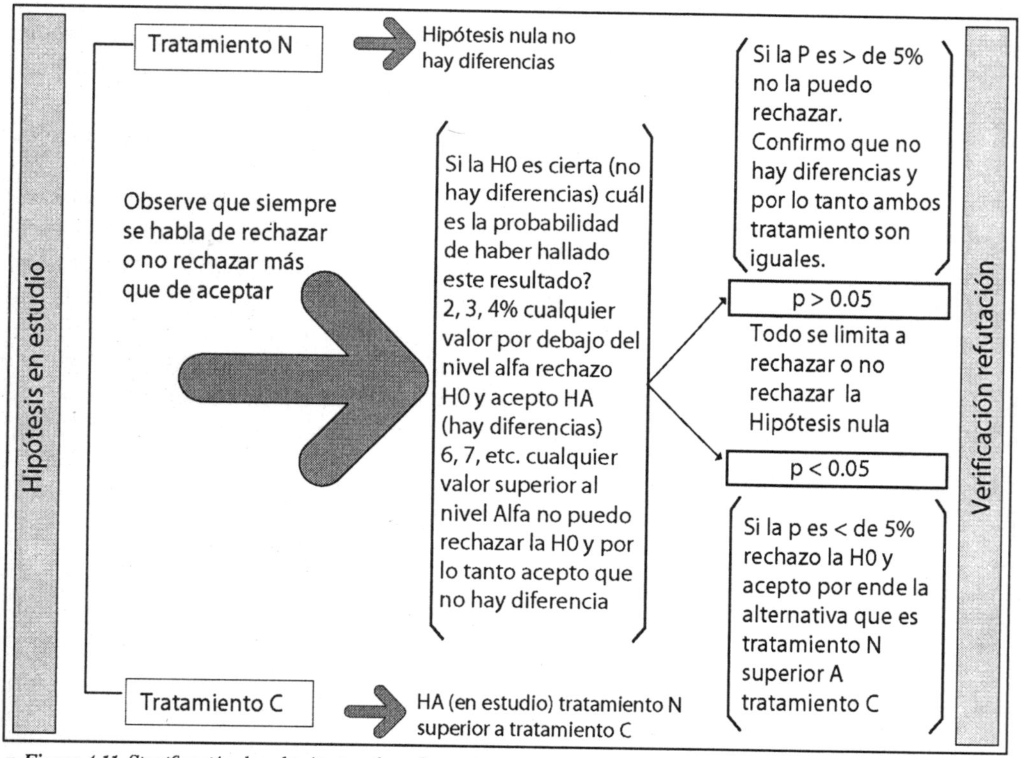

■ *Figura 4.11. Significación de p, hipótesis nula y alternativa*

de p más fuerte será la evidencia proporcionada contra la H0, o sea, cuanto menor sea p más se rechaza la H0 y más se acepta la HA e inversamente, cuanto mayor sea p más se acepta la H0 de que no hay diferencia.

4.7.6 Errores potenciales de los estudios

Cualquier estudio está sujeto a un cierto margen de error. Se describen clásicamente dos tipos fundamentales de error: tipo I y tipo II.

a) Error tipo I: consiste en rechazar falsamente la H0 –o inversamente expresado– aceptar falsamente la H alternativa, esto es aceptar que hay diferencias cuando no las hay o concluir significación cuando no la hay.

Causa: azar.

Es como un falso positivo en una prueba diagnóstica, que asume que existe una enfermedad cuando no la hay.

b) Error tipo II: aceptar falsamente la H0 cuando no es cierta, es decir, aceptar que no hay diferencias cuando sí las hay. Concluir ausencia de significación cuando ésta sí existe.

Causa: azar o tamaño muestral demasiado pequeño (es decir, un estudio ulterior con más pacientes puede dar significativo).

Es como un falso negativo que erróneamente indica que no existe enfermedad cuando sí la hay.

¿Qué es peor, se preguntará el investigador novel, un error I o uno II? Una analogía útil es comparar con el sistema legal: suponer que la H0 es verdadera es como suponer que un sujeto es inocente hasta demostrar lo contrario, y así como es responsabilidad del fiscal aportar pruebas en contra de la inocencia de un sujeto, también el investigador debe proporcionar evidencias de que la H0 es falsa (debe demostrarse culpabilidad y veracidad de la H alternativa). En el sistema legal, para evitar un error tipo I que significaría sentenciar a un inocente (falso positivo), el fiscal debe proporcionar evidencia más allá de la sombra de la duda (menos de 0.05 o aún menor) de que el acusado es culpable antes de que se pueda rechazar la hipótesis nula de inocencia. En general, el sistema legal prefiere errar al dejar libre a un sujeto culpable que condenar de manera injusta a un inocente. De forma análoga, en la búsqueda científica la tradición consiste en preferir el error de que se pierda una diferencia significativa (otros podrán venir luego y corroborarlo) al error de concluir incorrectamente cierta significación cuando ésta está ausente (es decir, es preferible un falso negativo a un falso positivo, un error tipo II a uno tipo I).

Validez y Confiabilidad

Son conceptos muy importantes a la hora de evaluar los estudios.

Validez implica que las observaciones realmente miden lo que intentan o se supone que miden y no otra cosa (sus conclusiones por tanto son verdaderas).

Confiablidad implica que cualquiera que use el mismo método en las mismas circunstancias obtendrá los mismos resultados (los hallazgos son repetibles).

La confiabilidad es una suerte de repetibilidad y se relaciona usualmente a la precisión del instrumento usado para las observaciones. La validez por su parte se relaciona a la exactitud

Probabilidad de que la primera HC Corresponda a un niño	0.5	0.5
1ra. y 2da. niños	0.5 X 0.5	0.25
1ra, 2da. y 3ra. niños	0.5 X 0.5 X 0.5	0.125
1ra, 2da 3ra Y 4ta. niños	0.5 X 0.5 X 0.5 X 0.5	0.06
Las 5 niños	0.5 X 0.5 X 0.5 X 0.5 X 0.5	0.03 (p <0.05 o 5%)

■ ***Figura 4.12.*** *Niveles de probabilidad de p*

de los datos recolectados. Suele presentarse el siguiente diagrama para ilustrar estos conceptos. (Figura 4.13)

El círculo de la izquierda (A) representa observaciones que no son válidas ni confiables. Los métodos de investigación no dan en el centro u objetivo del estudio y los intentos consecutivos son errados. A la derecha (B) se representa una gran confiabilidad pero poca validez. Los intentos no dan en el blanco o propósito (no son válidos) pero los intentos repetidos exhiben siempre el mismo resultado (errado), esto es, son confiables.

En (C) se representa validez pero no confiabilidad, es decir, los métodos de investigación llegan al objetivo bastante cercanamente pero intentos repetidos dan resultados dispersos (esto es, no son confiables). Por último, el círculo de la derecha (D) muestra el estado ideal de máxima validez y confiabilidad.

4.7.7 Pruebas

La elección de una prueba estadística depende de los siguientes factores:

a - del tipo de hipótesis que se formule

b - del número y tipo de las variables en estudio

c - de la utilización de diseños con datos independientes o apareados

d - de las propias condiciones de aplicación de cada prueba estadística

Las etapas del método estadístico pueden resumirse en: a) la determinación de la muestra (ya tratada); b) la estadística descriptiva (resumen de la información) y c) la inferencia estadística (análisis de información y conclusiones derivadas). Se trabaja con variables, que son las características que pueden tomar diferentes valores, no necesariamente numéricos, en los distintos elementos o individuos estudiados. Usualmente conviene identificar un pequeño número de variables estratégicas que determinen los aspectos esenciales del problema de salud/enfermedad. Las variables pueden ser, como vimos:

a) Cualitativas; aquellas que expresan una cualidad –no susceptible de medición numérica– del objeto o individuo observado, con relación a las posibles respuestas que para dicha variable se puedan obtener en los distintos elementos o individuos (sexo, nacionalidad, etc.). Pueden ser nominales (no hay diferencias entre categorías) u ordinales (las hay, por ejemplo, respuesta a un programa; mala, regular y buena). Debe destacarse en este acápite las características particulares de la investigación cualitativa en salud y el constante peligro de producir un severo reduccionismo –véase también Sección 3–, a partir de paradigmas que

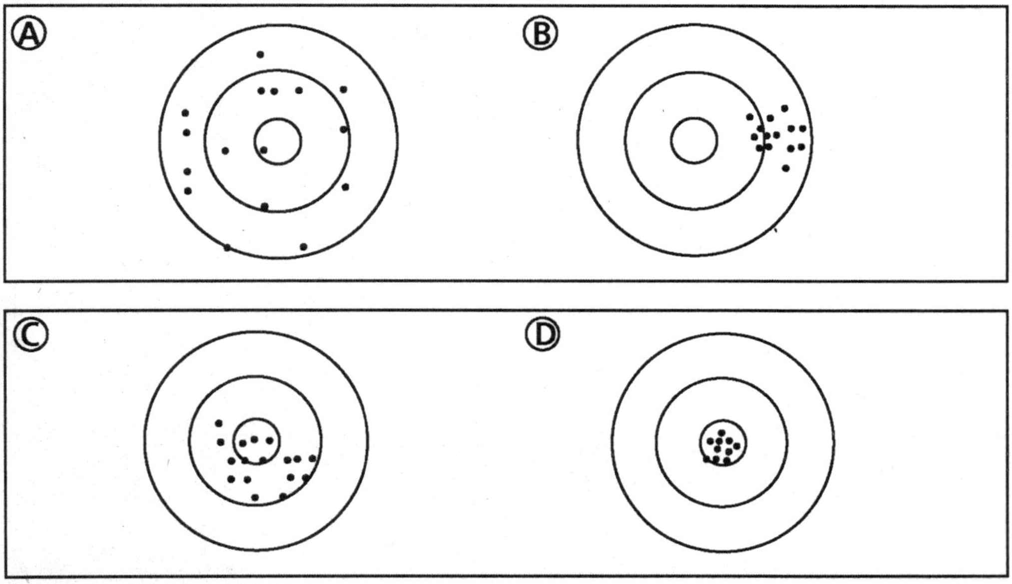

■ *Figura 4.13. Validez y confiabilidad*

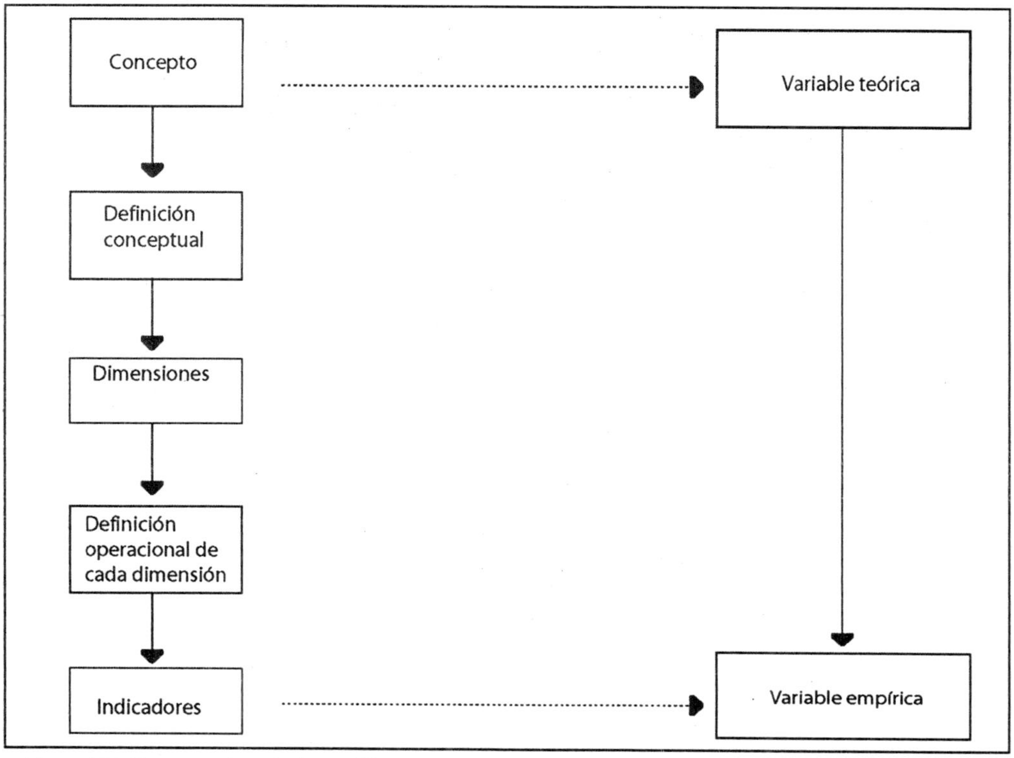

■ ***Figura 4.14.*** *Operacionalización de variables*

instituyen el *cuerpo del paciente* como único espacio de la salud/enfermedad, sin buscar en la teoría y en la práctica la totalidad biopsicosocial fundamental del ser humano. Asimismo, se hallan tres grandes obstáculos en este tipo de investigación, ya mencionados, que reiteraremos: 1) la llamada *ilusión de la transparencia*, comprensión espontánea de la realidad, como si ésta se mostrase nítidamente al observador (ingenuidad o empirismo); 2) el sucumbir a la magia de los métodos y las técnicas, apartándose de lo esencial que es la fidedignidad y las significaciones del material recogido y 3) la dificultad de relacionar teorías y conceptos abstractos con las variables recogidas en los trabajos de campo.

b) Cuantitativas; aquellas en que la categoría es la expresión numérica o la medición cuantitativa del hecho que se está observando (edad, estatura, peso, etc.). Pueden ser discretas (el valor posible es finito; por ejemplo, entre 2 y 5 caries sólo puede haber 3 y 4) o continuas (el valor intermedio posible es infinito).

Existe un proceso de operacionalización de estas variables (en general Unidad de Análisis -UA--------- Variable -V--------Valor -R-) que se esquematiza en la Figura 4.14.

Es necesario tener en cuenta asimismo, que existen estudios epidemiológicos que incorporan variables que se "corresponden a diferentes unidades de análisis y por ende, a diferentes niveles organizativos de los fenómenos en estudio". Este planteo también posee riesgos de reduccionismo y mecanicismo (reducción de la riqueza de los niveles superiores al estudiar partes de menor nivel, o viceversa, respectivamente). Al respecto se han propuesto sistemas de matrices de datos que tratan de solucionar esta dificultad. Acertadamente señala Samaja que "este comportamiento exige que las propias categorías del lenguaje científico se deban organizar en compleja y apretada trama y urdimbre si quieren llegar a ser la vestidura viviente de la realidad...".

Tipos de variables	Prueba estadística	Fórmula	Condiciones de aplicación
Cualitativa	Prueba de la X^2	$x^2 = \sum \frac{(E_o-E_c)^2}{E_c}$ g de l = (F-1) (C-1) E_c = Efectivos esperados (total de fila x total de columna dividido por total de totales) E_o= Efectivos observados F= Número de filas C= Número de columnas	Muestras grandes Como máximo un 20% de la tabla con $E_c \leq 5$. En caso contrario agrupar filas o columnas o utilizar corrección de Yates. En tablas 2x2, si algun $E_c \leq 2$ debe usarse el test exacto de Fisher
	Prueba z de comparación de proporciones Caso particular tablas 2x2	$z= \frac{p_1 - p_2}{\sqrt{pg/n_1 + pq/n_2}}$ p_1 = Proporción en la muestra 1 p_2 = Proporción en la muestra 2 n1 n2 = Tamaño de cada muestra $p = \frac{(p_1 \cdot n_1) + (p_2 \cdot n_2)}{n_1 + n_2}$ q = 1-p	Muestras grandes $n_1p, n_2p, n_1q, n_2q \geq 5$
	Prueba de Fisher Caso particular, tablas de 2x2 y $E_c \leq 2$	Cálculo exacto de la probabilidad	
Cualitativa	Análisis de la variancia Prueba de comparación de k medias en una muestra Prueba de Kruskal - Wallis	Prueba no paramétrica	Normalidad Variancias homogéneas
	Prueba Z de comparación de dos medidas Caso particular en que la variable cualitativa tiene dos categorias	$z= \frac{X_1 - X_2}{\sqrt{\alpha^2 / n_1 + \alpha^2 / n_2}}$ X1 -X2 = Medias de las muestras α^2 = Varianza poblacional n_1 n_2 = Tamaño de las nuestras	Muestra grande $n_1, n_2 > 30$ Variancia conocida
	t de Student-Fisher Caso particular en que la variable cualitativa tiene 2 categorías	$t_{(n-2)}= \frac{\bar{X}_1 - \bar{X}_2}{\sqrt{S^2/n_1 + S^2/n_2}}$ $S_2= \frac{S_1(n_1 - 1) + S_2(n_2 - 1)}{n_1 + n_2 - 2}$ $n = n_1 + n_2$	Normalidad Variancias homogéneas (prueba F). Si no se cumple utilizar el test de Welch
	U de Mann-Whitney Caso particular en que la variable cualitativa tiene dos categorias	Prueba no paramétrica	

Esta figura continúa en la página 135 ▶

Cuantitativa	Coeficiente de correlación de Pearson Regresión	$r = \frac{\sum (X-\bar{X})(Y-\bar{Y})}{\sqrt{\sum (X-X)^2 (\sum (Y-Y)^2}}$ g de l = n - 1 X, Y = Valores de las variables X e Y X,Y = Valores de las medias de las variables X e Y n Nro. de parejas de valores X e Y observados	Distribución normal de la variable X respecto a la Y y de Y respecto a X (linealidad)
	Coeficiente de correlación de Spearman	Prueba no paramétrica	Linealidad

■ ***Figura 4.15.*** *Pruebas estadísticas para contraste de hipótesis de relación con datos independientes*

Tipos de variables	Prueba estadística	Fórmula	Condiciones de aplicación
Cualitativa	Prueba de la x2 Comparación de una distribución observada a una teórica (variable con más de 2 categorías)	$X^2 = \frac{\Sigma (E_o - E_c)^2}{E_c}$ GL = (C - 1) E_c = Efectivos esperados (total de fila x total de columnas dividido por total de totales) E_o = Efectivos observados C = Números de columnas	Muestras grandes Como máximo un 20% de tabla con $E_c \leq 5$ En caso contrario, utilizar corrección de Yates. En tabla 2x2, si algún $E_c \leq 2$, debe usarse test exacto de Fisher
	Prueba z de comparación de una proporción observada a una teórica Caso particular de comparación de una distribución observada a una teórica con una variable cualitativa con 2 categorias	$z = \frac{p_0 - p}{\sqrt{pg/n}}$ p_0 = Proporción observada p = Proporción teórica q = 1 - p n = Tamaño de la muestra	$X^2 = \Sigma \frac{\{(E - E)\ 1/2\}^2}{E_c}$ Corrección de Yates Muestras grandes np y nq ≥ 5
Cuantitativa	Prueba z de comparación de una media observada a una teórica	$z = \frac{\bar{x} - \mu_0}{\sqrt{S^2/n}}$ x = Media de la muestra μ_o = Media teórica S^2 = Variancia de la muestra n = Tamaño de la muestra	Muestras grandes n ≥ 30

Esta figura continúa en la página 136 ▶

Cuantitativa	Prueba t de comparación de una media observada a una teórica	$t = \frac{x - \mu_0}{\sqrt{S^2/n}}$ GL = n-1	Muestra pequeña X∈ Normal

■ *Figura 4.16. Pruebas estadísticas en hipótesis de conformidad*

Tipos de variables	Prueba estadística	Fórmula	Condiciones de aplicación
Cualitativa	Modelos log-lineales Comparación de k situaciones evaluadas con una variable cualitativa con r categorías	Corresponde al X^2 multivariante	Muestras grandes Muestras grandes
	Prueba de simetría Comparación de 2 situaciones evaluadas con una variable cualitativa con r categorías		
	Prueba de McNemar Comparación de 2 situaciones evaluadas con una variable cualitativacon dos categorias (tabla 2x2)*	$X^2 = \frac{(A - B)^2}{A + B}$	Muestras grandes A + B > 10
Cuantitativa	Análisis de la variancia para datos apareados Prueba de comparación de k medias	$z = \frac{\bar{X}_d}{S_d / n}$	Normalidad Variancia homogéneas
	Prueba de Friedman Comparación de k medias Prueba de z de comparación de dos medias con datos apareados	X = Media de las diferencias S^2 = Variancia de diferencias n = Tamaño de la muestra	Muestars grandes n ≥ 30
	Prueba t de comparación de dos medias con datos apareados	$t = \frac{\bar{X}_d}{\sqrt{S_d} / n}$ g de l = n - 1	d ∈ normal
	Prueba de Wilcoxon para datos apareados Comparación de dos medias	Prueba no paramétrica	

■ *Figura 4.17. Pruebas estadísticas para contraste de hipótesis en relación con datos apareados*

Técnicas descriptivas
Análisis de componentes principales

Análisis de corresponcencias múltiples

Análisis de proximidades

Clasificación espontánea de individuos y/o variables

Técnicas confirmatoriales
Modelo log.-lineal

Análisis discriminantes

Modelo estructural lineal (esta técnica engloba a casi todas las anteriores)

A partir de un número elevado de variables consigue representar el máximo de información en el mismo número de dimensiones (a ser posible dos, es decir, un plano). Trabaja exclusivamente con variables cuantitativas

Similar a la anterior, pero para variables cualitativas, permitiendo también la superposición de variables cuantitativas

Sus datos de partida son las diferencias entre los individuos o elementos muestrales, realizando una representación en el mínimo número de dimensiones

Permite descubrir espontáneamente grupos subyacentes de individuos o de variables

Lo podemos considerar como el X2 multivariante. Permite el análisis simultáneo de diversas variables cualitativas

Múltiples análisis de la variancia
Análisis factorial de la variancia y covariancia
Permite analizar la influencia de variables tanto cualitativas (análisis de la variancia) como cuantitativas (análisis de covariancia) sobre una variable cuantitativa
Regresión y correlación múltiple. Caso particular de la anterior en que todas las variables son cuantitativas
Pretende descubrir la mejor combinación de una serie de variables para clasificar a los individuos en dos o más grupos conocidos
Las variables tienen que ser cuantitativas y normales

Pretende el estudio simultáneo de un elevado número de variables, entre las que puede existir todo tipo de relaciones. Permite el análisis factorial confirmatorio, asi como la verificación de modelos de medida y al estudio de relaciones causales a partir de datos no experimentales.

■ ***Figura 4.18.*** *Estadística multivariante*

Deben también ser definidas las llamadas *variables de confusión* –tratadas más in extenso en otra parte de esta obra de modo que sólo retomaremos lo esencial para contextualizar–, aquellas que se presentan cuando existe otra exposición en la población en estudio. Estas variables están asociadas tanto a la enfermedad como a la exposición primaria estudiada. Pueden tener una importante influencia, posiblemente aun cambiando la aparente dirección de una asociación. Una variable que aparece como protectora puede, después del control de las variables de confusión, resultar perjudicial. La forma más común de confusión es que una variable aparezca como aparentemente ligada a una causa-efecto, cuando esta relación en realidad no existe. La edad y la clase social son frecuentemente variables de confusión en estudios epidemiológicos. Los métodos comúnmente utilizados para evitar la confusión, son (véase también sección de diseño):

- en el diseño; randomización, restricción y apareamiento
- en el análisis; estratificación y modelos estadísticos

Las pruebas estadísticas que se aplican en cada oportunidad están más allá del alcance de esta obra y pueden hallarse en cualquier libro de bioestadística, pero consideramos que puede ser útil tener un cuadro sintético que relacione tipo de variable, prueba estadística y condiciones de aplicación de dicha prueba, amén de la fórmula (Ruiz de Adana, 1992).

4.8 Plan de trabajo

El plan de trabajo es un flujograma diagramático en el que se resumen –idealmente con claridad– los diversos componentes de un proyecto de investigación y la forma en que se agrupan conjuntamente y en el que pueden incluirse las tareas que han de realizarse, cuándo han de realizarse y quién ha de realizarlas y cuánto tiempo se ha de emplear. El programa de trabajo, a su vez, es una tabla en la que se resumen las tareas que han de realizarse en un proyecto de investigación, la duración de cada actividad y el personal responsable –en este sentido plan-programa-tareas remeda la estructura de planificación básica. Se prepara básicamente asignando números a las tareas y examinando las necesidades del personal para las mismas. Debe considerarse: –quién ha de realizar las distintas tareas; –la cantidad de tiempo necesaria para cada una y –el número de personas necesario para completar cada tarea en el período de tiempo previsto. Con relación al personal, debe determinarse si es probable que se disponga para el proyecto del necesario y con el nivel de experiencia o adiestramiento adecuado o, si debe procurarse personal especial, los procedimientos que han de seguirse. Y si es así, ¿cuál es la capacitación requerida para los ayudantes? ¿Cuánto duraría la capacitación? ¿Quién se encargaría de la capacitación?

Deben determinarse las fechas (por semanas) indicando el plazo en que ha de realizarse cada tarea y calculando el número de días de trabajo por persona necesarios para completar cada tarea. El plan de trabajo puede utilizarse bien como un instrumento para indicar con detalle los planes de las actividades del proyecto y más tarde para hacer el presupuesto de la financiación, bien como un esbozo visual, o una ilustración, del orden en que han de efectuarse las operaciones del proyecto. Puede facilitar la presentación y las negociaciones relativas al proyecto ante las autoridades y ante otros organismos de financiación –en el caso de proyectos de investigación comunitarios–, o finalmente como un instrumento de gestión para el investigador principal y para los miembros de su equipo, indicándose las tareas y las actividades previstas, sus fechas de ejecución, y cuándo estarán implicados en las diversas tareas los miembros del personal.

4.9 Gestión del proyecto

Administración o gestión de proyecto es la expresión utilizada para todas las actividades implicadas en la gestión de los recursos humanos, materiales financieros y logísticos de un proyecto de ISS, en general, de nivel poblacional o comunitario. Facilita de forma ordenada y precisa la compra y adquisición de materiales, y la preparación de los informes financieros. Permite que los investigadores prevean la necesidad de fondos y que hagan oportunamente solicitudes para evitar interrupciones innecesarias en la ejecución del proyecto –si bien en la realidad es probable que las mismas sean inevitables.

Es de utilidad que uno de los miembros del equipo actúe como investigador principal (IP) –véase Varkevisser *et al.*, *OPS*–. El investigador principal es el *primero entre iguales*; le incumbe en último término la responsabilidad de llevar a la práctica la propuesta según los planes y a resolver los problemas que puedan surgir. El IP es el representante del equipo para los contactos oficiales. Sus tareas deberían incluir:

- Proporcionar al equipo administrativo un ejemplar de la propuesta de investigación y asegurarse de que comprenden cuál es el trabajo de los investigadores.
- Dar oportunamente la alerta a los funcionarios administrativos respecto a necesidades de personal, de materiales, de equipo y de fondos durante las diversas etapas del proyecto.
- Colaborar con la administración del proyecto para hacer los planes de actividades de fin de proyecto, tales como un inventario de los suministros y equipo restantes y entregarlos, de ser necesario, así como hacer los arreglos para los pagos finales y la contabilidad financiera.

4.10 Supervisión del proyecto

Supervisión es un proceso continuo por el cual se recopila información relativa a la ejecución y a la evolución del proyecto de investigación. En la supervisión están implicadas actividades diseñadas para seguir la pista a los recursos disponibles y utilizados y a la cantidad y calidad de las operaciones realizadas durante cada fase del proyecto. La supervisión debería continuar durante toda la ejecución del proyecto y ser organizada de forma que ayude a dar la alerta al personal respecto a los problemas que surgen y a modificaciones necesarias. Es un instrumento de gestión y de aprendizaje valioso para todos los interesados.

¿Qué debe examinarse durante las sesiones de supervisión?

• Los recursos necesarios para el proyecto, comprendidos el personal, equipo, suministros, apoyo logístico y fondos, a fin de evaluar su disponibilidad en el momento en que sean necesarios y si se utilizan adecuadamente;

• Las actividades de cada miembro del equipo y su relación con el proyecto en conjunto, para evaluar si se lleva a cabo el plan de trabajo en la forma prevista y si han surgido demoras o dificultades que hubieran de corregirse;

• El volumen y la calidad de los datos que están siendo recopilados; y

• La comunicación y la coordinación del equipo de investigación con la población de estudio, con otros grupos de colaboración y con las autoridades de financiación.

4.11 Divulgación y comunicación de los resultados de la investigación

Antes de que termine el proyecto de su propuesta de investigación debe iniciar los planes respecto al uso que pudiera hacerse de los resultados de su estudio. El investigador debe interesarse en la utilización y divulgación de los resultados de la investigación, para asegurarse de que éstos puedan utilizarse para mejorar la salud y la atención de salud y según el tema seleccionado, que puedan ser útiles a la comunidad. Entre las estrategias que se pueden aplicar para asegurarse de que se utilizan los resultados del estudio figuran, simplificadamente: 1. Interesar a las autoridades pertinentes, al personal, y a los miembros de la comunidad en la selección del tema y en la definición del problema. 2. Hacer una lista de las recomendaciones que espera obtener de su estudio e indicar a quiénes debería interesarse por su ejecución. Hay básicamente dos categorías de personas que deberían estar implicadas:

- Aquellos que han de conceder la autorización para llevar a la práctica las recomendaciones; y
- Los socios en el proceso de ejecución.

4.12 Protocolo propuesta - informe final

El objetivo elemental de un informe de investigación es informar a quien lo leerá, por lo que es del todo pertinente antes de escribir saber quién será el destinatario y por qué acometerá la lectura del informe de investigación. En la ISSS es seminal tener en cuenta las necesidades de la audiencia puesto que ésta no solamente es la comunidad científica, sino que también está constituida por los administradores de salud y por los líderes comunitarios. Muchos de los trabajos de investigación que están destinados a los científicos no son adaptables a los administradores y a la gente en general. Por consiguiente, debe prestarse atención especial a la preparación de los informes para que estén redactados de forma sencilla y sean explícitos con relación a las conclusiones.

Es importante no sólo presentar los resultados científicos sino también recomendaciones concretas en las que se atiende a las características locales del sistema o las organizaciones de atención de la salud, a las limitaciones, viabilidad y utilidad de las soluciones propuestas.

La comunidad y los administradores están en general más interesados –o a veces sólo interesados– en aprender "lo que hay que hacer respecto a un problema" que en escuchar que "existe un problema" o intrincados alambiques intelectuales en torno a él (vg. sus causales, historia, efectos, etc., cosas que probablemente ya saben, aunque sea de forma intuitiva). Los informes deberían satisfacer las necesidades de la audiencia, es decir, de los líderes de la comunidad, de los administradores de salud y de los investigadores –si bien también es cierto que pocas veces se podrá satisfacer a todos a un tiempo.

Como fuere, la investigación se efectuó para proporcionar nueva información. Por consiguiente, esto es lo que debería destacarse en el informe y en lo que debería concentrarse. Esta *nueva información* debería resumirse como conclusiones del estudio. Es un hecho que la mayoría de los lectores –del ámbito que sea– empezará leyendo las conclusiones. Si la sección es interesante, útil y se presenta atractivamente, el lector examinará las otras secciones, y hasta cierto punto también es cierto que el objetivo último de las otras secciones es dar apoyo a las conclusiones ayudando a que el lector aclare en su mente dos preguntas básicas:

- ¿Cómo ayudará la *nueva información* a solucionar el problema en el sistema o servicio o en la comunidad? (es decir, ¿cuál es el problema? y ¿cuál es el sistema de salud en el que existe el problema? y ¿cómo ayudará esta información a resolverlo o a que disminuya?)
- ¿Se puede *creer* en estas conclusiones? (es decir, ¿son las conclusiones válidas y fiables?). El diseño de la investigación, el muestreo, los métodos de recopilación de datos y el análisis de los datos demostrarán la validez y la fiabilidad de la investigación.

Téngase presente que si un informe destaca la sección de metodología, por caso, en detrimento de las conclusiones, esto pudiera ser interesante para una audiencia de investigadores, pero no interesará en absoluto a la audiencia de administradores –incluso puede que ejerza un efecto contrario de generar desinterés o la sensación de distanciamiento entre el científico y la realidad fáctica.

En este sentido debe recordarse además que los administradores no suelen tener mucho tiempo para leer y que además no son muy versados en la jerga científica por lo cual es menester concentrarse en lo esencial y ser preciso y concreto.

Una vez completada una primera revisión, deberán enunciarse las conclusiones definitivas en relación con cada objetivo. Deberían después examinarse de nuevo las conclusiones, combinándolas siempre que sea posible y enunciándolas de tal forma que el lector pueda fácilmente identificar las conclusiones principales del estudio, esto es *ojear el informe*.

No obstante reconocerse que no es posible postular esquemas de estructuración rígidos (véase Heinemann y Vichweger, citado por Cubo de Severino, 2005) sí está claro que es posible distinguir al menos tres elementos textuales: un núcleo, una parte inicial y una parte terminal, éstas se corresponden con los siguientes epígrafes (véase también la Sección 3), que siguen lineamientos reconocidos y aceptados, más una buena dosis de sentido común (véanse los excelentes trabajos de Day, *OPS, Publicación Científica* 558, 1996, y Varkevisser *et al., OPS*, citado profusamente en esta obra).

a) Título

Si bien se espera que algunas personas lean el trabajo –o al menos el resumen– el título probablemente será leído por muchos más. Un buen título debería contener el menor número de palabras que adecuadamente defina el núcleo del trabajo, debe ser breve y preciso –quizá sólo unas pocas palabras– aunque puede tener subtítulos. Suele sugerirse que se ponga al finalizar el trabajo –esto es, sin embargo, cuestión de preferencias; algunos autores trabajan mejor con un título delante como *zanahoria*. Albutt indica que las primeras impresiones son decisivas y esto es aplicable enteramente a un buen título, debe dar una indicación clara de lo que vendrá después. Una buena manera de poner el título es responderse esta pregunta uno mismo: ¿cómo lo buscaría yo en un index?

b) Resumen o sumario ejecutivo
Será la primera parte en ser leída y con mucha frecuencia la única, por consiguiente su redacción ha de ser profunda, esmerada y reflexiva, ya que puede considerarse como una miniaturización del trabajo. El sumario ejecutivo suele tener una cantidad mayor de páginas; en cualquier caso en el ámbito de la ISSS el objetivo es claro: su lector será probablemente una persona acuciada por el escaso tiempo disponible y no leerá tramos extensos de literatura por lo que debe dársele algo predigerido y que extracte lo sustancial, como consideramos antes. Debe ofrecer un sumario *breve* de cada una de las secciones principales. Un resumen bien preparado permite a los lectores identificar rápida y exactamente el contenido de un documento, determinar su pertinencia para sus intereses y decidir así si tienen que acometer con la lectura del trabajo en su totalidad (*American National Standards Institute*, 1979). El Resumen propiamente dicho no debería exceder de 250 palabras –idealmente un solo párrafo (el sumario ejecutivo, como dijimos, puede tener más, quizá incluso algunas páginas)– y ha de orientarse a definir claramente lo que el artículo trata. El Resumen deberá 1) indicar los objetivos principales y el alcance de la investigación, 2) describir los métodos empleados, 3) resumir los resultados, y 4) enunciar las conclusiones principales. El Resumen no debe presentar ninguna información ni conclusión que no figure en el artículo. A veces, un científico omite algo importante en un Resumen. Sin embargo, la inclusión de detalles innecesarios es con mucho el error más corriente. En general, se imprime como un solo párrafo. En vista de que precede al trabajo y como a los lectores les agrada tener alguna orientación, el resumen es, casi universalmente, la primera parte del manuscrito que se lee y por consiguiente, es de importancia fundamental que esté escrito de forma clara y sencilla. Si el autor no es capaz de interesar al público con el Resumen, su causa estará condenada al fracaso. Muy a menudo, quien lea estará peligrosamente cerca de juzgar el original después de leer tan solo el Resumen. Si el trabajo va dirigido a varios públicos, no es una mala idea escribir varios resúmenes, uno para cada uno de ellos (por ejemplo, investigadores científicos, tomadores políticos de decisiones, líderes de la comunidad) rescatando cada uno lo esencial desde el punto de vista de cada destinatario. Recuerde esta regla de oro: si su lector no lo entiende, dejará su trabajo de lado.

c) Palabras de agradecimiento *(optativo, pero casi obligatorio)*
Es de buena práctica agradecer a quienes han colaborado con usted, sea en lo técnico o en lo económico, lo mismo que algún superior que le ha permitido distraer horas de trabajo para completar su proyecto –quizá también a las organizaciones que dieron este apoyo. Recuerde en este caso que "lo cortés no quita lo valiente".

d) Índice
Esencial para proporcionar al lector una idea rápida de las principales secciones del informe.

e) Introducción
La finalidad de esta sección debería ser brindar antecedentes lo suficientemente robustos como para que el lector pueda comprender y evaluar los resultados y las conclusiones del trabajo sin necesidad de consulta a fuentes adicionales; presenta además el fundamento o la justificación del estudio. Deben incluirse los propósitos en esta sección, lo mismo que las cuestiones referentes al problema de investigación y la/s hipótesis de existir las mismas. Una observación, debe dar fundamentos a un público que muchas veces será versado en la materia, evite herir susceptibilidades con consideraciones demasiado básicas.

f) Metodología
La metodología debería incluir una descripción de

- El tipo de estudio
- Las variables consideradas
- La población, las técnicas de muestreo y el tamaño de la muestra
- Las técnicas de recolección de datos
- Los procedimientos usados para el análisis de datos, incluyendo las pruebas estadísticas (si se han usado)

g) Resultados y conclusiones

Uno de los puntos nodales del artículo, los datos. En contra de lo que muchas veces suele hacerse, no hay que comenzar la sección de Resultados describiendo los métodos que se omitieron en la de Metodología. En primer lugar, puede hacerse una suerte de descripción sumaria, ofreciendo un *panorama general* pero sin repetir literalmente lo escrito en metodología. En el manuscrito hay que ofrecer los datos representativos y no los interminablemente repetitivos. El hecho de que haya podido usted realizar el mismo experimento 100 veces sin variación importante en los resultados quizá sea de interés considerable para usted y su director de tesis (como el dicho que se atribuye a Edison: "...no fracasé en los 2000 intentos previos a lograr una bombilla eléctrica que funcionase, mostré 2000 maneras en las que **no** debe hacerse una bombilla..."), pero los públicos de su trabajo, preferirán los datos un poco digeridos. Como dijo muy gráficamente Aaronson (1977): "La obsesión por incluirlo todo, sin olvidar nada, no prueba que se dispone de una información ilimitada, sino que se carece de capacidad de síntesis". En cuanto a los datos numéricos, si solo hay que presentar una o varias mediciones, deberán tratarse descriptivamente en el texto. Las mediciones reiteradas se presentarán en cuadros o gráficas. Cualquier medición, reiterada o no, deberá tener un significado claro. A menudo es importante exponer incluso los aspectos negativos de los experimentos o los trabajos. Con frecuencia es bueno decir lo que *no* se encontró. Es muy probable que otro obtenga resultados diferentes en condiciones diferentes. Carl Sagan (1977) lo dijo muy bien: "...la ausencia de pruebas no es prueba de ausencia". Si se utilizan estadísticas para describir los resultados, deberán ser estadísticas con un significado claro.

Los resultados deben ser breves y claros, sin palabrería, fraseología especializada y muchas veces vacía; esto puede provocar un efecto contraproducente en muchos públicos, sobre todo tomadores políticos de decisiones, que quizá no conozcan aspectos técnicos pero no son tontos, y en los miembros de la comunidad. Los Resultados tienen que expresarse clara y sencillamente, porque presentan los nuevos conocimientos que se están aportando al mundo. Hay que evitar la redundancia. La falta más corriente consiste en repetir con palabras lo que resulta ya evidente para el lector al examinar las figuras y los cuadros. Todavía peor es presentar en el texto todos o muchos de los datos que muestran los cuadros o figuras.

h) Análisis - Discusión

La Discusión resulta más difícil de definir que las demás secciones. Por ello, es también, normalmente, la sección más difícil de escribir. Y, *muchos* trabajos son rechazados a causa de una Discusión deficiente, aunque los datos del documento sean válidos e interesantes. Más probable resulta aún que el verdadero sentido de esos datos se vea completamente oscurecido por la interpretación hecha en la Discusión, lo que se traducirá asimismo en un rechazo. Muchas secciones de Discusión, por no decir que casi todas, resultan demasiado largas y verbosas. ¿Cuáles son las características esenciales de una buena Discusión?:

1. Trate de presentar los principios, relaciones y generalizaciones que los Resultados indican. Y tenga en cuenta que, en una buena Discusión, los resultados *se exponen, no se recapitulan.*
2. Señale las excepciones o las faltas de correlación y delimite los aspectos no resueltos. No elija nunca la opción de tratar de ocultar o alterar los datos que no encajen bien –además de ser deshonesto puede ser mortal.
3. Muestre cómo concuerdan (o no) sus resultados e interpretaciones con los trabajos anteriormente publicados.
4. No sea tímido: exponga las consecuencias teóricas de su trabajo y sus posibles aplicaciones prácticas. Recuerde que en este momento, usted es una de las personas que más sabe respecto de lo que está escribiendo si lo ha hecho bien y a conciencia, por lo tanto, sus opiniones adecuadamente fundadas tienen mucho valor, no tema expresarlas. Con excesiva frecuencia no se expone, o se expone insuficientemente, la *significación* de los resultados. El lector no debería terminar preguntándose, ¿y ahora qué? La Discusión debe terminar

haciendo un breve resumen de las conclusiones sobre la significación del trabajo. "En definitiva, la buena escritura, como la buena música, tiene su culminación apropiada. Muchos artículos pierden gran parte de su efecto porque la clara corriente de la discusión acaba en un delta pantanoso" (Anderson y Thistle ,1947).

Sobre todo recuerde que no hace falta que llegue a conclusiones cósmicas u oceánicas. Probablemente lo más que uno podrá hacer será arrojar un poco de luz sobre algún aspecto de la realidad.

i) Recomendaciones
Las recomendaciones debieran seguir lógicamente a la discusión de los hallazgos. Pueden ser escuetas, pero debieran presentarse en un orden lógico. Puede ser de utilidad para el lector que sean mencionadas en el mismo orden que las conclusiones. Al igual que el resumen, las conclusiones pueden adaptarse al público que se espera las lea, por ejemplo, tomadores políticos de decisiones, investigadores, público, líderes comunitarios, etc. Las recomendaciones deber ser contextualizadas, esto es, tomar en consideración las características locales del sistema de salud, las restricciones, la viabilidad material o política, etc.

j) Referencias
La bibliografía es una lista de todos los documentos consultados por el investigador para la preparación de un PI, memoria o informe final. El objetivo fundamental de la uniformidad, en el estilo de citación, es que el lector pueda recuperar, consultar y verificar las aportaciones de un documento. Fundamentalmente, se emplean los estilos Vancouver y Harvard; también es posible utilizar un sistema mixto o híbrido. El estilo Harvard, o sistema de autor y año, consiste en citar en el texto y en el lugar correspondiente, y entre paréntesis, el autor y el año; en la Bibliografía, las referencias se escriben en orden alfabético. Por ejemplo, en el texto: ...Así las enfermedades mentales producirán un gran impacto en un futuro cercano (González y Salgado, 1992). La asistencia a las personas con demencia senil exige un conocimiento profundo de su entorno y un control multidisciplinario (Vinyoles 1994; Cascabello *et al.* 1994), esto hace... de los retos de finales del siglo XX (Vinyoles 1994; Cascabello *et al.* 1994; Guijarro *et al.* 1992). En la Bibliografia:

- González H, Salgado A. 1992. Manejo del paciente anciano en atención primaria. Líneas guía. Atención Primaria; 9(14):219-226
- Vinyoles E. 1994. Diagnóstico y tratamiento de las demencias. Formación Médica Continuada: 1(5):269-281

El estilo Vancouver, por su parte, pasa por ser el estilo de citación más empleado desde 1978, cuando un pequeño grupo de editores de revistas médicas acordaron fijar pautas comunes para unificar la presentación de los manuscritos que les eran remitidos. El grupo se reunió en Vancouver (Canadá) y elaboró los: *Requisitos de uniformidad para manuscritos presentados para publicación en revistas médicas,* que se revisan y actualizan periódicamente. Los *Requisitos* que son fundamentalmente instrucciones sobre la forma de presentar los manuscritos contienen recomendaciones a los autores sobre cuestiones de contenido (aspectos a tratar en cada uno de los apartados de los artículos originales), de forma (paginación, extensión, márgenes, etc.) y éticas, pero sobre todo son conocidos por los ejemplos e indicaciones específicas y precisas sobre la forma en que se deben citar 37 tipos diferentes de documentos. La versión de 1997 incorporó la forma de citar los documentos electrónicos. En el texto se deben numerar las referencias consecutivamente según el orden de aparición. Las referencias citadas en las ilustraciones se numeran siguiendo la secuencia que se establece por primera vez en el texto. En el texto: ...Así las enfermedades mentales producirán un gran impacto en un futuro cercano (1). La asistencia a las personas con demencia senil exige un conocimiento profundo de su entorno y un control multidisciplinario (2, 3), esto hace que los profesionales de la Atención Primaria sean los más indicados para atender esta problemática.

k) Anexos (apéndices)
En ocasiones es necesario acompañar el informe con documentos o información adicional como los instrumentos de recolección de datos, el calendario de actividades, el desglose presupuestario, entre otros. También se pueden incluir otros materiales que generalmente no forman parte de los componentes principales de la propuesta o informe, pero que fueron utilizados por el investigador y cuya anexión se considera necesaria para mayor comprensión del proceso de investigación. Los anexos deben presentarse al final del trabajo, debidamente numerados, a fin de poderlos citar en el cuerpo principal del informe. Es importante señalar que los anexos deben mantenerse al mínimo, es decir, que solo debe incluirse aquella información que se considere pertinente.

4.13 Finalmente, ¿cuándo escribir?

(si su objetivo es básicamente lograr un título de postgrado y el proyecto es un requisito)

Muchas veces el escrito de un proyecto de investigación responde a un requerimiento académico para obtener un título de postgrado. En este caso le recomendamos fervientemente que comience a escribir con tiempo, mucho antes de que tenga que presentar su trabajo. Cuando haya finalizado un conjunto determinado de observaciones o alguna faceta importante del trabajo, haría bien en escribir lo que observe mientras todavía lo tenga fresco. Si deja todo para el final, descubrirá que olvidó detalles importantes, o bien va usted perdiendo contenidos y pericia teóricos si no los usa a menudo, o peor aún, sencillamente, quizá no tenga tiempo para escribir la tesis como es debido. Si no tiene mucha experiencia en escribir, además, se sorprenderá desagradablemente al ver que se trata de un proceso penoso y sumamente largo –aunque al fin muy agradable. Es probable que necesite entre tres y seis meses en total para escribir la tesis, trabajando más o menos a jornada completa. Sin embargo, piense que no podrá dedicarle todo su tiempo o habrá información que le será retaceada o al menos será difícil de conseguir, de modo que calcule un año. Una idea interesante es ir publicando pequeños avances del contenido de la tesis en forma de literatura gris en congresos o lugares afines para mantener vivo el interés –suyo– en la misma, antes de que puedan ocurrir avatares impensados, por ejemplo, usted mismo pudiera alejarse de la Institución en la que desarrolló el proyecto, ya que siempre será más difícil hacerlo después de dejarla.
Nuestro consejo final es:
¡escriba cuanto antes!
Sin lugar a dudas –y nuestra experiencia con una gran cantidad de maestrandos o tesistas que no finalizan los cursos en cuestión por falta de la redacción del proyecto final parece demostrarlo– la redacción será más difícil con cada mes que pase. Evite que se le *enfríe el brazo* (como suele decir Gabriel García Márquez) y ponga de inmediato manos a la obra.

Presentamos finalmente unas guías con mero carácter orientativo que esperamos sean útiles a la hora de autoevaluar un proyecto de ISSS o de decidir acometerlo o aún para evitar errores comunes.

4.14 Escala para valorar temas objeto de ISSS

(modificado de Parmanathan, Brownlee *et al.*)

I. Pertinencia
II. Ausencia de duplicación
III. Viabilidad
IV. Consentimiento político
V. Posibilidad de implementación
VI. Urgencia
VII. (Asentimiento moral)

Score: otorgue de 0 a 3 puntos a cada ítem y luego sume el puntaje.
10 puntos o menos= escasamente valorado
18 o más puntos= muy valorado
entre 10 y 18 puntos= valoración intermedia, deberá considerarse individualmente

4.15 *Check list* o lista de comprobación en ISSS

I. Identificación, delimitación y formulación del problema

¿Cuál es el problema?

¿Por qué es necesario estudiarlo?

El problema, ¿se ha expresado con suficiente claridad?

¿Cuántos ítems de la escala anterior de valoración de problemas reúne? ¿Qué score alcanzó?

II. Marco teórico y análisis de la bibliografía disponible

¿De qué información disponemos ya?

¿Quiénes y cómo han estudiado esto ya?

¿Con qué dificultades se encontraron? ¿Cómo las superaron?

III. Enunciación de objetivos

¿Por qué se desea llevar a cabo la investigación?

¿Qué se espera obtener?

¿Qué obstáculos espera encontrar? ¿Cómo piensa superarlos?

¿Qué recursos necesitará?

IV. Hipótesis

¿Existe una hipótesis?

¿Está planteada en términos de poder ser refutada?

¿En términos de poder ser investigada?

V. Diseño

El diseño, ¿fue apropiado con relación a los objetivos propuestos?

VI. Variables

¿Se definieron adecuadamente?

VII. Tipo de estudio

¿Se adecua al tipo de variables que debe investigar?

VIII. Recolección de datos

¿Qué datos son necesarios?

¿Cómo se van a recolectar?

IX. Población y muestreo

Su población de referencia, ¿ha sido adecuadamente definida?

¿Existen subpoblaciones y se han identificado?

¿Por qué se eligió a esta población?

La muestra, ¿fue representativa?

¿No está sesgada?

X. Proyecto de trabajo

¿Quién hará qué, cuándo y cómo?

¿Cómo se administrará el proyecto?

XI. Protocolo propuesta informe final

¿Cómo se presentará la propuesta a las autoridades o tomadores de decisiones en general?

¿Cómo a los posibles financiadores de la investigación?

¿Está adecuadamente redactado?

¿No es demasiado teórico o técnico, alejado de las necesidades concretas de la comunidad o los tomadores de decisiones?

4.16 Errores típicos a evitar

(modificado de Vieytes, R)

- Investigaciones no viables: irreales, en las que no se identifican o justiprecian las necesidades de recursos humanos, de tiempo o las vías de financiamiento.
- Imprecisión en el objetivo de la investigación.
- Excesivos antecedentes con relación al problema planteado, con la confección de verdaderos tratados teóricos sobre el mismo, farragosos o imposibles de leer, y además improcedentes ya que se supone en los lectores una cierta sapiencia sobre el tema en cuestión, o
- Ingenuidad de los planteos con niveles explicativos que no guardan relación con el supuesto nivel de quien leerá las propuestas (planteos casi *ofensivos* diríamos).
- Planteo de objetivos específicos que no se desprenden necesariamente del objetivo principal, apareciendo por lo tanto como *descolgados.*
- Uso inadecuado del condicional.
- Plantear procedimientos metodológicos como objetivos en sí mismos, en lugar de como lo que son, esto es, herramientas.

• Omitir cuestiones que son obvias (para la mente del escribiente que sabe, por supuesto, y por eso hay elementos que no siente necesario aclarar) salvo para los lectores.

• Descripciones muy extensas sin interpretaciones claras. Grupos de datos de gran volumen necesitan un cierre, una conclusión, y no pueden dejarse *flotando* sin ésta (después de todo, cualquiera puede ver los números crudos, lo que el lector buscará conciente o inconcientemente es una interpretación y se sentirá muy defraudado si no la encuentra). Especialmente en la sección de análisis o discusión han de presentarse estas interpretaciones, sobre todo destacando si nuestros datos concuerdan o no con los de la literatura y de ser así por qué. Muy a menudo sin embargo la discusión es una reproducción sosa y sin brillo de los resultados.

Bibliografía recomendada

1. Abrahamson JH. *Survey Methods in Community Medicine*. Churchill Livingstone, Edinburgh, 1979;114-115.
2. Aguilar Cab. F y otros. "Tendencias en investigación en servicios de salud en México", 1994-1991. *Salud Pública de México* N° 6, 1993;(35).
3. AIS Perú. *Apuntes sobre investigación clínica*, N° 5, Año 2, 2002.
4. Alarcón R. *Métodos y diseños de investigación del comportamiento*. Universidad Peruana Cayetano Heredia. Lima, 1991.
5. Almeida C. "Delimitación del campo de la Investigación en Sistemas y Servicios de Salud: desarrollo histórico y tendencias. Texto base para la Discusión, en Investigación en Sistemas y Servicios de Salud" – *Cuadernos Para Discusión* 2001;(1):11-35.
6. Alpha-Tocopherol, Beta Carotene Cancer Prevention Study Group. "The effect of vitamin E and beta carotene on the incidence of lung cancer and other cancers in male smokers". *N Engl J Med* 1994;330:1029-1035.
7. Ander-Egg E. *Técnicas de investigación social*. Buenos Aires. De Humanitas, 1985.
8. Apodaca P. y Lobato C. *Calidad en la Universidad: Orientación y Evaluación*. Alertes, Barcelona.
9. Argimon JM. "Generación de hipótesis en epidemiología". *Atención Primaria*, N° 3 marzo 1992;(9).
10. Argyris C. *Conocimiento para la acción*, Granica, Buenos Aires, 1999.
11. Argyris C. *Sobre el aprendizaje organizacional*, Oxford University Press, México, 2001.
12. Arias G F. *Lecturas para el curso de metodología de la investigación*. Trillas, México, 1976.
13. Aronson P. "El saber y las destrezas. Perfil de los graduados universitarios". En: Naishtat, García Raggio y Villavicencio, *Filosofías de la Universidad*, Colihue, Buenos Aires, 2001.
14. Ayala F y Ruiz R. *El método de las ciencias: epistemología y darwinismo*. Fondo de Cultura Económica, México, 1998.
15. Bachelard G. *La formación del espíritu científico*, Siglo XXI, Buenos Aires, 1975.
16. Band PR *et al*. "Carcinogenic and endocrine disrupting effects of cigarette smoke and risk of breast cancer". *Lancet* 2002;360:1044-1049.
17. Becher T. *Tribus y territorios académicos*, Gedisa, Barcelona, 2001.
18. Benjamin L (Ed.). *A history of psychology*. McGraw-Hill, New York, 1988.
19. Beral V, Banks E, Reeves G. "Evidence from randomised trials on the long-term effects of hormone replacement therapy". *Lancet* 2002;360: 942-944.
20. Birk JM & Brooks L. "Required skills and training needs of recent counseling psychology graduates". *Journal of Counseling Psychology*, 1986;33(3)320-325.
21. Borrell RM y Rovere M (Compiladores). "La Formación de Postgrado en Salud Pública. Nuevos Desafíos y Caminos", *OPS/OMS*, Buenos Aires, 2004.
22. Boruch RF. "Coupling Randomized Experiments and Approximations to Experiments in Social Program Evaluation". *Sociological Methods and Research*, 1975;4(1),31-53.
23. Braaten LJ. "The effects of person-centered group therapy". *Person Centered Review* 1989;4(2)183-209.
24. Broncano F. *Mundos artificiales*, Paidós Universidad Nacional Autónoma de México. F de Fy L, México, 2000.
25. Brunne r J. *La educación puerta de la cultura*, Visor, Madrid, 1997.
26. Bunge M. *La causalidad*, EUDEBA, Buenos Aires, 1975.
27. Bunge M. *Las ciencias sociales en discusión*, Sudamericana, Buenos Aires, 1999.
28. Bunge M. *Ser, saber, hacer*, Paidós-UNAM, Buenos Aires, 2002.
29. Bunge M. *Mitos hechos y razones: cuatro estudios sociales*. Sudamericana, Buenos Aires, 2004.
30. Bunge M. *Epistemología*. Siglo XXI Editores, 1980.
31. Bunge M. *La ciencia, su método y su filosofía*. Siglo XXI Editores, Bs. As.,1960.
32. Bunge M. *Intuición y razón*. Sudamericana, Buenos Aires,1996.
33. Campbell DT. "Can We Be Scientific in Applied Social Science?" In RF Conner and others (eds.), *Evaluation Studies Review Annual*. Vol. 9. Beverly Hills, Calif.: Sage, 1984.
34. Campbell DT & Stanley JC. *Experimental and quasi-experimental designs for research*. Houghton Mifflin, Boston, 1963.
35. Campbell DT & Stanley JC. "Experimental and Quasi-Experimental Designs for Research on Teaching". In NL Gage (ed.), *Handbook of Research on Teaching*. Rand McNally, Chicago, 1963.
36. Capote Mir R, Paganini JM. "Los sistemas locales de salud: conceptos, métodos, experiencias". *OPS*, 1990.
37. Carey R, Lloyd R. *Measuring quality improvement in healthcare: a guide to statistical pro-*

cess control applications. ASQ Press, New York, 2001.
38. Clarck B. *El sistema de Educación Superior*, Universidad Autónoma Metropolitana, México, 1983.
39. Collaborative Group on Hormonal Factors in Breast Cancer. "Alcohol, tobacco and breast cancer-collaborative reanalysis of individual data from 53 epidemiological studies, including 58 515 women with breast cancer and 95 067 women without the disease". *Br J Cancer* 2002;87:1234-1245.
40. Cook TD & Campbell DT. *Quasi-experimentation: Design & analysis for field settings*. Rand McNally. Chicago, 1979.
41. Cook TD. "Postpositivist Critical Multiplism", In RL Shotland & MM Mark (eds.), *Social Science and Social Policy*. Calif. Sage, Beverly Hills, 1985.
42. Cook TD & Campbell DT. *Quasi-Experimentation: Design and Analysis for Field Settings*. Rand McNally, Chicago, Illinois, 1979.
43. Coraggio JL, Vispo A y otros. *Contribución al estudio del sistema universitario argentino*, CIN, Miño y Dávila Editores, Buenos Aires, 2001.
44. Cronbach LJ. *Designing Evaluations of Educational and Social Programs*. Jossey-Bass, San Francisco, 1982.
45. Chalmers A. *¿Qué es esa cosa llamada ciencia?* Siglo XXI Editores, Argentina,1999.
46. Chen H. & Rossi PA. "Evaluating with Sense: The Theory-Driven Approach". In RF Conner and others (eds.), *Evaluation Studies Review Annual*, Vol. 9. Calif.: Sage, Beverly Hills, 1985.
47. De Almeida filho N. *La Ciencia tímida – Ensayos de deconstrucción de la epidemiología*. Lugar Editorial, Buenos Aires, 2000.
48. De Almeida filho N. "Epidemiología sin número", *OPS*, serie PALTEX N° 28, 1992.
49. Davey Smith G, Ebrahim S. "Mendelian randomisation: can genetic epidemiology contribute to understanding environmental determinants of disease?" *Int J Epidemiol* (in press).
50. Dawson-Saunders B, Trapp R. *Bioestadística médica* - El Manual Moderno, México DF, 1997.
51. Day R. "Cómo escribir y publicar trabajos científicos. Publicación científica" *OPS*, 1994;558.
52. Díaz E. *La Posciencia*. Ed. Biblos, Buenos Aires, 2002.
53. Díaz E. *Metodología de las ciencias sociales*. Ed Biblos, Buenos Aires., 1997.
54. Díaz E, Heler M. *Conocimiento científico: hacia una visión crítica de la ciencia*. EUDEBA, Buenos Aires, 2001.
55. Dieterich H. *Nueva guia para al investigación científica*. Ed. 21, Mexico DF, 1999.
56. Documento diagnóstico producido por la Comisión Nacional para el Mejoramiento de la Educación Superior durante el año 2002.
57. Dos Santos Silva I. "Epidemiología del Cáncer: principios y métodos. Agencia Internacional de Investigación del Cáncer". *OMS*, 1999.
58. Durkheim E. *Las reglas del método sociológico*. Ed. Gorla, Bs. As., 1999.
59. Eco H. *Cómo se escribe una tesis*.
60. Einhorn HJ & Hogarth RM. "Judging Probable Cause". *Psychological Bulletin*, 1986;99,3-19.
61. Epidemiology series. *Lancet* Jan 5, 2002;(359).
62. Feinberg SE. *The Analysis of Cross-Classified Categorical Data*. 2nd ed. M.I.T. Press, Cambridge, Mass., 1980.
63. Feinstein A, Sackett D, Spitzer W. "¿Qué es una investigación en atención de la salud?" Centro latinoamericano de atención médica (CLAM) *OPS*, 1976.
64. Feinstein A, Esadaile J. "Incidence, prevalence and evidence". *The Am J Med* 1987;(82)113-124.
65. Fernández Lamarra N. *La educación superior argentina en debate*, Eudeba, Buenos Aires, 2003.
66. Fliguer JL. "Ética y Formación Profesional: algunas reflexiones sobre la epistemología de las prácticas". *Revista Científica de la Universidad de Ciencias Empresariales y Sociales* N°1, 2003;(VII).
67. Fliguer J y Gosende E. "Del docente investigador al profesional docente. Un paradigma para el conocimiento profesional en las carreras empresariales de postgrado de la UCES", Informe de Investigación, Buenos Aires, Dpto. de investigación de UCES, 2003.
68. Flores F y Gray J. *El espíritu emprendedor y la vida Wired: el trabajo en el ocaso de las carreras*, Londres, 2000.
69. Forcese DP, Richer S. *Social Research Methods*. Prentice-Hall Inc., Englewood Cliffs NJ. 1973;168-177.
70. Forchofer RN & Lehnen RG. *Public Program Analysis: A New Categorical Data Approach*. Wadsworth, Belmont, Calif., 1981.
71. Ford DH. "Reexamining guiding assumptions: Theoretical and methodological assumptions". *Journal of Counseling Psychology* 1984;31(5)461-466.
72. Gannon T & Deely J (Eds.). "Shaping psychology: How we got where we're going". In J Deely & B Williams (Series Eds.), *Sources in semiotics*, University Press of America, Lanham, MD. 1991;(10).
73. Gelso CJ. "Research in counseling: Method-

ological and professional issues". *The Counseling Psychologist* 1979a;8(3)7-36.
74. Gelso CJ. "Research in counseling: Clarifications, elaborations, defenses, and admissions". *The Counseling Psychologist* 1979b;8(3)61-67.
75. Gibbons M y otros. *La nueva producción del conocimiento*, Pomares-Corredor, Barcelona, 1997.
76. Goldfried MR. "Training the clinician as scientist-professional". *Professional Psychology: Research and Practice* 1984;15,477-481.
77. Gomez Campo VM y Tenti Fanfani E. *Universidades y Profesiones, crisis y alternativas*, Miño Dávila Editores, Buenos Aires, 1989.
78. González C. "La innovación tecnológica en las Universidades". En Sánchez Martínez Editor, *La educación superior en la Argentina*, Ministerio de Cultura y Educación, Buenos Aires, 1999.
79. Grady KE, Wallston S. *Reasearch in Health Care Settings*. Sage, Newbury Park, 1991.
80. Habermas J. *Teoría y praxis*, Tecnos, Madrid, 1987.
81. Hains AA & Szyjakowski M. "A cognitive stress-reduction intervention program for adolescents". *Journal of Counseling Psychology* 1990;37(1)80.
82. Haggerty R. "El propósito y la utilidad de la investigación de los servicios de salud". *OPS*, 1978.
83. Heart Protection Study Collaborative Group. "MRC/BHF heart protection study of antioxidant vitamin supplementation in 20,536 high-risk individuals: a randomised placebo-controlled trial". *Lancet* 2002;360:23-33.
84. Heggenhougen K, Draper A. *Medical Anthropology and Primary Health Care*. London School of Tropical Medicine and Hygiene, London, 1990.
85. Hepbun W, Lutz W. "Interviewing and Recording". *International Epidemiological Association*, Switzerland, 1986.
86. Heppner PP, Kivlighan DM & Wampold BE. "Major research designs". In C Verduin (Ed.), *Research design in counseling* Brooks-Cole, Pacific Grove, CA. 1992;115-165.
87. Hiebert B, Simpson L & Uhlemann MR. "Professional identity and counselor education". *Canadian Journal of Counseling* 1992 ;26,201-208.
88. Hill CE & Corbett MM. "A perspective on the history of process and outcome research in counseling psychology". *Journal of Counseling Psychology* 1993;40(1)3-24.
89. Hogg JA & Deffenbacher JL. "A comparison of cognitive and interpersonal-process group therapies in the treatment of depression among college students". *Journal of Counseling Psychology* 1988;35(3)304-310.
90. Howard GS. "Improving methodology via research on research methods". *Journal of Counseling Psychology* 1982;29(3)318-326.
91. Huck SW. "True experimental design". *Journal of Experimental Education* 1991;59(2)193-196.
92. Huck SW & Cormier WH. "Principles of research design". In C Jennison (Ed.), *Reading statistics and research*. 2nd ed. Harper Collins, New York, 1996;578-622.
93. Hudelson PM. "Qualitative Research for Health Programes". WHO/MNH/PSF Geneva 1994.
94. Icart Isern MT, Fuentelsaz Gallego C, Pulpón Segura A. *Elaboración y presentación de un proyecto de investigación y una tesina*. Edicions Universitat de Barcelona, 2001.
95. Informe de la Comisión Asesora de Posgrados en Ciencias de la Salud. CONEAU.
96. Investigación en salud. Reorientación del programa de subvenciones de la OMS/OPS. Unidad de coordinación de intervenciones, Washington DC, 1988.
97. Jacques E. *La Forma del Tiempo*, Paidós, Buenos Aires, 1984.
98. Jacques E. *La organización requerida*, Granica, Buenos Aires, 2000.
100. Jemmott LS & Jemmott JB. « Increasing condom-use intentions among sexually active black adolescent women". *Nursing Research*, 1992;41(5)273.
99. Jimenez Villa J. "Cómo iniciar un trabajo de investigación". *Atención Primaria* N° 2, feb 1988;(5).
100. Jeppesen C, Nelson A, Guerrini V. *Diagnóstico y perspectiva de los estudios de posgrado en Argentina*, IESALC-UNESCO, Buenos Aires, 2004.
101. Joreskog KC & Sorbom D. *Advances in Factor Analysis and Structural Equation Models*. Abt Books, Cambridge, 1979.
102. Karin Knorr Cetina. *La fabricación del conocimiento. Un ensayo sobre el carácter constructivista y contextual de la ciencia*. Universidad Nacional de Quilmes, Buenos Aires, 2005.
103. Kelley J, Smits SJ, Leventhal R & Rhodes R. "Critique of the designs of process and outcome research". *Journal of Counseling Psychology*, 1970;17(4)337-341.
104. Kerlinguer F. *Investigación del Comportamiento. Técnicas y Metodología*. Nueva Editorial Interamericana. México, 1981.
105. Khun T. *La estructura de las revoluciones científicas*, F.C.E, México, 1963.
106. Kidder LH & Judd CM. *Research Methods in Social Relations*. 5th ed. Holt, Rinehart & Winston, New York, 1986.

107. Kivlighan DM & Jauquet CA. "Quality of group member agendas and group session climate". *Small Group Research*, 1990;21(3)205-219.
108. Klimovsky G. *Estructura y validez de la teoría científica*. Nueva visión, Buenos Aires, 1973.
109. Krostch P. *La evaluación de la calidad en Argentina: la necesidad de un análisis centrado en el poder y el conflicto*, Iesalc-CONEAU, Buenos Aires, 2005.
110. Kush K & Cochran L. "Enhancing a sense of agency through career planning". *Journal of Counseling Psychology*, 1993;40(4)434-439.
111. Ladrière J. *El reto de la racionalidad*, Ed. Sígueme, Salamanca, 1978.
112. "La formación de postgrado en salud pública: nuevos desafíos, nuevos caminos". *OPS/OMS*, 2004.
113. Lago S y otros. *Entorno de las metodologías: abordajes cualitativos y cuantitativos*. Ed. Proa XXI, 2003.
114. Laing RO. "Rational Drug Use: An Unsolved Problem". *Tropical Doctor* 1990.
115. Laser ED. "The relationship between obesity, early recollections, and adult life-style". *Individual Psychology: Journal of Adlerian Theory, Research & Practice*, 1984;40(1)29-35.
116. Lazarsfeld P. "Interpretación de las relaciones estadísticas como procedimiento de investigación", *Boletín Instituto de Sociología*, Cuaderno Nº 20, 1966.
117. Lemus JD. *Atención primaria de salud y áreas programáticas hospitalarias*. Cátedra de Salud Pública. Facultad de Medicina. Universidad de El Salvador, Buenos Aires, 1998.
118. Lemus JD. "Manual de metodología de la investigación científica en salud". *Archivos argentinos de epidemiología*, 1985.
119. Lemus JD. *Epidemiología*. CIDES. Ed. Universitaria de las Ciencias, Buenos Aires, 2004.
120. Lemus JD, Lizarraga A. *Introducción a la salud pública*. Escuela de Salud Pública. Facultad de Medicina. Universidad de El Salvador, Buenos Aires, 1995.
121. Lemus JD y cols. *Salud Pública, Epidemiología y Atención Primaria de la Salud*. Ed CIDES Buenos Aires, 2005.
122. Lemus JD. *Epidemiología para las áreas programáticas, centros de salud y hospitales descentralizados*. Escuela de Salud Pública. Facultad de Medicina. Universidad de El Salvador, Buenos Aires, 1996.
123. Lemus JD, Aragües y Oroz V. *Auditoría Médica: un enfoque sistémico*. Ed. Universitaria de las Ciencias. Buenos Airesm 2004.
124. Lezcano Ponce E y otros. "Estudios epidemiológicos de caso y controles. Fundamento teórico, variantes y aplicaciones". *Salud Pública de Méjico* Nº 2 marzo-abril 2001;(43).
125. Ley 24.521 de Educación Superior. Sancionada en 1995.
126. Ley 23.877 de Promoción y Fomento de la Innovación Tecnológica. Sancionada en 1990.
127. Lockerbie L, Lutz W. Questionnaire Design, International Epidemiological Association, Switzerland. 1986.
128. Lofton LB & Madison SQ. "The extreme dangers of covariance corrections". In B Thompson (Ed.), *Advances in educational research: Substantive findings, methodological developments* JAI Press, Greenwich, CT. 1991; Vol. 1, pp. 133-147.
129. Lutz W. Planning and Organizing a Health Survey. International Epidemiological Association, Switzerland. 1986.
130. Lyotard F. *La Condición Posmoderna*, Ed. Cátedra, Madrid, 1987.
131. Lysynchuk LM, Pressley M, d'Ailly H, Smith M & Cake H. "A methodological analysis of experimental studies of comprehension strategy instruction". *Reading Research Quarterly*, 1989;24(4)458-472.
132. Macleod J, Davey Smith G, Heslop P, Metcalfe C, Carroll D, Hart C, *et al.* "Psychological stress and cardiovascular disease: empirical demonstration of bias in a prospective observational study of Scottish men". *BMJ* 2002;324:1247-1251.
133. Magoon TM & Holland JL. "Research training and supervision". In RW Lent & SD Brown (Eds.), *Handbook of counseling psychology* Wiley, New York, 1984; pp. 682-715.
134. Mancuso N. Metodología de la investigación en ciencias sociales. Paidós, Buenos Aires 2004.
135. Marafiotti R. *Charles Peirce: el éxtasis de los signos*. Biblos, Cap. Fed. 2004.
136. Mark MM & Shotland RL. "Toward More Useful Social Science". In RL Shotland & MM Mark (eds.), *Social Science and Social Policy*. Beverly Hills, Calif.: Sage, 1985.
137. McLaughlin MW. "Implementation Realities and Evaluation Design". In RL Shotiand & M M Mark (eds.), *Social Science and Social Policy*. Beverly Hills, Calif.: Sage, 1984.
138. Montechia M. *El camino de la ciencia*. Ed Claridad, Buenos Aires, 1956.
139. O'Hear MF & MacDonald RB. "A critical review of research in developmental education: Part I". *Journal of Developmental Education*, 1995;19(2)2-4,6.
140. Nagel E. *La estructura de la ciencia*. Piados, 1968.

141. Oladepo O, Oyejide CO, Oke EA. "Training Field Workers to observe Hygiene-related behaviour". *World Forum* 12, 1991.
142. Parker RM. "Threats to the validity of research". *Rehabilitation Counseling Bulletin*, 1993;36(3)131-138.
143. Papp D. *Breve historia de las ciencias*. EMECE, Buenos Aires, 1988.
144. Pérez Lindo A. (compilador) *El devenir de la verdad*, Biblos, Buenos Aires, 1992.
145. Pérez Lindo A. *Universidad, Conocimiento y Reconstrucción Nacional*, Biblos, Buenos Aires, 2003.
146. Petitti DB, Perlman JA, Sidney S. "Postmenopausal estrogen use and heart disease". *N Engl J Med* 1986;315:131-132.
147. Peto R, Doll R, Buckley JD, Sporn MB. "Can dietary beta-carotene materially reduce human cancer rates?" *Nature* 1981;290:201-208.
148. Piaget J. *La toma de conciencia*, Morat, Madrid, 1981.
149. Pineda E y otros. "Metodología de la investigación: manual para el desarrollo del personal de salud". *OPS*, 1994.
150. Polanyi M. *The Tacit Dimension*, Doubleday and Co, Nueva York, 1967.
151. Pollard W, E. Bayesian. "Statistics for Evaluation Research". Beverly Hills, Calif. Sage, 1986.
152. Popper K. *The logic of scientific discovery*. NY basic books, New York, 1959.
153. Quintanilla MA. *Tecnología: un enfoque filosófico*, EUDEBA, Buenos Aires, 1991.
154. Rachid Salmi M. *Writing a protocol and publishing a scientific article: a practical gu*ide. Institut de Santé Publique, d'Épidémiologie et de Développement Université Victor Segalen Bordeaux 2, Bordeaux, France.
155. Reich R. *El trabajo de las naciones*, Javier Vergara, Buenos Aires, 1993.
156. Resolución 1168/97 Ministerio de Educación.
157. Resolución 1058/02 Ministerio de Educación, Ciencia y Tecnología.
158. Risopatrón E. *El concepto de calidad en Educación*, UNESCO/OREALC, Santiago de Chile, 1991.
159. Rossi PH & Freeman HE. *Evaluation: A Systematic Approach*. 3rd ed. Beverly Hills, Calif.: Sage, 1985.
160. Ruiz Morales A, Morillo Zarate L *Epidemiología clínica: investigación clínica aplicada*. Panamericana, Bogota DC Colombia 2004.
161. Sackett D, Hynes, Guyatt, Tugwell. *Epidemiología clínica: ciencia básica para la medicina clínica*. Panamericana, México DF 1998.
162. Sackett D y otros. *Medicina basada en la evidencia: como practicar y enseñar la MBE*. Harcourt, Barcelona, España 2001.
163. Samaja J. *Epistemología y metodología: elementos para una teoría de la investigación científica*. EUDEBA, Buenos Aires, 2003.
164. Samaja J. Sobre la ciencia, la técnica y la sociedad. Para pensar la nueva agenda de la educación superior en Ciencia, Docencia y Tecnología, número 27, año XIV, Concepción del Uruguay, República Argentina, 2003.
165. Samaja J. *Epistemología de la Salud*, Lugar Editorial, Buenos Aires, 2004.
166. Sampieri H, Collado C y Lucio P. *Metodología de la Investigación*. Mc Graw Hill, ¿Lugar? 2003.
167. Scrimshaw SCM, Hurtado E. "Rapid Assessment Procedures for Nutrition and Primary Health Care: Anthropological Approaches to Improving Programme Effectiveness", 1987; pp. 11-12.
168. Schein E. *Professional Education*, Mc. Graw-Hill, Nueva York, 1993.
169. Schön D. *El Profesional es Reflexivo*, Paidós, Barcelona, 1993.
170. Schön D. *La formación de profesionales reflexivos*, Paidós, Barcelona, 1992.
171. Schulz DP. *A history of modern psychology*. Academic Press, San Diego, 1972.
172. Selltiz C, Wrightsman LS, Cook SW. *Research Methods in Social Relations*. Holt, Rinehart and Winston, New York, 1976;542-557.
173. Serlin RC. "Hypothesis testing, theory building, and the philosophy of science". *Journal of Counseling Psychology*, 1987;34(4)365-371.
174. Serlin RC & Lapsley DK. "Rationality in psychological research: The good-enough principle". *American Psychologist*, 1985;40,73-83.
175. Simon H. *Las Ciencias de lo artificial*, ATE, Barcelona, 1973.
176. Singleton V y Michael M. "Actores red y ambivalencia. Los médicos de familia en el programa británico de citología de cribaje". En: Doménech M y Tirado FJ. (comp.) *Sociología Simétrica. Ensayos sobre ciencia, tecnología y Sociedad*, Gedisa, Barcelona, 1998.
177. Sonis A y cols. *Medicina sanitaria y administración de sa*lud. El Ateneo, Buenos Aires, 1978.
178. Stampfer MJ, Colditz GA. "Estrogen replacement therapy and coronary heart disease: a quantitative assessment of the epidemiologic evidence". *Prev Med* 1991;20:47-63.
179. Sthulman L, Royer M y Veronelli JC. *Investigación en atención médica: bases para una posible práctica científica*. Centro latinoamericano de administración médica, 1963.

180. Suarez F. (Compilador) *Tesis de Maestría y Doctorado en Saber Administrativo*, Ediciones Cooperativas Fac. de Cs. Económicas. U.B.A., Buenos Aires, 2002.
181. Szklo M, Nieto J. *Epidemiología intermedia*. Díaz de Santos, Madrid, 2003.
184. Teresa Galván E y otro. *Insuficiencia cardiaca: datos para el debate*. Panamericana, Madrid, 2002.
185. Tedesco JC. *Educar en la Sociedad del Conocimiento*, F.C.E, Buenos Aires, 2000.
186. Téllez M. "Sobre el carácter de la crisis actual de la universidad" en *IICE* (Revista del Instituto de Investigaciones en Ciencias de la Educación), N ° 10, Año VI, Buenos Aires, 1997.
187. Testa M. *Saber en Salud*, Lugar editorial, Buenos Aires, 1997.
188. Thompson, B. (1994, April). Common methodology mistakes in dissertations, revisited. Paper presented at the annual meeting of the American Educational Research Association, New Orleans. (ERIC Document Reproductive Service No. ED 368 771).
189. Tobar F, Romano Yalour M. *Cómo hacer tesis y monografía sobre políticas, servicios y sistemas de salud*. Ed ISALUD, Buenos Aires, 1999.
190. Trochim W & Visco R. "Quality Control in Evaluation". In D S Cordray (ed.), *Utilizing Prior Research in Evaluation Planning. New Directions for Program Evaluation*, N° 27. Jossey-Bass, San Francisco, 1985.
191. Trochim W. "Pattern Matching, Validity, and Conceptualization in Program Evaluation". *Evaluation Review*, 1985;9(5)575-604.
192. Trochim W. *Research Design for Program Evaluation: The Regression-Discontinuity Approach*. Beverly Hills, Calif.: Sage, 1984.
193. Trochim W & Land D. "Designing Designs for Research". *The Researcher*. 1982;1(1)1-6.
194. Van Noord RW & Kagan N. "Stimulated recall and affect simulation in counseling: Client growth reexamined". *Journal of Counseling Psychology*, 1976;23(1)28-33.
195. Varkevisser CM, Pathmanathan I, Brownlee A. *Designing and Conducting Health Systems Reasearch Projects*, Vols. 1 & 2, IDRC, Ottawa, 1993.
196. Vieytes R. *Metodología de la Investigación en organizaciones mercado y sociedad*. Ed. de las ciencias, Buenos Aires 2004.
197. Wartofsky M. *Introducción a la Teoría de la Ciencia*. Alianza Universidad, Madrid, 1973.
198. Watkins CE, Lopez FG, Campbell VL & Himmell CD. "Contemporary counseling psychology: Results of a national survey". *Journal of Counseling Psychology*, 1986;33(3)301-309.
199. Wenger E. *Comunidades de Práctica. Aprendizaje, significado e identidad*, Paidós, Barcelona, 2001.
200. Whitley JM. "A historical perspective on the development of counseling psychology as a profession". In SD Brown & RW Lent (Eds.), *The handbook of counseling psychology*. Wiley, New York, 1984; pp. 3-55.
201. Willett WC. "Vitamin A and lung cancer". *Nutrition Rev* 1990;48:201.
202. Wooley KK, Duffy M & Dawson TE. (1996, August). Developmental themes in the clinical judgments of counseling psychologists. Poster session presented at the annual meeting of the American Psychological Association, Toronto, Canada.

Índice Analítico

O

P

Q

R

S

T

U

V

W

Y